# Odontopediatria

**Nota:** Assim como a medicina, a odontologia é uma ciência em constante evolução. À medida que novas pesquisas e a própria experiência clínica ampliam o nosso conhecimento, são necessárias modificações na terapêutica, onde também se insere o uso de medicamentos. Os autores desta obra consultaram as fontes consideradas confiáveis, num esforço para oferecer informações completas e, geralmente, de acordo com os padrões aceitos à época da publicação. Entretanto, tendo em vista a possibilidade de falha humana ou de alterações nas ciências médicas, os leitores devem confirmar estas informações com outras fontes. Por exemplo, e em particular, os leitores são aconselhados a conferir a bula completa de qualquer medicamento que pretendam administrar, para se certificar de que a informação contida neste livro está correta e de que não houve alteração na dose recomendada nem nas precauções e contraindicações para o seu uso. Essa recomendação é particularmente importante em relação a medicamentos introduzidos recentemente no mercado farmacêutico ou raramente utilizados.

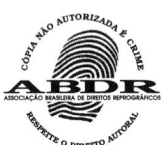

| | |
|---|---|
| O26 | Odontopediatria / organizadores, Léo Kriger, Samuel Jorge Moysés, Simone Tetu Moysés ; coordenadora, Maria Celeste Morita ; autores, Isabela Almeida Pordeus, Saul Martins Paiva. – São Paulo : Artes Médicas, 2014. 160 p. : il. color. ; 28 cm. – (ABENO : Odontologia Essencial : parte clínica) ISBN 978-85-367-0217-9 1. Odontologia. 2. Odontopediatria. I. Kriger, Léo. II. Moysés, Samuel Jorge. III. Moysés, Simone Tetu. IV. Morita, Maria Celeste. V. Pordeus, Isabela Almeida. VI. Paiva, Saul Martins. CDU 616.314-053.2 |

Catalogação na publicação: Ana Paula M. Magnus – CRB 10/2052

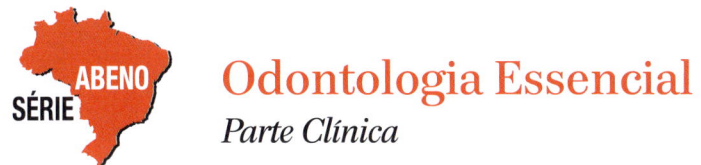

**Odontologia Essencial**
*Parte Clínica*

organizadores da série
Léo Kriger
Samuel Jorge Moysés
Simone Tetu Moysés

coordenadora da série
Maria Celeste Morita

# Odontopediatria

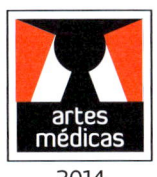

2014

Isabela Almeida Pordeus
Saul Martins Paiva

© Editora Artes Médicas Ltda., 2014

Diretor editorial: *Milton Hecht*
Gerente editorial: *Letícia Bispo de Lima*

**Colaboraram nesta obra:**
Editora: *Mirian Raquel Fachinetto Cunha*
Assistente editorial: *Adriana Lehmann Haubert*
Capa e projeto gráfico: *Paola Manica*
Preparação de originais e processamento pedagógico: *Madi Pacheco*
Leitura final: *Gisélle Razera*
Editoração: *Crayon Editorial*

Reservados todos os direitos de publicação à
EDITORA ARTES MÉDICAS LTDA., uma empresa do GRUPO A EDUCAÇÃO S.A.

Editora Artes Médicas Ltda.
Rua Dr. Cesário Mota Jr., 63 – Vila Buarque
CEP 01221-020 – São Paulo – SP
Tel.: (11) 3221.9033 – Fax: (11) 3223.6635

É proibida a duplicação ou reprodução deste volume, no todo ou em parte, sob quaisquer formas ou por quaisquer meios (eletrônico, mecânico, gravação, fotocópia, distribuição na Web e outros), sem permissão expressa da Editora.

Unidade São Paulo
Av. Embaixador Macedo Soares, 10.735 – Pavilhão 5 – Cond. Espace Center
Vila Anastácio – 05095-035 – São Paulo – SP
Fone: (11) 3665-1100 Fax: (11) 3667-1333

SAC 0800 703-3444 – www.grupoa.com.br

IMPRESSO NO BRASIL
*PRINTED IN BRAZIL*

# Autores

**Isabela Almeida Pordeus**  Odontopediatra. Professora titular de Odontopediatria da Universidade Federal de Minas Gerais (UFMG). Mestre em Odontopediatria pela Universidade de São Paulo (USP). Doutora em Epidemiology and Public Health pela University College London.

**Saul Martins Paiva**  Odontopediatra. Professor titular do Departamento de Odontopediatria e Ortodontia da UFMG. Mestre em Odontopediatria pela Universidade Federal de Santa Catarina (UFSC). Doutor em Odontopediatria pela USP. Pós-Doutor pela McGill University.

---

**Alexandre Drummond**  Ortodontista. Professor adjunto de Ortodontia da Faculdade de Odontologia da FO/UFMG. Especialista em Ortodontia pelo Conselho Federal de Odontologia. Mestre em Odontologia: Ortodontia pela USP. Doutor em Odontologia: Materiais Dentários pela UFMG.

**Ana Paula Hermont**  Cirurgiã-dentista. Mestre em Odontopediatria pela FO/UFMG. Doutoranda em Odontopediatria da FO/UFMG.

**Antonio Ferelle**  Cirurgião-dentista. Professor associado de Odontopediatria da Universidade Estadual de Londrina (UEL). Diretor da Clínica de Especialidades Infantis - Bebê Clinica da UEL. Mestre e Doutor em Ciências Odontológicas pela USP.

**Camilo Aquino Melgaço**  Cirurgião-dentista e fonoaudiólogo. Professor do Curso de Especialização em Ortodontia da UFMG. Professor dos Cursos de Graduação e Mestrado: Clínicas Odontológicas da Universidade Vale do Rio Verde (UninCor). Mestre e Doutor e Ortodontia pela Universidade Federal do Rio de Janeiro (UFRJ). Pós-Doutorando em Odontologia da UFMG.

**Carolina Castro Martins**  Cirurgiã-dentista. Professora adjunta de Odontopediatria da FO/UFMG. Mestre e Doutora em Odontopediatria pela FO/UFMG. Pós-Doutora em Epidemiologia pela FO/UFMG.

**Daniela Procida Raggio**  Odontopediatra. Professora associada da disciplina de Odontopediatria da Faculdade de Odontologia da USP (FO/USP). Mestre e Doutora em Odontopediatria pela FO/USP.

**Davidson Fróis Madureira**  Ortodontista. Professor do Curso de Aperfeiçoamento em Ortodontia da UFMG. Especialista em Ortodontia pela UFMG. Mestre em Odontopediatria pela UFMG. Doutorando em Biologia Celular do Instituto de Ciências Biológicas da UFMG (ICB/UFMG).

**Efigenia Ferreira e Ferreira**  Cirurgiã-dentista. Professora titular do Departamento de Odontologia Social e Preventiva da FO/UFMG. Especialista em Saúde Coletiva pela Pontifícia Universidade Católica de Minas Gerais (PUC/Minas). Mestre em Clínica Odontológica pela UFMG. Doutora em Epidemiologia pela UFMG.

**Elizabeth Maria Bastos Lages**  Ortodontista. Especialista em Ortodontia pela Faculdade de Odontologia de Bauru da USP (FOB/USP). Mestre em Odontologia: Clínica Odontológica pela FO/UFMG. Doutora em Odontologia: Ortodontia pelo Centro de Pesquisas Odontológicas São Leopoldo Mandic (SLM).

**Fabian Calixto Fraiz**  Odontopediatra. Professor associado de Odontopediatria da Universidade Federal do Paraná (UFPR). Mestre em Odontopediatria pela USP. Doutor em Odontopediatria pela USP. Pós-Doutor em Odontopediatria pela UFMG.

**Fernanda Bartolomeo Freire-Maia**  Cirurgiã-dentista e odontopediatra clínica. Professora assistente de Odontopediatria da FO/UFMG. Especialista em Odontopediatria pela Faculdade de Odontologia da UFRJ (FO/UFRJ). Mestre em Odontopediatria pela FO/UFMG. Doutoranda em Odontopediatria da FO/UFMG.

**Fernanda Morais Ferreira**  Cirurgiã-dentista. Professora adjunta de Odontopediatria da UFPR. Mestre em Odontopediatria pela UFMG. Doutora em Odontopediatria pela USP.

**Gianfilippo Cornacchia**  Cirurgião-dentista. Especialista em Dentística pela UFMG.

**Giselle Cabral da Costa**  Cirurgiã-dentista. Professora de Ortodontia do Curso de Odontologia da Faculdade de Estudos Administrativos (FEAD). Professora do Programa de Pós-Graduação: Aperfeiçoamento e Especialização em Ortodontia da UFMG e dos Cursos de Especialização em Ortodontia da Associação Brasileira de Odontologia de Minas Gerais (ABO/MG) e do Curso de Pós-Graduação do Instituto de Estudos da Saúde & Gestão Sérgio Feitosa (IES Pós-Graduação). Especialista em Ortodontia e Ortopedia Facial pelo Hospital de Reabilitação de Anomalias Craniofaciais da USP (HRAC/USP). Mestre em Odontologia pela FO/UFMG. Doutoranda em Ortodontia da SLM/Campinas.

**Helenaura Pereira Machado Carvalhais** Cirurgiã-dentista. Professora de Endodontia do Departamento de Odontologia Restauradora da UFMG. Mestre e Doutora em Odontologia pela UFMG.

**Henrique Pretti** Cirurgião-dentista. Professor adjunto de Ortodontia da FO/UFMG. Especialista em Ortodontia pela FOB/USP e em Ortopedia Funcional dos Maxilares pelo Conselho Regional de Odontologia de Minas Gerais (CRO-MG). Mestre em Ortodontia pela FOB/USP. Doutor em Clínica Odontológica pela FO/UFMG. Pos-Doutor pelo Craniofacial Center, UNC.

**José Ferreira Rocha Jr.** Ortodontista. Professor adjunto da FO/UFMG. Mestre em Ortodontia pela Faculdade de Odontologia de Piracicaba, da Universidade Estadual de Campinas (FOP/Unicamp).

**Junia Serra-Negra** Professora adjunta do Departamento de Odontopediatria e Ortodontia da FO/UFMG. Pesquisadora nas áreas de epidemiologia, aleitamento materno, hábitos bucais, bruxismo e comportamento infantil. Mestre e Doutora em Odontopediatria pela UFMG.

**Kelly Oliva Jorge** Cirurgiã-dentista. Mestre em Odontopediatria pela UFMG. Doutoranda em Odontopediatria da UFMG.

**Laura Helena Pereira Machado Martins** Cirurgiã-dentista e odontopediatra. Professora associada da Faculdade de Odontologia da UFMG. Especialista, Mestre e Doutora em Odontopediatria pela UFMG.

**Leonardo Foresti Soares de Menezes** Cirurgião-dentista. Professor assistente da disciplina de Ortodontia no Departamento de Odontopediatria e Ortodontia da FO/UFMG. Especialista em Ortodontia pela UFRJ e em Ortopedia Funcional dos Maxilares pelo Conselho Federal de Odontologia. Mestre em Ortodontia pela UFRJ.

**Lucas Guimarães Abreu** Cirurgião-dentista. Especialista em Ortodontia pela UFMG. Mestre em Odontopediatria pela UFMG. Doutorando em Odontopediatria da UFMG.

**Luiz R. F. Walter** Cirurgião-dentista e odontopediatra. Professor titular de Odontopediatria da UEL. Pesquisador Sênior da Clínica de Especialidades Infantis – Bebê Clínica da UEL. Professor emérito da UEL. Doutor em Odontologia: Odontopediatria pela UEL.

**Maria Cássia Ferreira de Aguiar** Cirurgiã-dentista. Professora titular da FO/UFMG. Mestre em Anatomia Patológica Odontológica pela UFMG. Doutora em Patologia Bucal pela USP.

**Maria de Lourdes de Andrade Massara** Odontopediatra clínica. Professora do Departamento de Odontopediatria e Ortodontia da FO/UFMG. Especialista e Mestre em Odontopediatria pela FO/UFMG. Doutora em Biologia Celular pelo ICB/UFMG. Membro da Diretoria da Associação Brasileira de Odontopediatria (gestão 2008-2013).

**Maria Letícia Ramos-Jorge** Odontopediatra. Professora adjunta da disciplina de Odontopediatria e coordenadora do Programa de Pós-Graduação em Odontologia da Universidade Federal dos Vales do Jequitinhonha e Mucuri (UFVJM). Especialista e Mestre em Odontopediatria pela UFMG. Doutora em Odontopediatria pela UFSC. Pós-Doutora em Odontopediatria pela UFMG.

**Meire Coelho Ferreira** Cirurgiã-dentista. Professora do Curso de Odontologia da Universidade Ceuma (UniCeuma). Professora do Curso de Mestrado em Odontologia da UniCeuma. Especialista em Odontopediatria pela Universidade Vale do Rio Doce (Univale). Mestre e Doutora em Odontopediatria pela UFSC. Pós-Doutora em Epidemiologia pela FO/UFMG e UFVJM.

**Milene Torres Martins** Odontopediatra. Especialista, Mestre e Doutora em Odontopediatria pela FO/UFMG.

**Miriam Pimenta Vale** Odontopediatra. Professora associada IV do Departamento de Odontopediatria e Ortodontia da UFMG. Especialista em Radiologia pelo Instituto Superior de Ciências, Letras e Artes da Fundação Tricordiana de Educação. Mestre em Odontologia: Odontopediatria pela UFMG. Doutora em Odontologia: Odontopediatria pela USP.

**Patricia Maria Zarzar** Cirurgiã-dentista. Professora associada da FO/UFMG. Especialista em Odontopediatria pela Associação Brasileira de Odontologia de Pernambuco (ABO/PE). Mestre em Odontopediatria pela Faculdade de Odontologia da Universidade de Pernambuco (FO/UPE). Doutora em Odontopediatria pela FO/UPE. Pós-Doutora em Saúde Pública pela Harvard School of Public Health.

**Paula Cristina Pelli Paiva** Cirurgiã-dentista. Especialista em Endodontia pela UFVJM. Especialista em Bioética pela Universidade Federal de Lavras. Mestre em Clínicas Odontológicas pela PUC/Minas. Doutora em Ciências da Saúde pela UFMG.

**Sheyla Márcia Auad** Cirurgiã-dentista. Professora adjunta do Departamento de Odontopediatria e Ortodontia da FO/UFMG. Especialista em Odontopediatria pela Faculdade de Odontologia da UninCor. Mestre em Odontologia: Odontopediatria pela FO/UFMG. PhD em Odontologia pela Newcastle University, Reino Unido.

**Tulimar Pereira Machado Cornacchia** Professora das disciplinas de Clínica Odontológica e Dentística Restauradora do Departamento de Odontologia Restauradora da FO/UFMG. Mestre em Odontologia pela UFMG. Doutora em Engenharia Mecânica: Bioengenharia pela Escola de Engenharia Mecânica da UFMG.

### Organizadores da Série Abeno

**Léo Kriger** Professor de Saúde Coletiva da Pontifícia Universidade Católica do Paraná (PUCPR). Mestre em Odontologia em Saúde Coletiva pela Universidade Federal do Rio Grande do Sul (UFRGS).

**Samuel Jorge Moysés** Professor titular da Escola de Saúde e Biociências da PUCPR. Professor adjunto do Departamento de Saúde Comunitária da Universidade Federal do Paraná (UFPR). Coordenador do Comitê de Ética em Pesquisa da Secretaria Municipal da Saúde de Curitiba, PR. Doutor em Epidemiologia e Saúde Pública pela University of London.

**Simone Tetu Moysés** Professora titular da PUCPR. Coordenadora da área de Saúde Coletiva (mestrado e doutorado) do Programa de Pós-graduação em Odontologia da PUCPR. Doutora em Epidemiologia e Saúde Pública pela University of London.

### Coordenadora da Série Abeno

**Maria Celeste Morita** – Presidente da Abeno. Professora associada da Universidade Estadual de Londrina (UEL). Doutora em Saúde Pública pela Université de Paris 6, França.

### Conselho editorial da Série Abeno Odontologia Essencial

Maria Celeste Morita, Léo Kriger, Samuel Jorge Moysés, Simone Tetu Moysés, José Ranali, Adair Luiz Stefanello Busato.

# Apresentação

Para mim foi, ao mesmo tempo, uma alegria e uma honra ser convidado a apresentar o livro *Odontopediatria*. Esta obra, escrita por amigos da Universidade Federal de Minas Gerais (UFMG) e alguns convidados, aborda de forma consistente e objetiva os conceitos e aspectos clínicos atuais da especialidade de Odontopediatria baseada em evidências científicas, para que sejam aplicados em pacientes infantis e adolescentes.

É muito oportuno que os jovens, experientes e renomados professores da disciplina de Odontopediatria da UFMG tenham se reunido em torno desta obra para compartilhar conosco a filosofia da disciplina que vem sendo construída ao longo de algumas décadas e que, atualmente, é referência na pós-graduação brasileira. Os assuntos contidos neste livro são certamente frutos de criteriosas pesquisas e trabalhos clínicos realizados por esses dedicados professores.

É importante ressaltar que esta obra faz parte da série de livros da Abeno, cuja proposta é a de oferecer a estudantes, professores e profissionais de odontologia um texto cientificamente consistente, leve e objetivo, mas, ao mesmo tempo, mais atraente e didático.

Parabéns, Isabela Pordeus e Saul Paiva! Estendam meus cumprimentos a todos os coautores, pois a obra contribuirá substancialmente para o engrandecimento da odontopediatria e da odontologia brasileira e, certamente, já pode ser considerada um marco referencial na nossa literatura.

**Marcelo Bönecker**
Professor titular de Odontopediatria da Faculdade de
Odontologia da Universidade de São Paulo

# Sumário

1 | **Odontopediatria: enfoque histórico e relevância no contexto da promoção de saúde**   11
   *Laura Helena Pereira Machado Martins*
   *Gianfilippo Cornacchia*
   *Tulimar Pereira Machado Cornacchia*
   *Helenaura Pereira Machado Carvalhais*

2 | **Qualidade de vida e saúde bucal: uma relação indissociável**   23
   *Saul Martins Paiva*
   *Carolina Castro Martins*
   *Isabela Almeida Pordeus*

3 | **Dieta e flúor: da estratégia populacional à abordagem individual**   31
   *Isabela Almeida Pordeus*
   *Sheyla Márcia Auad*
   *Ana Paula Hermont*
   *Carolina Castro Martins*
   *Saul Martins Paiva*

4 | **Estomatologia aplicada à odontopediatria**   45
   *Patricia Maria Zarzar*
   *Fernanda Bartolomeo Freire-Maia*
   *Paula Cristina Pelli Paiva*
   *Maria Cássia Ferreira de Aguiar*

5 | **Decisões restauradoras em odontopediatria**   66
   *Fernanda Morais Ferreira*
   *Daniela Procida Raggio*
   *Fernanda Bartolomeo Freire-Maia*
   *Fabian Calixto Fraiz*
   *Miriam Pimenta Vale*

6 | **Terapia pulpar em dentes decíduos**   84
   *Maria de Lourdes de Andrade Massara*
   *Milene Torres Martins*

7 | **Traumatismo em dentes decíduos**   101
   *Patricia Maria Zarzar*
   *Miriam Pimenta Vale*
   *Kelly Oliva Jorge*
   *Efigenia Ferreira e Ferreira*

8 | **Atenção à saúde bucal de bebês**   114
   *Luiz R. F. Walter*
   *Antonio Ferelle*

9 | **Bruxismo noturno na infância e na adolescência**   127
   *Junia Serra-Negra*
   *Meire Coelho Ferreira*
   *Maria Letícia Ramos-Jorge*

10 | **Ortodontia e odontopediatria: conceitos atuais para uma correta intervenção**   138
   *Elizabeth Maria Bastos Lages*
   *Davidson Fróis Madureira*
   *Giselle Cabral da Costa*
   *Lucas Guimarães Abreu*
   *José Ferreira Rocha Jr.*
   *Leonardo Foresti Soares de Menezes*
   *Alexandre Drummond*
   *Camilo Aquino Melgaço*
   *Henrique Pretti*

**Referências**   154

**Recursos pedagógicos que facilitam a leitura e o aprendizado!**

| | |
|---|---|
| **OBJETIVOS DE APRENDIZAGEM** | Informam a que o estudante deve estar apto após a leitura do capítulo. |
| **Conceito** | Define um termo ou expressão constante do texto. |
| **LEMBRETE** | Destaca uma curiosidade ou informação importante sobre o assunto tratado. |
| **PARA PENSAR** | Propõe uma reflexão a partir de informação destacada do texto. |
| **SAIBA MAIS** | Acrescenta informação ou referência ao assunto abordado, levando o estudante a ir além em seus estudos. |
| **ATENÇÃO** | Chama a atenção para informações, dicas e precauções que não podem passar despercebidas ao leitor. |
| **RESUMINDO** | Sintetiza os últimos assuntos vistos. |
| 🔍 | Ícone que ressalta uma informação relevante no texto. |
| ⚡ | Ícone que aponta elemento de perigo em conceito ou terapêutica abordada. |
| **PALAVRAS REALÇADAS** | Apresentam em destaque situações da prática clínica, tais como prevenção, posologia, tratamento, diagnóstico etc. |

# Odontopediatria: enfoque histórico e relevância no contexto da promoção de saúde

LAURA HELENA PEREIRA MACHADO MARTINS
GIANFILIPPO CORNACCHIA
TULIMAR PEREIRA MACHADO CORNACCHIA
HELENAURA PEREIRA MACHADO CARVALHAIS

O ajuste do olhar para uma maior compreensão sobre a construção dos significados de infância, mulher, mãe, família e higiene é de grande importância nas relações dialógicas que permeiam o entendimento do binômio saúde-doença da criança. Essas relações aconteciam no âmbito doméstico e estritamente feminino, em um campo em que praticamente inexistia o saber médico masculino. A mulher teve, ao longo da história, sua imagem associada à maternidade, e oscilava de anjo a demônio, entre a pura Maria e a perversa Eva.

A trajetória da odontopediatria abrange necessariamente maternidade, amamentação e medicina, a partir da cura como um espaço compartilhado por diversos personagens. Os cuidados em saúde para com as crianças atrelam-se ao cotidiano familiar e, em especial, ao papel da mãe na família e à concepção de saúde.

O caminho entre aquele que estava em sofrimento e aquele que curava perpassava pelo benzedor, pelos chás e por receitas conhecidas; aquele que rezava, aquele que observava, diagnosticava e prescrevia; ou, ainda, por alguns elementos que representavam proteção, como patuás e amuletos espalhados pelo corpo. Curandeiros, rezadores, conhecedores de ervas e raízes, praticantes de simpatias, conselheiros, parteiras e barbeiros utilizavam uma arte de cura muito própria, enraizada na sociedade e cultura da época, que atravessava a intervenção médica.

O pajé, um feiticeiro-curador da tribo, é considerado, por Gondra,[1] o primeiro ativista da medicina no Brasil, por desenvolver técnicas voltadas ao restabelecimento e à manutenção da saúde, conjugando práticas mágicas e místicas com as virtudes de espécimes da flora nativa.

Entre os séculos XVI e início do XIX, no Brasil, esses ativistas eram cirurgiões, barbeiros, cirurgiões-barbeiros, boticários e aprendizes. Os instrumentos que utilizavam serviam para lancetar, sangrar, cortar e serrar, e eram empregados remédios das caixas de botica. Utilizavam a flora local e atuavam procurando doentes de povoado em povoado.

## OBJETIVOS DE APRENDIZAGEM

- Conhecer os aspectos históricos da medicina voltada para a gestação e a infância
- Compreender a evolução dos conceitos e recomendações relacionados a aleitamento materno, higiene e cuidados com a dentição

## SAIBA MAIS

José Gonçalves Gondra escreveu sobre as teses escritas e defendidas por médicos da Faculdade de Medicina do Rio de Janeiro, entre 1850 e 1890, que abordavam a educação escolar.[2]

**Mezinha**
Medicamento caseiro que a tradição popular conserva e utiliza.

**Ventosa**
Mecanismo utilizado para fazer um vácuo na superfície da pele, com o objetivo de atrair o sangue para o lugar em que é aplicada.

**Sarjador**
Aparelhinho francês com vários fios de navalha que cortavam a pele.

**Sanguessuga ou bicha**
Verme aquático empregado em medicina para fins de sangria.

Patto[3] relata que, na falta de boticas e medicamentos, as mezinhas, os amuletos, as rezas e os benzimentos eram frequentes em todos os segmentos sociais. Ao cirurgião-barbeiro era permitido o exercício da cirurgia; ao barbeiro, a aplicação de ventosas, sarjaduras e sanguessugas, corte de cabelo ou barba e extração de dentes.

O século XIX, marco na história da saúde por consolidar uma nova concepção de doença, de doente e de intervenção no corpo doente,[4] recebeu uma organização para a definição dos espaços de cura. A medicina caminhava no rastro da doença, e a ciência não se constituía uma entidade atemporal e abstrata, mas um conhecimento variável com o tempo e o lugar.

A criança era considerada uma espécie de fração da alma envolta por um corpo frágil. A indiferença para com ela exprimia-se na velada tolerância para com o infanticídio, que, mesmo considerado uma prática criminosa, persistiu até o final do século XVII.[5]

O cuidado em saúde voltado para uma determinada fase da vida humana – a infância – aproximava a concepção de crianca como a de um sujeito frágil a ser cuidado. Apropriava-se de saberes e práticas para um sujeito a receber cuidados profissionais e não para um órgão, um sistema ou uma doença. A ideia de criança como ser moldável, plástico, não definido, apto a ser "conformado" liga-se à ideia da criação e do estabelecimento de hábitos o mais precocemente possível.

Apoiando-se em uma criticidade mais aprofundada, adolescência e velhice aparecem nos discursos em saúde dos médicos formados pela Faculdade de Medicina do Rio de Janeiro, no século XIX,[6] com uma conotação pessimista e até mesmo derrotista: o adolescente ou púbere é "[...] cheio de sonhos e ilusões que dia á dia vão se desfazendo e murchando." Já na fase adulta, "[...] insensivel e gradativamente as scenas se vão mudando: a fria velhice se approxima e chega." E, "[...] finalmente, a gelida e triste caducidade, lembrando por sua impotencia e imperfeição as primeiras epocas, mas essencialmente diferente dellas por suas tendências, o arremessa á morte.". Por outro lado, o recém-nascido era considerado indefeso, frágil, sujeito a sofrimento e dor, tendo o choro como reação "[...] contra o meio em que foi de subito lançado.".[7]

> Se alguma cousa é capaz de nos dar idea de nossa fraqueza é o estado em que nos achamos logo depois do nascimento. Ainda incapaz de fazer qualquer uso de seus orgãos e de servir-se de seus sentidos, o menino que acaba de nascer tem necessidade de toda especie de soccorro; é uma imagem de dor; acha-se nesses primeiros tempos mais fraco do que qualquer outro animal; sua vida incerta e duvidosa parece dever terminar-se a cada instante; não póde sustentar-se nem mover-se; tem apenas a força necessaria para existir e para annunciar com seus gemidos os soffrimentos que experimenta, como se a natureza quizesse adverti-lo que nasceu para soffrer, e que só terá um lugar na especie humana para compartilhar com ella suas enfermidades e suas dores.[7]

O conhecimento e o entendimento da odontopediatria pressupõem visitar o cotidiano das mulheres e percorrer um caminho de valores ligados à invisibilidade, à afetividade, à fragilidade e aos preconceitos. Em Minas Gerais, a presença feminina foi marcante no comércio ambulante e concentrava-se nas negras de tabuleiro, que circulavam pelos arraiais com seus quitutes, pastéis, bolos, doces, mel, leite, pão, frutas, fumo e pinga, aproximando-se dos locais de onde se extraíam ouro e diamantes, ultrapassando os limites desejáveis da moral cristã.

O ocultamento da mulher branca brasileira é relatado por vários viajantes ao afirmarem que viam as mulheres ou filhas daqueles que os acolhiam apenas acidentalmente. Freyre[8] atribui esse costume à crença indígena de que as mulheres e os meninos eram mais expostos aos espíritos malignos do que os homens. Saint-Hilaire e Lessa[9] (naturalista francês que permaneceu no Brasil por aproximadamente seis anos) observou que as donas de casa e suas filhas "[...] enfiavam cautelosamente o rosto entre a parede do quarto e a porta entreaberta, afim de me escrever ou examinar plantas, e, si eu me voltava de repente, percebia vultos que se retiravam apressadamente.".

A principal atividade da mulher branca de elite, à época, era a **geração de muitos filhos**. Depois disso, cuidar das crianças era tarefa para moleques e mucamas. Esse comportamento foi atribuído à fragilidade das jovens mães, que eram muito imaturas para a procriação e a amamentação. O casamento, em torno dos 12 anos de idade, com um cônjuge geralmente escolhido pelo pai da moça, além da vida dedicada ao lar e à numerosa prole, levava a um envelhecimento precoce, já visível aos 18 anos. Sabe-se que o dia a dia em uma casa brasileira naquela época era tumultuado, com famílias numerosas e muitas crianças correndo ao redor da mesa da sala de refeições, geralmente nuas até por volta dos 5 anos.

O corpo feminino não podia ser exposto ao olhar masculino, nem mesmo na hora do parto. A preferência para a realização do parto recaía sobre as mulheres parteiras – geralmente ex-escravas ou suas descendentes –, que aconselhavam também no período pós-parto. Os médicos eram chamados apenas quando as parteiras não haviam obtido sucesso. O atendimento médico domiciliar é abordado por Marques,[10] que, ao narrar uma cena brasileira do tempo dos vice-reis, resvala sobre a relação entre médico e paciente, tão diferente dos dias atuais:

> Para recebê-lo o quarto do doente se empavesa. A cama veste-se do melhor linho que há na casa. Saem todas as rendas e bordados dos arcazes. Um pedaço de pano embebido em aguardente desliza sobre o rosto, pés, mãos, pescoço e braços do doente, retificando-lhe a brancura. Se o enfermo é mulher e o licenciado consegue penetrar o santuário do casal, precatam-se os maridos, dissimulando, quanto possível, o ciúme muçulmano, com maneiras gentis.
> Por causa das dúvidas, entretanto, são os esposos que examinam, pelos clínicos, as esposas enfermas.
> — Queira vossa mercê, diz o médico, a apontar para a doente, espetar-lhe o fura-bolos, aqui na altura da virilha, a ver se lhe dói.
> O marido carrega o dedo. A mulher dá um berro. Esculápio faz um movimento de cabeça. O diagnóstico está feito.

Valendo-se dos altos índices de mortalidade infantil e das precárias condições de saúde dos adultos, a higiene considerou a família incapaz de proteger a vida de crianças e a ela impôs uma educação física, moral, intelectual e sexual inspirada nos preceitos sanitários do século XIX. Essa educação, dirigida sobretudo às crianças, deveria revolucionar os costumes familiares, ao eliminar a desordem higiênica do período colonial.

O pai-higiênico, segundo Costa,[11] deveria casar-se para ter filhos; trabalhar para mantê-los; ser honesto, para dar bons exemplos; investir na saúde e na educação da prole; poupar pelo seu futuro; submeter-se a todo tipo de opressão em nome do amor paternal. Enfim, deveria ser acusado e aceitar a acusação, ser culpabilizado e aceitar a culpa por todo tipo de mal físico, moral ou emocional que ocorresse aos filhos. O interesse era a transformação da criança no homem digno de amanhã, beneficiando a sociedade e, sobretudo, a espécie.[1]

Aos médicos coube voltar o olhar para o paciente e para aquilo que o corpo tem a dizer. O nascimento da clínica somado aos princípios mecanicistas, com seus fenômenos físico-químicos, permitiram a construção do modelo analítico-causal e a cristalização da possibilidade de prevenção e cura da doença. Em um Brasil que valorizava uma cientificidade difusa e indiscriminada, a ciência penetrou como "moda", e somente depois como prática e produção.

Esse ideário estava presente nos programas de higienização e saneamento, que não privilegiavam a necessária compreensão da população, mas que migraram o olhar da humanidade do mito para a prática da saúde pública, que passou a representar um corpo metafórico e, portanto, objeto de estudo. Ao abraçar os desafios dos problemas sociais, a medicina incorporou para si a popularização e a legitimação do saber acadêmico, acarretando um aumento de seu prestígio, autonomia e poder.

A ação discursiva, por si só, foi uma prática social que estabeleceu vínculos estreitos com a mulher ao atribuir-lhe papel de missionária da criação dos filhos, formando novos indivíduos, assumindo integralmente sua função natural ao empregar suas forças e todo o seu tempo no exercício da maternidade. Para ser boa mãe e boa esposa, a mulher precisava ser saudável e instruída sobre criação, alimentação e saúde dos filhos. A mãe, agora alvo do olhar da medicina embutido em um projeto moralizador e normatizador, passou a ter o aleitamento de seu filho como tema do discurso médico.

 A preocupação maior era que, por meio da higiene, o saber médico atingisse a mãe e, consequentemente, a família. O que importava era o cidadão formado depois da criança. À velhice, restava o sofrimento. O chamado da medicina para que a mulher ocupasse o centro da cena familiar evidenciou o personagem da criança, contribuindo para o fortalecimento da díade mãe-filho, e estimulou reflexões nos diferentes campos do saber.

Para o exercício do "sacrossanto" dever da maternidade, a mulher deveria abandonar o tumulto dos divertimentos, os exercícios fatigantes da dança, os ambientes confinados e viciados das grandes reuniões e buscar a vida calma do lar:

> O luxo das grandes cidades e das senhoras pretenciosas as conduzem não raras vezes a renunciar o seio a seus filhos em proveito de considerações mundanas ou de uma belleza transitória. Fogem de dar-lhes o seio, como si não fosse elle um laço natural, fiel e imorredouro que prende duas sublimes affeições: o amor materno e o amor filial. Quanto dista então a mulher, que se diz civilisada, da femea dos animaes. Quanto se mostra esta mais discreta, mais carinhosa, mais prudente, mais sublime, mais mãe emfim![12]

O início da trama discursiva sobre a questão do aleitamento materno deve-se ao estranhamento apresentado pelos portugueses ao desembarcarem em nossa terra diante de uma índia amamentando seu próprio filho. A alimentação do indiozinho era exclusivamente leite materno, e algumas vezes a mãe índia mastigava uma massa de grãos de milho e a colocava nas mãos da criança, que decidia se queria comê-la ou não. Quando a criança já andava sozinha, passava para a alimentação dos adultos, mas não abandonava o seio da mãe; o aleitamento misto ocorria por mais de dois anos. O desmame era indicado em casos de doença grave, de morte da mãe ou de crianças indesejáveis.

De Portugal adquiriu-se o costume de as mães ricas não amamentarem os filhos, confiando-os às saloias (camponesas da periferia de Lisboa) ou escravas. Assim, a escrava ama de leite ia da senzala para a casa--grande para ajudar essas frágeis mães de 15 anos a criarem seus filhos. A ama de leite, além de leite farto, deveria cumprir outra exigência dos higienistas: dentes alvos e inteiros, algo raro nas senhoras brancas. Nesse cenário estão ao mesmo tempo a afirmação da prática do aleitamento para os bem-nascidos e o desmame para os filhos das escravas, a quem a maternidade foi negada.

A legislação portuguesa aconselhava, para a criança, o uso de "bom mel, ao qual se juntará um tanto de água", caldos quentes, leite de vaca, água morna com açúcar. Esses alimentos eram colocados em panos de linho que eram introduzidos na boca da criança de hora em hora, ou até mesmo em colheres de pau, de marfim ou de prata. Outros procedimentos considerados modernos também poderiam ser utilizados, como as mamadeiras de vidro ou pequenos bules adaptados a uma chupeta de borracha. Às vezes, a criança recebia leite misturado a aguardente para acalmar. Era comum que os enjeitados fossem escravizados ou vendidos pelas mães criadeiras.

 Nesse contexto, os cuidados para com a criança emergiram de uma medicina que queria se projetar como autoridade portadora de um conhecimento suficiente e necessário para normatizar a vida do indivíduo. A prática de cunho caseiro da cura da doença, realizada no interior da família, desautorizava os ativistas da medicina não portadores do saber acadêmico e cristalizava uma crença no poder do discurso científico.

Normatizando e disciplinando com a autoridade do saber médico, encontra-se a primeira tese defendida sobre aleitamento materno por um médico mineiro que estudou na Faculdade de Medicina do Rio de Janeiro, no século XIX, o Dr. Francisco Basilio Duque:[7] "[...] procuraremos estabelecer as regras e preceitos que devem ser observados a fim de conservar a saúde do pequeno ser que acaba de nascer.".

Ao tratar dos cuidados que se deve prestar à criança logo depois de nascida, o médico orienta sobre a higiene do corpo utilizando óleo ou manteiga fresca e sem sal ou, melhor ainda, "com uma gema de ovo dissolvida em uma pequena porção de água". Somente depois recomenda o banho, em que, em caso de criança fraca, adiciona-se à água um estimulante como aguardente ou vinho. Tem-se a impressão de que o autor faz um apelo emocional ao afirmar que "[...] é justo e conveniente que comece a ter alguma compensação aquella que por elle acaba de soffrer tantas dores, apresente-o ao seio materno.".[7] Se a criança não mamar logo após o parto, o médico aconselha um pouco de água com açúcar, chá de canela ou de flor de laranjeira em água adoçada. Em caso de muita fraqueza, deve-se procurar uma ama que tenha leite em abundância e novo, para evitar indigestões.

O leite é visto como um alimento natural, fruto da sabedoria da natureza, livrando os filhos dos males a que ficam expostos em casos de se alimentarem por meio de amas ou de um animal. Substituí-lo seria ir contra a natureza feminina.

> Já não é pouca violação a que a necessidade, o capricho, a ignorancia, a frivolidade ou as considerações do bem-estar individual impõem, trocando o seio materno por um seio alheio ou pela teta de um animal: e estamos certo que se muitas mãis, nas quais só a vaidade abafa os santos instinctos e deveres da maternidade, pudessem bem se compenetrar das vantagens que resultão á seus filhos, alimentando-os do leite materno, de um lado, e de outro, dos inconvenientes á que ficão expostos, entregando-os á uma ama para della ou de um animal receberem a nutrição, estamos certo, dizemos, que essas mãis farião depressa o sacrificio de seu bem-estar individual, de seus divertimentos, e de suas pretenções de belleza e á mocidade para se prestar de boamente á cumprir a sublime missão que lhes confiou a natureza. Ninguém é mais sabio do que esta grande mestra: em vão busca a sciencia, estudando o menino e o leite, achar entre estes dous termos a exacta relação que ella estabelece por meio de seus processos mysteriosos. ... Quantas vezes se vê aos peitos de uma mãe fragil, sem vigor apparente e de um leite relativamente pobre, nutrir e gozar de florescente saude um menino que, entregue a uma ama robusta, forte e dispondo de um leite riquissimo, começa á emagrecer, á definhar e á perder a saude?[7]

As mulheres europeias daquela época, pertencentes às classes sociais dominantes, não atribuíam um valor social e moral ao amor materno e, por isso, consideravam a amamentação uma tarefa indigna para uma dama. O ato era considerado capaz de enfraquecer a mãe, além de prejudicar a estética e a beleza física da mulher. Havia também a crença de que as relações sexuais 'corrompiam o leite'.[7]

Contrapondo-se a essa visão, a medicina higienista considerava a amamentação como grande demonstração de amor materno. As mulheres que não amamentavam eram condenadas, ao passo que eram exaltadas aquelas que tinham filhos robustos, alimentados com seu leite. À amamentação ligavam-se responsabilidade e amor, "sentimento doce, nobre, plantado no coração da mãe pelo Creador":

> As mãis carinhosas que amamentão seus filhos, dizem que quando os vêm, sentem o leite subir-lhes ao seio. Não é isto o resultado de uma influencia moral? Não duvidamos crê-lo e apellamos para este facto, como elemento importante, para explicar a grande mortalidade das crianças, observada na classe escrava de algumas fazendas. O azorrague com que alguns senhores deshumanos e brutos zurzem as pobres escravas que amamentão seus filhos, não irá levar a doença e a morte á estas inocentes creaturinhas?[7]

Ao leite materno relacionavam-se as qualidades "intellecto-moraes" da criança, fazendo-se as seguintes associações:

- a audácia dos fundadores de Roma à amamentação por uma loba;

- a ferocidade de Calígula ao fato de sua ama ser uma mulher má que untava os seios com sangue;
- a sagacidade de Cyro ao fato de ter sido alimentado com leite de uma cadela;
- as crianças ágeis e "arteiras" ao consumo de leite de cabra;
- o caso de um monge que foi amamentado com leite de porcas e, por isso, tinha atração por lama;
- um caso encontrado em *Annaes de Litteratura Medica Britannica* em que uma ama, abalada pelo perigo que seu marido acabava de passar com um soldado, amamentou uma sadia criança de 11 meses, a qual logo ficou agitada e morreu.

Dessa forma, afirmava-se uma influência do leite do animal sobre o caráter da criança: a que recebia leite de vaca tornava-se lenta, preguiçosa e triste; e a que recebia leite de cabra era alegre e travessa. O autor chega a fazer um apelo:

> Qual é a mãi intelligente e em boas condições de saude, que pressentindo a possibilidade de futuros males para seu filho, provindos de um leite estranho, lhe recusaria os seios?[7]

Visando determinar a pessoa que deve amamentar o recém-nascido, as propriedades benéficas do leite são listadas sob o enfoque de que a sábia natureza dita as variações em mulheres idosas, jovens, fracas, robustas, antes ou depois das refeições, dias ou meses após o parto. Nas tabelas, os constituintes do leite apresentavam-se diferindo quantitativamente segundo a qualidade e o volume de nutrição da mulher.

Para a aquisição de corpos saudáveis, robustos e bem nutridos, a alimentação reforçava a necessidade das orientações médicas no cotidiano familiar. O leite era considerado mais abundante e de melhor qualidade nas mulheres que já tiveram 1 ou 2 partos em relação às primíparas ou de muitos partos, sendo um fator de grande importância durante a seleção de amas.

Considerações pertinentes à saúde da mãe também eram apresentadas:

> Se se devesse conceder a permissão de amamentar somente ás mais dotadas de força e saude tão robusta como a que se exige nas amas, dever-se-hia renunciar á esperança de ver a maior parte das mulheres aleitarem seus filhos, pois é muito raro encontrar-se essas condições nas que habitão as grandes cidades, principalmente as de certas classes da sociedade; mas, ha tantas compensações em sua inferioridade á este respeito e relativamente ás amas, que é bom estabelecer uma certa medida nas exigencias e não levar a severidade ao excesso.[7]

Em 1873, o Dr. Juvenal Martiniano das Neves[13] abordou, pela primeira vez, o aleitamento materno como tema específico, conceituando-o como "[...] um modo de alimentação proprio ás crianças nos primeiros mezes que seguem ao seu nascimento.", classificando-o como natural, artificial e misto. O autor propõe um aconselhamento médico, mas não insistente:

> Todas ás vezes que o medico vir, que a mulher goza de uma boa saude, quando nenhuma molestia tiver diminuido suas forças, quando não existir nenhum mal de familia, que possa se transmittir ao recem-nascido, elle deverá aconselhal-a somente, não insistir, e nem contrarial-a, pois nós sabemos que o aleitamento feito contra a vontade é sempre prejudicial.[13]

Dentre os fatores capazes de modificar a composição do leite a ponto de torná-lo nocivo, o médico cita o susto, um abalo profundo, a embriaguez e o ataque histérico. Ao recriminar as mães que não amamentam por motivos fúteis, afirma que elas desconhecem que, por meio do leite mercenário, a criança pode estar sugando o "germem da corrupção.".[13] No entanto, esse leite ainda era considerado melhor do que o artificial, desde que obedecesse a alguns critérios: conformação das mamas, idade, qualidade e quantidade do leite, idade da ama (não muito nova e nem muito idosa, entre 16 e 30 anos).

> O estado da boa ou má conservação dos dentes não tem a importancia, que se lhe tem attribuido, entretanto os bons dentes estão muitas vezes ligados á uma boa constituição. Caseaux liga uma importancia muito secundaria a côr dos cabellos e a integridade mais ou menos perfeita dos dentes, pois, diz elle: as louras são tão boas amas como as morenas, e além d'isso ha certos paizes em que os dentes se alteram com muita facilidade sem que os seus habitantes deixem de gozar de uma perfeita saude. O estado das gengivas que em geral pouco pode indicar em relação á saude da ama, comtudo ás vezes fornece dados, que nos deve merecer muita attenção. Depois de havermos dito algumas palavras sobre os dotes physicos, que são indispensáveis para constituir uma boa ama, nós vamos fallar de outros não menos preciosos, isto é, dos predicados Moraes. É necessario que a ama não seja irascível; que seja de uma tranquilidade de espirito, que a ponha ao abrigo das agitações funestas, que excitam as paixões vivas, pois nós já dissemos que a mulher que por qualquer causa se exaspera não póde ser boa ama, visto como as perturbações Moraes, modificam o leite, e este póde prejudicar a saude da criança.[13]

Simpatia e alegria também eram qualidades a serem observadas nas amas, pois se entendia que grandes males poderiam advir da preguiça, da estupidez e da maldade das amas. Moléstias são obstáculos na medida em modificam a composição e a qualidade do leite. As quedas frequentes a que estão sujeitas as mães com doenças mentais desaconselham o aleitamento.

Quanto ao aleitamento artificial, o leite de jumenta é o que mais se aproxima do leite da mulher, acrescido de uma pequena quantidade de água. Porém, do aleitamento realizado por meio de animal, o leite de cabra é o mais indicado, havendo partidários desse tipo de amamentação em detrimento do mercenário.

À mãe que não tinha o aleitamento como obrigação natural e dever sagrado, restava apenas o sentimento de culpa:

> Se a mãe de familia é tão barbara e desnaturada, que se torne surda aos gritos de compaixão, que lhe estende os seus bracinhos, como para lhe implorar soccorro e pedir-lhe o alimento de que tem necessidade, pois que ainda não póde procurar por si, ella se expõe á receber mais cedo ou mais tarde o justo castigo de sua crueldade, e da impiedade de seu coração.[13]

A época do desmame era considerada de grande importância:

> Se são os dentes os instrumentos da mastigação ou os preparadores do alimento sólido, para que haja uma fácil embebição dos succos digestivos, está claro que época propria para desmamar a criança é justamente á da completa sahidadelles. É ordinariamente dos quinze aos dezoito mezes,

que se effectua o trabalho da primeira dentição. Nós sabemos que, a erupção das presas quase sempre produz um abalo extraordinário no organismo da criança, é necessario nunca desmamar antes dessa epocha.[13]

A nocividade da influência da ama e a dificuldade de obtenção do leite para o aleitamento artificial nas cidades conferiam à amamentação um papel de fortalecedor da mulher, minimizando consequências como a febre do leite. É enfatizado que, logo após cada mamada, a criança bem alimentada deve ter seu peso aumentado em 60 a 80 gramas.

O aspecto biológico e comparativo com outros animais é mais uma vez apresentado:

> Quando um animal qualquer pare o que se passa? Momentos depois de expellidos, cada filho apressa-se em procurar uma das mamas de que se apodera para satisfazer a necessidade da nutrição que já se faz sentir. Durante esse tempo, a mãi nada parece soffrer, tudo n'ela indica a felicidade e satisfação que experimenta procurando abafal-os com seu calor.[13]

À ama era conferida a responsabilidade de alguém a quem foram confiados os "mais caros" interesses da família, e que muitas vezes deveriam estar ocupando leitos de hospitais.

Em 1882, o aleitamento voltou a ser abordado, pelo Dr. Severiano Martins de Oliveira Urculu,[14] como a mais importante questão referente ao assunto da higiene da primeira infância. Inicialmente, o autor apresentou os estágios da evolução humana: vida fetal ou intrauterina, primeira infância, segunda infância, adolescência, puberdade, idade adulta, idade da maturidade, idade de retorno, velhice.

O médico considerava que as parteiras realizavam alguns procedimentos inúteis, apesar da "inocência", como colocar uma bolsinha com sementes de alfazema mantida por atadura ou usar de tabaco com azeite após a queda do cordão umbilical. No entanto, afirma que o curativo do umbigo, por ser simples, poderia ser feito por parteiras.

As práticas de algumas civilizações, como neocaledônios, hotentotes e africanos, são consideradas, por Urculu, ridículas e supersticiosas, mas desculpáveis, pois para "[...] aquelles naturaes a ignorancia é a regra.".[14] Da mesma forma, o autor critica os costumes de crianças brasileiras de carregar ao pescoço relíquias, medalhas e cordões; "[...] Entretanto estas e quejandas bugigangas são mais respeitadas e buscadas que os conselhos de um medico.".[14]

O autor postula que os passeios da criança após 6 meses de idade devem ter horários estabelecidos. Ao normatizar o banho da criança, mais uma vez refere-se às parteiras:

> Algumas comadres costumam ajuntar vinho ou aguardente ao banho. É uma pratica que não tem inconveniente nem vantagem. Se houvesse indicação para excitar as funcções da pelle seria judiciosa, mas não são ordinariamente as comadres competentes para resolverem este ponto.[14]

Imbuído da **teoria miasmática**, o autor discorre sobre os cuidados para com os aposentos da criança, enfatizando a preocupação com a renovação do ar. Esse enfoque preventivo é reforçado quando a vacinação aparece como um aspecto de importância, desde que não se vacine próximo à irrupção de algum dente.

**SAIBA MAIS**

De acordo com a teoria miasmática, as doenças originavam-se de miasmas, ou seja, de um conjunto de odores fétidos.

A **importância da dentição** também se estende à criança e é considerada, por Urculu,[14] consequência do "bom leite". O autor afirma ainda que "[...] o estado dos dentes provisorios muito influe sobre os que hão de vir. Portanto, para que os permanentes sejam convenientemente dispostos é preciso zelar para que aquelles não caiam nem muito cedo nem muito tarde. Convém evitar a cárie.". A escovação dos dentes é orientada para ser feita pela manhã, com uma escova fina embebida em água fresca. Em presença de cárie, recomenda-se "[...] colocar na escova fina um pouco de carvão alcalinizado.".

Comparadas com as crianças que se alimentaram por meio de mamadeiras, o médico considerava as crianças amamentadas ao seio mais belas, mais robustas, mais fortes, mais vivazes, além de mais ricas em tecido adiposo do que em músculos e em sangue.

> Para conservar a especie, era necessario que a natureza puzesse no coração dos pais e das mãis um sentimento de affecto bem vivo para seus filhos. Com effeito, que seria de um ente tão fraco como o recem-nascido se fosse abandonado a si mesmo, quando são necessarios tantos cuidados para subtrahi-lo ás causas infinitas de destruição que lhe ameação a frágil existencia? Este amor, mais vivamente impresso no coração da mulher que no do homem, produz effeitos differentes. Fonte de um prazer puro e continuo quando é satisfeito, é uma causa de saude como todas as paixões brandas e felizes. Quando algum perigo vem ameaçar a criança, o medo, a dôr, a colera, apodera-se da alma da mãi, e produzem em seu organismo as modificações mais funestas.[15]

O Dr. Pedro Luiz Napoleão Chernoviz, formado em Medicina pela Faculdade de Montpellier, aportou no Brasil em 1840. Percebendo que o médico era "[...] aquele que vem de fora, fala entonado, cobra caro pelos seus serviços, receita fórmulas desconhecidas."; que a assistência médica era de alto custo e circunscrita aos centros urbanos; e, ainda, que havia uma população significativa e crescente longe desses centros sem assistência médica, escreveu o *Dicionário de Medicina Popular*[15] e o *Formulário ou Guia Médico do Brasil*.[16]

O *Formulário ou Guia Médico* teve sua primeira edição dedicada ao Imperador Pedro II. Constava de descrição dos medicamentos, propriedades, doses, moléstias para as quais deveriam ser empregados; plantas medicinais indígenas; águas minerais do Brasil; a arte de formular; receitas úteis nas artes e economia doméstica; e apoio a boticários e farmacêuticos. Foram vendidos 300 exemplares no primeiro dia, e ao todo foram 19 edições.[16]

O *Dicionário de Medicina Popular* tinha como proposta uma medicina doméstica para locais onde não havia médicos.[15]

A valoração do reconhecimento da abordagem histórica em saúde e doença adquire sua expressão maior, ao se presenciar o contínuo processo de adoção desse ideário como referência para a formulação e desenvolvimento de ações efetivas em promoção da saúde. O não resgaste da importância dos determinantes sociais, econômicos, culturais e políticos da saúde pode induzir à legitimação ideológica da retração de políticas sociais.

## Saiba mais

Conceitos amplamente difundidos e aceitos por pessoas que buscavam a cura ou alívio para a dor e que fizeram parte do passado serviram de substrato para os saberes populares e acadêmicos contemporâneos. Muitos deles são ainda hoje aceitos como verdade.

A carie era considerada uma especie de mortificação dos dentes. As suas causas nem sempre são apreciaveis. É mui commum nos lugares baixos, humidos, pantanosos, nas cidades grandes e nos individuos lymphaticos. É também attribuida á mudança subita de temperatura nos alimentos e nas bebidas. As pessoas jovens são mais sujeitas ás caries dos dentes, que é mui rara passados os cincoenta annos. A observação mostra que os dentes correspondentes dos dous lados do mesmo queixo são affectados muitas vezes de carie ao mesmo tempo ou com intervallos mui proximos. Os dentes de leite são frequentemente atacados de carie, mas a molestia não se communica aos germes dos dentes secundarios. A carie communica-se raras vezes ao dente vizinho; porem o que mais frequentemente se observa é uma nodoa superficial e não dolorosa, uma simples alteração do esmalte, e não uma carie profunda e destruidora.

Para preservar os dentes de se cariarem, cumpre evitar as causas geraes de que a carie procede, e observar as regras hygienicas. Os individuos escrophulosos devem fazer uso de um regimentonico, composto de carnes e de outros alimentos substanciaes, afim de melhorarem de constituição. Estas precauções são principalmente necessarias ás crianças cujos dentes de leite se mostrão cariados. Deve-se evitar o resfriamento dos pés; convém entreter a limpeza da bocca pelos meios indicados acima, e banir todos os elixires e pós dentifricios, em cuja composição entrem substancias acidas.

Quando a carie é superficial, cumpre desde logo destruir a porção affectada com a lima; póde-se, por este meio, conservar o resto do orgão, ou ao menos retardar os progressos de sua destruição. Se o dente tiver buraco profundo, é preciso chumba-lo. A existencia de dôres habituaes póde oppôr-se a esta operação; mas deve-se recorrer a ella sempre que fôr praticavel. Os dentes são órgãos summamente importantes e uteis; não se devem pois sacrificar sem necessidade absoluta. Com o tempo as dôres mais fortes acalmão-se, e se as corôas se destroem, as raizes ao menos podem servir ainda á mastigação. Quantos individuos não ha que se dão por felizes em tê-las conservado? Quando a carie é mui profunda, quando o dente causa dôres continuas e exhala um cheiro infecto, ou quando não póde ser chumbado, é preciso extrahi-lo. Nos dentes incisivos, entretanto, póde-se ás vezes tirar só a corôa e deixar a raiz, que, sendo depois submettida ás preparações necessarias, póde servir de base a um dente postiço.

A dor de dente variava segundo a causa:

**que procede de carie:** Póde-se fazer cessar as dôres occasionadas pela carie, introduzindo-se e deixando-se derreter na cavidade do dente uma pilula de meio grão de opio, que se repete de meia em meia hora, até a pessoa adormecer. No maior numero dos casos, ao acordar a dôr tem desapparecido. Aconselha-se tambem a cauterisação do nervo, introduzindo-se na cavidade do dente cariado um estylete aquecido ao fogo; mas esta operação raras vezes é efficaz, e ha poucas pessoas que a ella se queirão sujeitar. A cauterisação com vitriolo, agua forte, ou outro qualquer acido mineral, não convém de maneira alguma; porque podem estes acidos derramar-se pelas partes vizinhas e atacar os dentes sãos. A applicação de algodão humedecido em creosota, liquido oleoso, proveniente da distillação do alcatrão, foi aconselhada com bom resultado nas dôres de dentes por carie. O oleo essencial de cravo da Indiapóde igualmente ser empregado com a mesma vantagem.
A seguinte mistura odontalgica é tambemutil para acalmar as dôres de dentes que procedem de carie: Ethersulfurico – 1 oitava; Laudano de Sydenham – 1 oitava; Essencia de cravo da India – 1 oitava.
Molha-se o algodão nesta mistura e introduz-se na cavidade do dente cariado. O charlatanismo propõe todos os dias novos remedios, que não obrão de outra maneira senão cauterisando ligeiramente o nervo dentario. A base do famoso Paraguay-Roux, medicamento que teve uma grande reputação na França contra as dôres de dentes, é formada por agriões do Pará! Quanto aos elixires, ás tinturas, á raiz do pyrethro e aos outros meios analogos, só produzem um pequeno allivio depois de desenvolverem na bocca uma sensação de queimadura, acompanhada de um affluxo de saliva; mas dahia pouco tempo o soffrimento torna a apparecer. Quando a dôr é intensa e não dá esperança de allivio, apezar de todos estes meios, é preciso então se recorra á extracção do dente.

**nervosa dos dentes:** Esta dôr existe sem que haja molestia alguma das gengivas, dos dentes ou dos alveolos, e ocupa quasi sempre muitos dentes. É mais frequente nas mulheres e homens fracos do que nos individuos robustos. Sua duração é variavel; a extracção dos dentes póde aumenta-la em vez de acalmar. Eis aqui as receitas que convêm contra a dôr nervosa dos dentes:

**Gargarejo calmante**
Cabeça de dormideiras – 2 oitavas (8grammas)
Agua fervendo – 8 onças (250 gram.)
Infunda por um quarto de hora e ajunte:
Laudano de Sydenham – 2 oitavas (8 gram.)
Tintura de belladona – meia oitava (2 gram.)
É preciso bochechar com este liquido.

**Cataplasma calmante**
Cataplasma de linhaça em cozimento de folhas de estramonio – 8 onças (250 gram.)
Laudano de Sydenham – 2 oitavas (8 gram.)
Misture-se e applique-se no rosto, do lado doloroso.

**Pilulas odontalgicas**
Extracto de meimendro – 4 grãos (20 centigr.)
Extracto de valeriana – 8 grãos (40 centigr.)
Opio – 2 grãos (10 centigr.)
Oxydo de zinco – 4 grãos (20 centigr.)
Faça 4 pilulas. Tome-se uma pilula de hora em hora.

Os banhos d'agua quente, do corpo todo, constituem um remedio calmante de que se póde usar tambem contra a dôr nervosa dos dentes. Um brando laxante d'oleo de ricino ou de magnesia calcinada póde ser um revulsivo salutar.

[Eis-aqui a receita que convem contra a dôr nervosa dos dentes:
1. Comprimir com os dedos, e mui fortemente, a fonte do lado dolorido. Esta compressão torna insensivel o nervo dentario. Um dentista americano annunciou um modo de extrahir os dentes sem dôr. Consiste este modo em mandar comprimir com os dedos por um assistente, e com força bastante, durante quasi um minuto, a cavidade que se encontra nas fontes atraz do osso temporal que forma a base ou abertura da orbita, parte externa.
2. Esfregar as gengivas com um panno molhado na seguinte mistura:
Agua de louro-cereja – 8 grammas (2 oitavas)
Chlorhydrato de morphina – 5 centigrammas (1 grão)
3. Applicar no rosto algodão ou a cataplasma seguinte:
Cataplasma de linhaça – 125 grammas (4 onças)
Estenda em um panno, e deite por cima:
Laudano de Sydenham – 15 grammas (1/2 onça)
4. Introduzir no ouvido uma bola de algodão molhada com 10 gottas de chloroformio.] 5 edição, 1878

**Rheumatismal e gotosa:** Póde-se desenvolver nos dentes sãos ou affectados de carie e sobrevem particularmente nos tempos frios e humidos; é acompanhada de dôres no corpo e nos membros. O tratamento é o seguinte: Toma a pessoa á noite um escaldapés com farinha de mostarda, bebe duas ou treschicaras de chá de flôr de sabugueiro, e deita-se na cama, cobrindo-se bem para transpirar. No dia seguinte toma um ou dous grãos de tartaroemetico n'uma chicara d'agua morna.
Os dentes de leite são frequentemente affectados de carie em consequencia de molestias ou por causa de predisposição particular; mas não se deve recorrer á sua extracçãoexcepto no caso d'uma imperiosa necessidade. É erro que um dente de leite possa ser impunemente arrancado, sobre pretexto de que, devendo cahir um dia, é indifferente tira-lo mais cedo ou mais tarde; póde-se n'esta operação, praticada em tenra idade, offender ou extrahir o germe do dente permanente, sobretudo os dos pequenos queixaes, que se achão entre as raizes encurvadas dos de leite da mesma qualidade; e ainda que isto não succeda, fica a margem alveolar angulosa e oppõe-se até certo ponto á sahida do dente de substituição. E por isso convém se empregue contra as molestias dos dentes de leite todos os meios para impedir os seus progressos ou aliviar as dôres que occasionem. As presas e os incisivos são em geral menos expostos á carie. Quando ella se manifesta, ataca ordinariamente os superiores, cuja corôadestroe então até á gengiva, sem quasi nunca occasionardôres. Mas os queixaes, sobretudo os debaixo, offerecem cavidades que é facil chumbar; esta precaução tem a vantagem de prevenir frequentemente as dôres e de conservar os dentes até á sua substituição, d'evitar fistulas, as postemas, e d'empedir que os alimentos se demorem n'essas cavidades. Além disto, contra as dôres de dentes de leite occasionadas por carie, convém se empreguem os mesmos remedios indicados contra as caries dos outros dentes. Dentição é o fenômeno da sahida dos dentes. Estes phenomenospódem ser normaes ou morbidos: ha uns que são proprios da primeira dentição, e outros que acompanhão a segunda.

**Phenomenos normaes da primeira dentição:** Tem-se visto mais d'uma vez crianças nascerem com um ou mais dentes. Luiz XIV offereceu um exemplo disso. Ás vezes, pelo contrario, a dentição é retardada até ao principio do segundo anno, ou ainda mais tarde, e mesmo houve casos de só apparecerem aos onze annos. Mas, em geral, os dentes principião a manifestar-se do sexto mez até o fim do primeiro anno. As gengivas inchão e tornão-se vermelhas, a criança saliva, mette os dedos na bocca, faz movimentos d'impaciencia, e chóra frequentemente. As faces offerecem a miudo leves vermelhidões, que vão e vem alternativamente. Á ordem da sahida dos dentes varia com frequencia; eis-aqui entretanto a que póde ser considerada como mais geral. Os dous incisivos medios do queixo inferior rompem primeiro; quinze dias ou tres semanas depois, apparecem os correspondentes do queixo superior; depois os dous dianteiros lateraes inferiores, depois os superiores, e alguns mezes mais tarde apparecem, não as presas, como tem dito alguns autores, mas sim os primeiros pequenos queixaes, em baixo, depois os d'acima; emfim rompem as presas e os segundos pequenos molares.

Eis-aqui em que ordem e em que época rompem mais ordinariamente os dentes da primeira dentição:

- Do quarto ao decimo mez, os quatro incisivos (dianteiros), mas primeiramente os debaixo.
- Do sexto ao duodecimo mez, os quatro incisivos (dianteiros) lateraes.
- Do decimo até ao decimo quarto mez, os quatro primeiros queixaes.
- Do duodecimo até ao vigesimo, as quatro presas.
- De dous annos e meio a tres e meio, os segundos pequenos queixaes.

Estes dentes devem cahir para serem substituidos: chamão-se dentes primitivos, dentes de leite e dentes caducos ou temporarios. No fim do quinto ou sexto anno, sahem em cada maxilla dous novos queixaes permanentes, isto é, os que não devem ser substituidos, e que ao depois são os primeiros queixaes.

**Phenomenos normaes da segunda dentição:** A renovação dos dentes da primeira dentição principia aos sete annos, e faz-se na mesma ordem que a sua sahida, mas ainda com maior vagar e irregularidade. Aos doze annos apparece o segundo grande molar; o terceiro demora-se até quasi aos 21 annos e dahi provém o chamar-se-lhe dente de siso. Seu apparecimento é ás vezes muito mais tardio, e acontece mesmo não sahir nunca. Eis-aqui a ordem mais ordinaria da erupção dos dente permanentes:

- De 5 a 6 annos, os primeiros grandes queixaes.
- De 6 a 8 annos, os incisivos medios de baixo, depois os de cima.
- De 7 a 9 annos, os incisivos lateraes.
- De 10 a 12 annos, as presas.
- De 9 a 11 annos, os primeiros e segundos pequenos queixaes.
- De 12 a 17 annos, o segundo grande queixal.
- De 20 a 24 annos, os quatro dentes de siso.

Molestias da primeira dentição: A grande mortalidade que se observa na primeira idade da vida, e a difficuldade que ha de reconhecer a natureza de certas affecções da infancia, tem feito adoptar a opinião de que a dentição é a fonte principal de todas as molestias que atacão as crianças e a causa da morte de grande numero dellas. Por este preconceito commodo, faz-se cargo á natureza de muitos accidentes improprios. A dentição por si só não é uma molestia, mas uma funcção natural. Muitas crianças chegão ao fim de sua dentição sem nunca apresentarem a menor alteração na saúde. Entretanto, ha com effeito alguns accidentes realmente ligados a estas funcções, e estes accidentes são locaes ou geraes; os primeiros pódem mesmo tornar-se a causa direta dos segundos.

O tratamento d'algumas molestias produzidas pela dentição em nada differe do das mesmas molestias determinadas por outras causas; por conseguinte, pouco fallarei a semelhante respeito: taes são vomitos, diarrhéa e convulsões; mas ha uma molestia, a inchação das gengivas, que merece neste lugar uma completa descripção.

Passados alguns mezes, o menino póde admittir algum alimento estranho, e dos sete para os oito mezes principia o que se chama primeira dentição; vinte dentes, chamados de leite, vem guarnecer successivamente as duas queixadas. Aos sete annos cahem, expulsados pelos dentes definitivos que os substituem. Durante este tempo, a criança tem-se desenvolvido rapidamente no physico e moral. Um anno apenas ha decorrido, e já principia a balbuciar; póde até sustentar-se nas pernas. Ha crianças que principião a fallar mui pequenas, isto é, antes d'um anno, entretanto que outras só o fazem muito mais tarde, já por algum impedimento dos orgãos, já pela lentidão da intelligencia. Aos sete annos desenvolve-se esta memoria, feliz partilha da infancia e adolescencia, e de que frequentemente ao depois se sente não se ter aproveitado. Conhece-se o caracter da criança, seus desatinos, sua volubilidade e pouco siso. Come frequentemente e tem um somno profundo, dorme mesmo de pé, e até comendo; entretanto, a duração total do seu somno diminue á medida que se vai afastando da época do seu nascimento. As diversas excreções naturaes fazem-se frequentemente. A necessidade d'exercer os musculos lhe dá gosto de correr, saltar e traquinar. Com effeito, não lhe seria possivel o estar immovel. N'esta idade as meninas distinguem-se pouco dos rapazes pelo caracter. Não se acha na infancia nem a reflexão, nem o raciocinio, nem o juizo. A criança só por instincto ou sentimento proprio se conduz. Dahi vem a necessidade d'imprimir pela educação uma direcção util e salutar ás idéas.

Tem as crianças uma necessidade continua de comer, e supportão mui difficilmente a abstinencia e a fome. Quando Dante representa o desditoso conde Ugolino e seus filhos fechados na torre em que devião perecer de fome, conta, segundo a historia, que os mais moços succumbirão primeiro, os mais idosos depois, e que este infeliz pai sobrevivêra ao ultimo, opprimido de todas as dôres.

Muitas crianças morrem vendo a luz pela primeira vez, e Süssmilch diz que morrem nesse momento vinte e tres sobre mil; mas este numero foi achado muito mais consideravel no Hospicio da Maternidade de Pariz, pois, sobre vinte e seis nascimentos, ha commummente uma criança que nasce morta, apezar dos cuidados esclarecidos que se administrão nesta casa durante o parto.

As molestias que ameação a infancia são frequentes e perigosas. A quarta parte das crianças que nascem morrem durante o primeiro anno da sua existencia. No segundo, a mortalidade é ainda consideravel, e uma terça parte das crianças não chega á idade de dous annos; mas diminue após essa mortalidade, e aos dez annos é a época da vida em que morre menor numero de pessoas.

Fonte: Chernoviz.[15]

# AGRADECIMENTOS

Esse capítulo é fruto de um diálogo histórico das artes e ofícios no caminho da cura. Nada disso seria possível sem a colaboração de duas amigas, professoras da UFMG, que carinhosamente foram orientadoras na elaboração da tese Discurso Oitocentista dos Médicos da Província de Minas Gerais: um olhar sobre a amamentação defendida por uma das autoras deste capítulo, Laura Helena. Dra. Isabela Almeida Pordeus, mestra sábia e muitíssimo querida, companheira de sempre e, Dra. Betânia Gonçalves Figueiredo, competente e generosa, que acende em seus alunos o gosto pela história da ciência.

# Qualidade de vida e saúde bucal: uma relação indissociável

SAUL MARTINS PAIVA
CAROLINA CASTRO MARTINS
ISABELA ALMEIDA PORDEUS

Saúde é uma condição imprescindível para a qualidade de vida, estando esses conceitos intrinsecamente ligados, indissociáveis. Um exerce influência direta sobre o outro.

A partir da 1ª Conferência Internacional sobre Promoção de Saúde, realizada em Ottawa, no Canadá, em 1986, a percepção de saúde tomou um aspecto mais abrangente. A Carta de Ottawa definiu alguns requisitos básicos para que haja saúde: paz, habitação, educação, alimentação, renda, ecossistema estável, recursos sustentáveis, justiça social e equidade. Na mesma conferência, a promoção de saúde foi considerada um processo de capacitação da comunidade para atuar na melhoria de sua qualidade de vida e saúde, incluindo uma maior participação popular.[1]

Este capítulo aborda a maneira como a qualidade de vida pode ser afetada pelos problemas de saúde bucais e como pode ser feita a avaliação da qualidade de vida dos indivíduos e das famílias. O objetivo é despertar o senso crítico dos profissionais para os fatores que influenciam a qualidade de vida de crianças, de adolescentes e de seu núcleo familiar.

**OBJETIVOS DE APRENDIZAGEM:**

- Explorar de que maneira a saúde bucal influi na qualidade de vida de crianças e adolescentes
- Conhecer os métodos para avaliação da qualidade de vida nessa faixa etária
- Identificar os principais problemas bucais que afetam a qualidade de vida desse grupo

**LEMBRETE**

A soma dos indicadores sociais e sociodentais permite uma visão ampla da saúde das crianças e dos adolescentes, possibilitando o planejamento de programas de saúde baseados em uma visão holística.

## SAÚDE BUCAL E QUALIDADE DE VIDA DE CRIANÇAS E ADOLESCENTES

Por muito tempo, as pesquisas se preocuparam em abordar os **aspectos biológicos** das doenças nas populações. Os indicadores usados para determinar o planejamento de ações no âmbito da saúde se baseavam principalmente nos determinantes biológicos e na presença da doença. No campo da odontologia, por exemplo, acreditava-se que a presença da cárie dentária se dava pelo somatório do acúmulo da placa no dente, de uma dieta cariogênica e de uma criança vulnerável. Era um modelo biológico pautado na tríade de Keyes.[4]

Mais recentemente, os **indicadores socioeconômicos** tomaram força. Entre crianças que não escovavam os dentes e comiam doces, começou-se a observar que algumas tinham cárie e outras não. A pergunta "Por que isso acontecia?" ficava sem resposta. Com o conhecimento de que a ocorrência da cárie dentária estava polarizada em determinados grupos, reconheceu-se a forte influência dos indicadores sociais, econômicos, políticos e ambientais.

Ainda assim, os indicadores biológicos e socioeconômicos refletiam a visão do profissional de saúde sobre as medidas necessárias para o bem-estar geral do paciente. Essa abordagem ainda ignorava a percepção do paciente acerca de sua própria condição. Mais recentemente, tem havido uma crescente preocupação em avaliar também o impacto dos problemas de saúde na qualidade de vida dos indivíduos sob a ótica dos pacientes e de suas famílias.

As percepções e sensações vivenciadas pelo paciente devem ser levadas em consideração no planejamento das ações em saúde. O julgamento baseado apenas na perspectiva do profissional pode subestimar alguns aspectos do processo de saúde e doença e supervalorizar outros. Por exemplo, a fluorose dentária afeta a qualidade de vida da criança de tal forma que o uso de fluoretos deva ser suspenso? A maloclusão deve ser desconsiderada ao se planejar o tratamento odontológico de adolescentes? Qual a repercussão que a maloclusão pode ter sobre a qualidade de vida? E a cárie dentária? Qual a percepção da família com relação à cárie? O que se pode dizer a respeito dos outros problemas bucais? E sobre os outros problemas de saúde? Eles afetam a qualidade de vida dos indivíduos?

Para entender como os problemas de saúde bucal podem interferir na qualidade de vida de crianças e adolescentes, é preciso entender o que é qualidade de vida. A qualidade de vida relacionada à saúde engloba o bem-estar emocional e social. Para atingir um estado de completo bem-estar nesses âmbitos, a população deve saber identificar aspirações, satisfazer necessidades e modificar favoravelmente o meio ambiente.

A saúde deve ser vista como um **recurso para a vida**, e não como objetivo de viver. Assim, a saúde é um conceito positivo, que destaca os recursos sociais e pessoais, assim como as capacidades físicas. Dessa forma, a promoção de saúde não é responsabilidade exclusiva do setor da saúde, e vai além de um estilo de vida saudável, na direção de um bem-estar global.[1]

Os indicadores de qualidade de vida associada à saúde medem o quanto os aspectos da vida do indivíduo, nos âmbitos físico, psicológico, material e social, são afetados pela doença. O bem-estar físico é definido pela percepção do indivíduo sobre sua condição física; o bem-estar mental ou psicológico considera a percepção do indivíduo sobre sua condição afetiva e cognitiva; e o bem-estar social aborda a percepção do indivíduo sobre papéis sociais adotados na vida. A Figura 2.1 ilustra esses conceitos.[3]

O impacto sobre o bem-estar físico está relacionado à restrição das atividades físicas e às limitações dos papéis sociais, como trabalho,

---

**LEMBRETE**

A qualidade de vida reflete como o indivíduo se percebe e se reconhece em relação à sua posição na vida, dentro do contexto cultural e dos valores nos quais está inserido, e em relação a seus objetivos, expectativas, valores e preocupações.[2]

---

| Bem-estar físico | Percepção do indivíduo sobre sua condição física |
| --- | --- |
| Bem-estar mental ou psicológico | Percepção do indivíduo sobre sua condição afetiva e cognitiva |
| Bem-estar social | Percepção do indivíduo sobre os papéis adotados na vida |

Figura 2.1 – Bem-estar físico, mental e social relacionado à qualidade de vida.
Fonte: Seidl e Zannon.[3]

escola, administração do lar e recreações. O impacto sobre o bem-estar mental se manifesta por condições afetivas, como o estado emocional, a ansiedade e a depressão, e por condições cognitivas, como falta de concentração e raciocínio. O impacto social está relacionado à integração do indivíduo à comunidade, aos contatos sociais e seus relacionamentos.[5]

Em um exemplo prático, destacam-se os problemas de saúde bucal, os quais podem causar dor e, consequentemente, interferir no bem-estar físico do indivíduo. A dor pode causar dificuldades de mastigação, afetando a alimentação e a nutrição da criança e do adolescente. Ao mesmo tempo, os problemas bucais podem afetar o bem-estar social, por alterar o sono, diminuir o rendimento na escola e afetar a fala ou a disposição em sorrir, interferindo na socialização e na comunicação. Como a infância/adolescência é uma época importante para fazer amizades e socializar, tais aspectos são particularmente preocupantes em relação a esse grupo, pois podem ter prejuízos na capacidade de se relacionar com outras crianças, trazendo problemas na escola.

Além disso, os problemas de saúde também afetam o bem-estar emocional, já que o isolamento pode afetar a autoestima do indivíduo, acarretando problemas na sua qualidade de vida. Dessa forma, os problemas de saúde bucal podem afetar as atividades cotidianas dos indivíduos, e a somatória desses problemas afeta a qualidade de vida.

## COMO AVALIAR A QUALIDADE DE VIDA DE CRIANÇAS E ADOLESCENTES

O impacto das condições de saúde na qualidade de vida constitui-se um importante indicador de saúde. A utilização de instrumentos válidos capazes de mensurá-lo é fundamental para a obtenção de dados confiáveis. Avaliar as repercussões de um evento de saúde ou de intervenção na qualidade de vida implica a busca por quantificar as consequências de uma doença e de seu tratamento na capacidade de um indivíduo possuir uma vida útil e confortável.[6]

Tradicionalmente, as pesquisas conduzidas com crianças e adolescentes consideravam o que os adultos pensavam sobre elas. Nos dias de hoje, tem sido dada maior importância para a opinião e percepção da própria criança/adolescente sobre sua condição. Os pesquisadores conseguem avaliar a qualidade de vida nessa faixa etária por meio da aplicação de instrumentos direcionados a crianças e adolescentes. Esses instrumentos são questionários respondidos por crianças, adolescentes e pais, com o objetivo de mensurar o impacto das doenças bucais sobre a qualidade de vida desses indivíduos. Os questionários são elaborados para avaliar várias condições bucais, orofaciais e craniofaciais, como maloclusão, cárie, fissuras labiopalatais, hipodontia, fluorose, trauma dental, dor de dente, gengiva sangrante, entre outras.

**SAIBA MAIS**

A validação é um processo importante para a tradução, a adaptação transcultural e a avaliação das propriedades psicométricas de um questionário original para a nova cultura onde o instrumento pretende ser utilizado. O objetivo é que os respondentes estejam aptos a entendê-los, mantendo o mesmo conteúdo conceitual do questionário original.

Geralmente, esses instrumentos são questionários estruturados, voltados para crianças de diversas faixas etárias, como pode ser visto no Quadro 2.1. Como as habilidades cognitivas são diferentes de acordo com a idade da criança, os questionários são adaptados para as idades de 3 a 5, de 6 a 7, de 8 a 10 e de 11 a 14 anos. A aplicação desses questionários é capaz de fornecer dados sobre a relação entre saúde bucal, sintomas bucais, limitações funcionais e bem-estar emocional e social.

Os instrumentos especificamente desenvolvidos para mensurar o impacto das condições bucais sobre a qualidade de vida de crianças e adolescentes têm se mostrado válidos e confiáveis.[7-12] Os primeiros foram desenvolvidos por um grupo de pesquisadores canadenses, em língua inglesa. Esse conjunto de instrumentos ficou conhecido como Child Oral Health Quality of Life Questionnaire (COHQoL). Os questionamentos validados no Brasil até hoje estão listados no Quadro 2.1.[7]

Para crianças pré-escolares, o Early Childhood Oral Health Impact Scale (ECOHIS) tem sido o instrumento mais usado.

## QUADRO 2.1 – Instrumentos validados no Brasil que avaliam a qualidade de vida relacionada à saúde bucal de crianças e adolescentes

| Instrumento | Faixa etária | Respondente | Número de itens | Domínio | Autor |
|---|---|---|---|---|---|
| Child Perceptions Questionnaire (CPQ 8-10) | 8-10 anos | Crianças | 25<br>29 | Sintomas bucais, limitações funcionais, bem-estar emocional, bem-estar social | Martins e colaboradores.[13]<br>Barbosa e colaboradores.[14]<br>Barbosa e colaboradores.[15] |
| Child Perceptions Questionnaire (CPQ 11-14) | 11-14 anos | Adolescentes | 37<br>41 | Sintomas bucais, limitações funcionais, bem-estar emocional, bem-estar social | Goursand e colaboradores.[16]<br>Barbosa e colaboradores.[14]<br>Barbosa e colaboradores.[17] |
| Child Perceptions Questionnaire (CPQ 11-14) – versão curta | 11-14 anos | Adolescentes | 8 e 16 | Sintomas bucais, limitações funcionais, bem-estar emocional, bem-estar social | Torres e colaboradores.[18] |
| Parental-Caregiver Perceptions Questionnaire (P-CPQ) | 6-14 anos | Pais/responsáveis | 33 | Sintomas bucais, limitações funcionais, bem-estar emocional, bem-estar social | Goursand e colaboradores.[19] |
| Parental-Caregiver Perceptions Questionnaire (P-CPQ 11-14) – versão curta | 11-14 anos | Pais/responsáveis | 31 | Sintomas bucais, limitações funcionais, bem-estar emocional, bem-estar social | Goursand e colaboradores.[20] |
| Family Impact Scale (FIS) | 6-14 anos | Pais/responsáveis | 14 | Atividades familiares, emoções dos pais, conflitos familiares e finanças familiares | Goursand e colaboradores.[21] |
| Child Oral Impacts on Daily Performance (Child-OIDP) | 11-14 anos | Adolescentes | 25 | Atividades diárias relacionadas ao desempenho físico, psicológico e social | Castro e colaboradores.[22] |
| Child Oral Health Impact Profile (COHIP) | 8-14 anos | Crianças e pais/responsáveis | 34 e 43 | Saúde bucal, bem-estar funcional, bem-estar social/emocional, escola e autoimagem | Cohen-Carneiro e colaboradores.[23] |
| Early Childhood Oral Health Impact Scale (ECOHIS) | 2-5 anos | Pais/responsáveis | 13 | Subescala da criança e subescala da família | Tesch e colaboradores.[24]<br>Scarpelli e colaboradores.[25]<br>Martins-Júnior e colaboradores.[26] |
| Pediatric Quality of Life Inventory™ - Oral Health Scale (PedsQL™-OH) | 5-18 anos | Crianças e adolescentes | 5 | Subescala da criança e adolescente subescala dos pais | Bendo e colaboradores.[12] |
| Psychosocial Impact of Dental Aesthetics Questionnaire (PIDAQ) | 18-30 anos | Adultos jovens | 23 | Subescala do adolescente e adulto jovem | Sardenberg e colaboradores.[27] |

Sua versão original foi desenvolvida por Pahel e colaboradores, em 2007.[28] Para crianças maiores, de 8 a 10 anos, o Child Perceptions Questionnaire (CPQ8-10) tem sido um importante instrumento.[13]
É importante que, para cada faixa etária, seja usado o questionário correspondente. Por exemplo, usar um questionário validado para crianças de 10 a 14 anos em uma criança de 3 a 5 anos provavelmente levará a erros na interpretação, pois a diferença conceitual de maturidade das faixas etárias é distinta.

O Parental-Caregiver Perceptions Questionnaire (P-CPQ) é um instrumento especialmente desenvolvido para buscar a percepção dos pais e responsáveis sobre o impacto dos problemas bucais na qualidade de vida da criança e do adolescente.[19] O Family Impact Scale (FIS) avalia o impacto dos problemas bucais da criança sobre a qualidade de vida de toda a família.[21]

Os pais são os principais responsáveis por cuidar das crianças, bem como são responsáveis pelo seu bem-estar físico e mental. Os problemas bucais também podem causar diversas emoções nos pais, causando conflitos na família e dificuldade financeiras.[21] Desse modo, a saúde bucal da criança também afeta os pais e toda a família. Muitas vezes, os pais precisam faltar ao trabalho para levar a criança ao tratamento odontológico (absenteísmo no trabalho). Além disso, os pais devem se alternar para cuidar do filho doente, ou podem deixar de cuidar dos outros filhos para dedicar maior atenção ao filho doente. Assim, os outros irmãos podem sentir essa ausência dos pais, que estão concentrados em cuidar do filho com problemas bucais. Além disso, é claro, podem ocorrer dificuldades financeiras na família para custear o tratamento.

Para a criança, o problema bucal pode causar ausência na escola, dificuldades em dormir e em se concentrar, ou atrapalhar o rendimento escolar. O dentista deve estar ciente de que a preocupação dos pais vai além da preocupação com a saúde do filho, pensando também em como os pais farão para arcar com as despesas do tratamento e como sua ausência em casa pode afetar a relação com os outros filhos.

## PRINCIPAIS PROBLEMAS BUCAIS QUE AFETAM A QUALIDADE DE VIDA DE CRIANÇAS E ADOLESCENTES

Até este ponto, abordamos os aspectos gerais sobre a maneira como os problemas de saúde bucal podem afetar a qualidade de vida de crianças e adolescentes, e quais são os instrumentos usados para mensurar as repercussões dos problemas bucais na qualidade de vida. A seguir, abordaremos os problemas bucais mais prevalentes e de que forma eles podem afetar a qualidade de vida de crianças, adolescentes e famílias.

Segundo dados do Ministério da Saúde, os mais prevalentes agravos da saúde bucal de crianças e adolescentes brasileiros são cárie dentária, traumatismo dentário, fluorose dentária e maloclusão.[29]

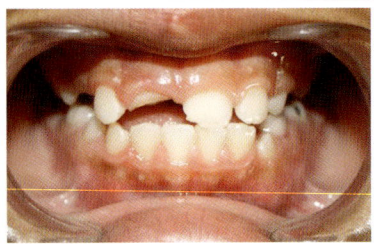

Figura 2.2 – Exemplo de como a estética pode ser afetada pelo traumatismo dentário não tratado no incisivo central superior direito permanente, com fratura envolvendo esmalte e dentina.

A **cárie dentária** continua sendo o principal problema bucal da população brasileira. É um quadro muito comum na infância, especialmente na dentição decídua e mista, sendo a principal causa de dor de dente, perda dentária, necessidade de tratamento e motivo de busca pelos serviços de saúde.[30]

A dor de dente em função da cárie dentária ou traumatismo dentário pode afetar a qualidade de vida de crianças e adolescentes, comprometendo os seguintes aspectos de sua vida:

- mastigação[31] – sem conseguir mastigar, pode não ser possível alimentar-se corretamente e ingerir os alimentos nutritivos tão importantes para o crescimento;
- higiene dos dentes – a criança ou o adolescente pode parar de escovar os dentes para que a dor cesse;
- fala;
- sono[32] – a criança pode passar a noite acordada sentindo dor; depois de uma noite sem dormir, a criança pode sentir sonolência na escola e ter dificuldades de aprendizado;
- disposição para brincar com outras crianças;
- absenteísmo na escola para procurar o tratamento[32] – as frequentes faltas à escola podem diminuir o rendimento escolar e comprometer o aprendizado;
- bem-estar social e emocional.

O comprometimento da **estética** é outra consequência da cárie dentária, do traumatismo dentário e da maloclusão. O problema estético pode afetar a qualidade de vida de crianças e adolescentes da seguinte maneira (Fig. 2.2):

- constrangimento ao sorrir ou dar gargalhadas;[33]
- constrangimento ao falar;
- constrangimento ao conversar com outras crianças, afetando a socialização;
- desconforto;
- baixa autoestima;
- a criança ou adolescente pode ficar incomodado se outras crianças perguntam qual o problema dos dentes;[33]
- pode haver *bullying* na escola, pois a criança ou adolescente pode ser alvo de apelidos na escola;[34]
- pode haver comprometimento do bem-estar físico e emocional.[35,36]

A cárie dentária e o traumatismo dentário em uma criança ou adolescente também podem afetar toda a família, como foi demonstrado em pesquisa realizada com crianças brasileiras de 5 e 6 anos (Quadro 2.2). A percepção dos pais foi de que a severidade da cárie apresentou impacto negativo sobre as atividades diárias da família, as emoções dos pais e as questões financeiras.[37] Além disso, pela avaliação do FIS, o traumatismo dentário afetou a qualidade de vida dos pais.[37]

A **maloclusão é outro problema bucal que causa impacto sobre a qualidade de vida de crianças e adolescentes** (Fig. 2.3 e Quadro 2.3). Uma pesquisa realizada com adolescentes de 14 a 18 anos, na cidade de Belo Horizonte, mostrou que os principais tipos de maloclusão que causavam impacto estético eram apinhamento na região anterior, *overjet* acentuado, tamanho e forma incomuns dos dentes e deformidades da boca e/ou face. Esses problemas causavam dificuldades funcionais,

## QUADRO 2.2 – Como os problemas bucais podem afetar a família ou os pais

| |
|---|
| • O traumatismo dentário pode afetar emocionalmente os pais, tanto pelo problema estético quanto pela ocorrência do acidente em si.[38] |
| • O problema bucal pode trazer problema financeiro para a família. |
| • Sentimento de culpa/irritação pelo fato de o filho ter algum problema bucal, por não conseguir pagar ou ter que financiar o tratamento e privar outros membros da família de outras coisas. |
| • Absenteísmo no trabalho para levar o filho ao tratamento. |
| • Culpa por sentirem-se irritados com o filho que tem o problema bucal. |
| • A cárie apresenta impacto negativo sobre as atividades da família, as emoções dos pais e as questões financeiras.[37] |

além do constrangimento que o adolescente tinha ao sorrir devido ao problema estético da maloclusão.[39]

Uma pesquisa foi realizada com adolescentes de 11 a 14 anos que tinham maloclusão e usavam aparelho fixo e que foram comparados com adolescentes que não usavam aparelho e não tinham maloclusão. Os adolescentes responderam ao CPQ 11-14. Os resultados mostraram que o uso de aparelho fixo nos adolescentes que tinham maloclusão causou impacto negativo na qualidade de vida desses indivíduos, comparado com aqueles que não tinham maloclusão.[40] Em crianças de 8 a 10 anos que responderam ao CPQ 8-10, o espaçamento nos dentes anteriores e o *overjet* apresentaram impacto negativo sobre a qualidade de vida dessas crianças.[27]

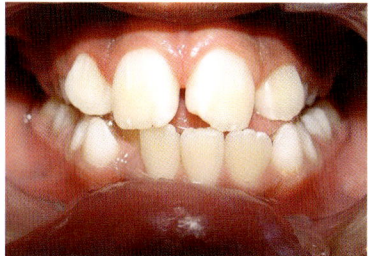

Figura 2.3 – Exemplo de maloclusão com apinhamento anterior comprometendo a estética dentária. Detalhe no incisivo central superior esquerdo: fratura de esmalte no ângulo mesial.

Para os pais, a maloclusão pode ser mais preocupante do que outros problemas bucais. Um estudo avaliou a percepção de pais sobre fotografias dos dentes anteriores de crianças com várias alterações bucais, como fluorose dentária, hipoplasias de esmalte e vários tipos de maloclusão. Os pais consideraram que os mais preocupantes problemas estéticos eram decorrentes da maloclusão.[41]

A maior preocupação com os problemas estéticos decorrentes da maloclusão também foi refletida no estudo conduzido por Goursande e colaboradores.[16] Os autores usaram o CPQ11-14 em adolescentes de 11 a 14 anos que apresentavam maloclusão ou cárie dentária. Os resultados mostraram uma tendência de maior impacto na qualidade de vida para adolescentes com maloclusão do que com cárie dentária. Essa diferença

## QUADRO 2.3 – Como a maloclusão pode afetar a qualidade de vida da criança/adolescente

| |
|---|
| • Causa limitações funcionais, como problemas periodontais, em função do apinhamento. |
| • Afeta a mastigação, a deglutição e a fonação.[42] |
| • Causa vergonha ou constrangimento ao falar. |
| • Causa vergonha ou constrangimento ao sorrir.[39] |
| • As crianças ou adolescentes podem sofrer *bullying* na escola, pois podem ser alvo de apelidos devido aos dentes com maloclusão.[34] |
| • Pode levar à baixa autoestima. |
| • Favorece o isolamento social da criança ou do adolescente, afetando as relações interpessoais, a socialização e o bem-estar social e emocional. |

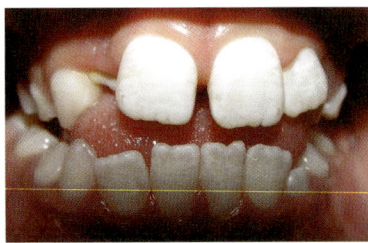

Figura 2.4 – Fluorose dentária abrangendo toda a coroa dos incisivos (moderada), condição não muito comum em regiões com água de abastecimento público fluoretada. Foto do relato de caso de Chalub e colaboradores.[45] Neste caso, a mãe se mostrava satisfeita com a cor dos dentes da criança, considerando-os "bem branquinhos". Isso mostra como a percepção estética da fluorose dentária é subjetiva e nem sempre entendida pelos pais como um problema de saúde bucal.

foi notada com respeito ao bem-estar social, mas não quanto ao bem-estar físico ou emocional, refletindo a preocupação crescente da população com a estética dos dentes.[16]

Já a **fluorose dentária** não parece ser um problema preocupante ou que afeta a qualidade de vida de crianças e adolescentes. Na pesquisa realizada por Martins e colaboradores,[41] a fluorose dentária não foi considerada um problema bucal relevante. De fato, muitos pais nem percebiam a presença das manchas de fluorose dentária nos dentes anteriores, principalmente nos graus mais leves (Fig. 2.4).[41,43] Uma revisão de literatura sobre o impacto da fluorose dentária sobre a qualidade de vida também mostrou que graus leves não causam impacto sobre a qualidade de vida das crianças e adolescentes. No entanto, graus mais severos de fluorose apresentaram impacto negativo.[44]

Isso é consoante com os padrões de gravidade de fluorose dentária encontrados em regiões com água otimamente fluoretada, como é o caso das cidades brasileiras que possuem água fluoretada. Nessas comunidades, é comum encontrar graus leves e muito leves (Fig. 2.5). Assim, a fluorose dentária não tem sido considerada uma alteração que afeta a qualidade de vida das crianças e adolescentes brasileiros que vivem nessas regiões. Já a cárie dentária tem potencial para afetar negativamente a qualidade de vida das crianças e adolescentes, bem como os traumatismos dentários e a maloclusão.

## CONSIDERAÇÕES FINAIS

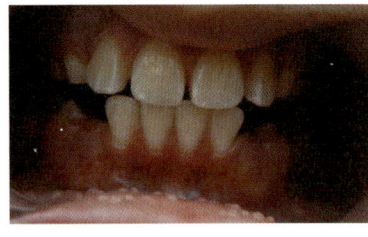

Figura 2.5 – Fluorose dentária muito leve em incisivos, mais comum em regiões com água de abastecimento público otimamente fluoretada. A foto foi tirada após secagem dos dentes. Em condições normais, com os dentes úmidos pela saliva, as manchas de fluorose ficam mais discretas e praticamente imperceptíveis para os olhos leigos, não afetando a estética dental.

Grande parte dos estudos sobre os problemas bucais desconsidera os aspectos psicossociais relacionados com a doença, que são raramente abordados. Quando são abordados, isso é feito em pesquisas mais recentes.

A maioria dos estudos foca nos aspectos biológicos e socioeconômicos relacionados à doença, na avaliação de testes-diagnóstico, nos levantamentos de prevalência, nos fatores de risco e nas formas de tratamento e prevenção dos agravos em saúde. No entanto, a avaliação do impacto da qualidade de vida sobre os indivíduos é importante para subsidiar a elaboração de políticas públicas e diretrizes para a reorientação dos serviços de saúde.

Como discutido anteriormente, pode-se observar que a maloclusão é um problema de saúde que repercute sobre a qualidade de vida de crianças e adolescentes, embora grande parte dos casos de maloclusão permaneça sem tratamento. O mesmo se pode dizer a respeito dos traumatismos dentários.

Embora os serviços públicos de saúde ainda sejam orientados para atender a grande demanda de tratamento da cárie dentária, medidas preventivas de abordagem populacional devem ser incrementadas para evitar a instalação dessas condições. Além disso, as ações de promoção de saúde devem considerar também seu impacto sobre a saúde bucal da população. A qualidade de vida deve ser vista como um recurso essencial para vida, e para se ter qualidade de vida é preciso, antes de mais nada, ter saúde.

# 3

# Dieta e flúor: da estratégia populacional à abordagem individual

ISABELA ALMEIDA PORDEUS
SHEYLA MÁRCIA AUAD
ANA PAULA HERMONT
CAROLINA CASTRO MARTINS
SAUL MARTINS PAIVA

Apesar dos esforços da sociedade para controlar as doenças bucais, a polarização de certos agravos evidencia que as estratégias adotadas não têm sido totalmente eficazes, pois muitas vezes ignoram os fatores socioeconômicos, políticos e culturais em que o indivíduo está inserido. Um exemplo é a polarização da cárie dentária, cuja prevalência é maior em populações de baixo nível socioeconômico.[1]

A cavidade bucal tem sido abordada de forma isolada do restante do corpo, e não como parte integrante do organismo, o que ocorre em uma visão holística do paciente. É necessário que as abordagens em saúde enfoquem os **determinantes sociais das doenças** e trabalhem com os fatores de risco em comum, uma vez que um mesmo fator de risco pode contribuir para uma série de enfermidades.[1] Por exemplo, a ingestão de uma dieta desequilibrada pode estar relacionada a várias alterações, como doenças cardiovasculares, diabetes, obesidade, cárie e erosão dentária.

As estratégias preventivas normalmente são voltadas para o rastreamento de doenças em populações de alto risco. A abordagem de alto risco direciona os programas de saúde para indivíduos com essa condição, objetivando alterar o curso da condição de doença. Considerando que essa estratégia não aborda indivíduos de baixo e médio risco, estes não são alvo das campanhas de prevenção, podendo se tornar indivíduos de alto risco no futuro. **As ações isoladas têm se mostrado ineficazes no ganho de saúde geral**. O ideal é que as estratégias de saúde abordem a população como um todo, incluindo os indivíduos de alto risco.[1]

A abordagem dos problemas de saúde bucal pode ser realizada individualmente (no consultório ou em centros de saúde) e em âmbito populacional, sendo esta abordagem extremamente importante na obtenção de ganhos em saúde na população como um todo. Este capítulo apresenta uma proposta relacionada à dieta e ao uso racional de fluoretos na prevenção de alterações bucais como cárie e erosão dentária, contextualizada em uma abordagem de promoção de saúde.

**OBJETIVOS DE APRENDIZAGEM:**

- Compreender as estratégias preventivas em relação à saúde bucal nos âmbitos populacional e individual
- Analisar a dieta da população e individual como fator de risco para problemas bucais
- Compreender os métodos para avaliação do potencial cariogênico da dieta
- Conhecer as indicações para o uso de fluoretos

**LEMBRETE**

O cirurgião-dentista deve abordar o paciente em sua **integralidade**, não somente enfocando a saúde bucal. Além de outras vantagens, torna-se mais fácil sensibilizar o paciente quanto à importância de uma alimentação saudável quando esse aspecto é relacionado à saúde de uma forma geral.

## DIETA: ESTRATÉGIA POPULACIONAL

No Brasil, durante as décadas de 1970 a 1990, os principais desafios em saúde pública relacionados à alimentação eram as deficiências de micronutrientes e a desnutrição entre crianças, bem como as doenças infecciosas, principalmente na infância e na adolescência. No entanto, recentemente, a evolução das doenças crônicas não transmissíveis colocou-se como desafio adicional à segurança alimentar e nutricional, o que deve ser conjugado com os esforços para a reversão da prevalência da desnutrição infantil e para o controle e a prevenção das deficiências de micronutrientes, que ainda acometem milhões de indivíduos em diferentes fases do curso da vida.[2]

 Considerando os desafios enfrentados ao redor do mundo com relação à alimentação e à promoção de saúde, tem-se procurado uma forma gráfica de distribuição dos alimentos para uma melhor compreensão por parte da população, ou seja, o estímulo ao **consumo de vários grupos de alimentos** em quantidade suficiente para compor uma **dieta adequada nutricionalmente**.[3]

## PIRÂMIDE ALIMENTAR

No século XX, Atwater foi pioneiro na investigação nutricional e o primeiro a desenvolver vários dos componentes necessários para a elaboração de guias alimentares. Desde então, foram propostos guias para diversos grupos populacionais com diferentes formas de apresentação, os quais têm sido utilizados para descrever as **recomendações quantitativas e qualitativas** dos padrões dietéticos **baseados em evidências científicas**.[3,4]

 A pirâmide alimentar é o mais popular guia alimentar, representado graficamente por uma pirâmide e tendo como princípios a variedade, a moderação e a proporcionalidade.[5] Trata-se de um instrumento de educação nutricional que tem como objetivo promover mudanças nos hábitos alimentares visando à saúde global do indivíduo e à prevenção de doenças.[6]

Na pirâmide, os alimentos que devem ser mais consumidos estão próximos à base, e os que se encontram no topo devem ter um consumo mais restrito. A pirâmide alimentar propõe que o consumo energético diário seja composto por 55 a 60% de carboidratos, 25 a 30% de lipídeos e 10 a 15% de proteínas, sendo que o consumo de açúcares não presentes naturalmente nos alimentos não deve ultrapassar 10%.

O Departamento de Nutrição da Escola de Saúde Pública da Universidade de Harvard lançou, em 2004, uma versão da pirâmide que engloba as atividades físicas na base da representação gráfica, ressaltando a importância dessas atividades para a manutenção do peso, para a prevenção de doenças e para a melhoria da qualidade de vida da população. No Brasil, o Ministério da Saúde desenvolveu, em 2005, o *Guia Alimentar para a População Brasileira*, que apresenta recomendações sobre alimentação saudável condizentes com a proposta da pirâmide alimentar, embora esta não seja utilizada como representação gráfica no *Guia*.

A Figura 3.1 apresenta a proposta de pirâmide alimentar elaborada pelos autores do presente capítulo, tendo as seguintes diretrizes:

- o *Guia Alimentar para a População Brasileira*, elaborado pelo Ministério da Saúde em 2005;[2]
- a proposta feita pelo Departamento de Nutrição da Escola de Saúde Pública da Universidade de Harvard;[6]
- a Estratégia Global da Organização Mundial de Saúde (OMS).

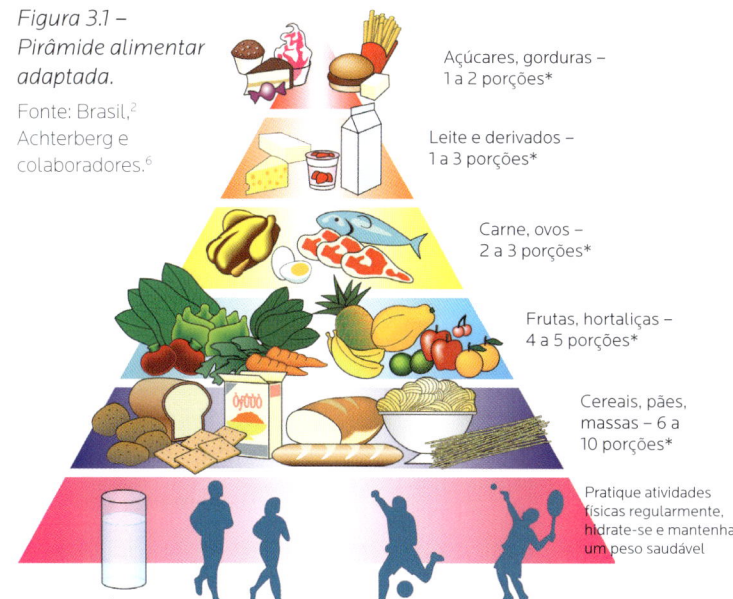

Figura 3.1 – Pirâmide alimentar adaptada.
Fonte: Brasil,[2] Achterberg e colaboradores.[6]

## A INFLUÊNCIA DA PUBLICIDADE NA DETERMINAÇÃO DAS ESCOLHAS ALIMENTARES E A ALIMENTAÇÃO COMO FATOR DE RISCO PARA DIVERSAS ALTERAÇÕES

Apesar dos esforços que têm sido feitos em nível tanto populacional quanto individual em prol de uma melhor educação alimentar, ainda existem fatores que afetam a dieta e, consequentemente, a saúde dos indivíduos. A influência de mensagens publicitárias direcionadas para crianças e adolescentes e seus hábitos alimentares é um bom exemplo.

 Um estudo realizado no Brasil, em 2011, teve como objetivo avaliar o conteúdo dos comerciais de produtos alimentícios veiculados em canais abertos da televisão brasileira, durante a programação para o público infantil. A análise dos comerciais evidenciou a promoção de alimentos potencialmente cariogênicos, com altos teores de açúcares, gorduras e sódio, além da carência de mensagens promotoras de saúde. Essas características estão em confronto com as diretrizes alimentares brasileiras e com a dieta preconizada pela pirâmide alimentar.[7]

A cariogenicidade da dieta é determinada pela presença de **carboidratos**, principalmente a sacarose, que servem de substrato para os microrganismos (Quadro 3.1).[8] Os açúcares podem ser classificados em dois tipos: aqueles encontrados naturalmente nos alimentos, como a frutose e a sacarose presentes nas frutas e a lactose presente no leite (açúcares intrínsecos); e aqueles adicionados aos alimentos (açúcares extrínsecos, livres ou de adição).[9,10]

 Os **açúcares extrínsecos** são mais facilmente metabolizados por bactérias bucais se comparados aos açúcares intrínsecos. Portanto, apresentam um maior potencial cariogênico.

> **ATENÇÃO**
>
> Os açúcares potencialmente prejudiciais para a saúde bucal são os NMESs, que incluem todos os açúcares adicionados, açúcares em sucos de frutas frescas, mel e xaropes.[9]

## QUADRO 3.1 – Alimentos potencialmente cariogênicos e erosivos

| Alimentos potencialmente cariogênicos | Alimentos potencialmente erosivos |
|---|---|
| Bolos e biscoitos | Refrigerantes e bebidas gaseificadas com sabor de frutas |
| Pães doces, tortas de frutas | Bebidas isotônicas (esportivas) e energéticas |
| Doces, compotas, mel | Suco de frutas frescas* |
| Sorvete | Frutas frescas (frutas cítricas)* |
| Frutas em calda | Alguns chás de ervas |
| Sucos de frutas frescas adoçados | Vinagre, *ketchup* (grandes quantidades)* |
| Refrigerantes com açúcar | Balas com sabor ácido/cítrico |
| Cereais matinais adoçados | Medicamentos efervescentes (grandes quantidades)* |

*Desde que ingeridos muitas vezes e em grandes quantidades, caracterizando um padrão de consumo não usual.

Devido à menor cariogenicidade da lactose e à natureza cariostática do leite, açúcares naturalmente presentes nesse alimento e em produtos lácteos são classificados como "açúcares do leite", sendo distinguidos de açúcares livres ou "açúcares extrínsecos não lácteos" (NMESs, do inglês *non-milk extrinsic sugars*).

Não apenas os açúcares, mas também a **acidez da dieta** pode ser prejudicial à saúde bucal. A **erosão dentária** é uma das implicações bucais causada por esse fator, dentre outros, caracterizando-se pela perda progressiva de estrutura dentária, decorrente da exposição crônica aos ácidos de origem não bacteriana, o que a diferencia da cárie dentária.[11]

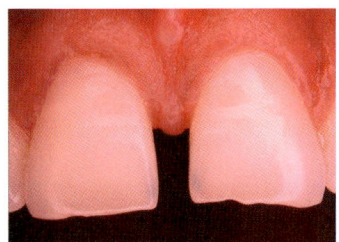

*Figura 3.2 – Desgaste erosivo ocasionando perda de esmalte na face vestibular e pequenas fraturas na face incisal dos incisivos centrais superiores.*

Os ácidos envolvidos na erosão dentária podem ser intrínsecos, quando alterações orgânicas ou psicossomáticas (refluxo gastroesofágico e bulimia) fazem com que o conteúdo ácido do estômago entre em contato com o meio bucal. No entanto, também existem os ácidos extrínsecos, aqueles presentes em alimentos, bebidas e/ou medicamentos.[12]

Estes ácidos promovem uma desmineralização superficial e uma consequente redução de dureza do esmalte, que se torna amolecido.[13] Nesse estágio, a lesão de erosão é considerada **remineralizável e reversível**, aplicando-se a denominação de "**erosão dentária**". Repetidos eventos de amolecimento podem levar a uma perda permanente de volume em decorrência de ações mecânicas sobre o esmalte previamente amolecido, ocasionando uma **perda irreversível de estrutura dentária**, o que caracteriza o "**desgaste dentário erosivo**" (Figs. 3.2 e 3.3).[14]

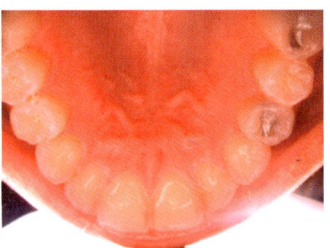

*Figura 3.3 – Desgaste erosivo ocasionando perda de esmalte na face palatina dos dentes anteriores.*

O esmalte superficial, total ou parcialmente desmineralizado, pode ser vulnerável a forças mecânicas, como a escovação dentária, mesmo horas após seu amolecimento.[15] A precipitação de minerais da saliva é possível nos dois estágios, embora ainda não seja claro em que extensão.[15]

Há evidências de que o aumento no consumo de alimentos ácidos, principalmente bebidas como refrigerantes, está associado com o aumento na prevalência de erosão dentária tanto em países desenvolvidos quanto naqueles em desenvolvimento (Quadro 3.1).[16]

O consumo de frutas, incluindo as cítricas, tem sido associado à erosão apenas em relatos de casos de pacientes com padrão de consumo não usual.[9,12] Dessa forma, não há evidência científica que embase a redução no consumo de frutas para prevenir erosão.

As implicações odontológicas já citadas, bem como os demais comprometimentos na saúde do indivíduo decorrentes de uma dieta inadequada, corroboram a importância e necessidade de uma intervenção do governo visando a um controle rigoroso da publicidade de produtos alimentícios infantis e incentivos à veiculação de mensagens promotoras de saúde, já que é seu dever zelar pelo bem-estar da população e contribuir para a promoção do estilo de vida saudável.[7]

> **SAIBA MAIS**
>
> A lesão de cárie, dependendo da gravidade e do estágio em que se encontra, pode apresentar um caráter reversível – a mancha branca é um bom exemplo. Já a erosão dentária é um processo irreversível quando o esmalte desmineralizado e amolecido é removido pela ação de forças mecânicas, como a escovação.

## DIETA: ABORDAGEM INDIVIDUAL

Muitos cirurgiões-dentistas não aconselham seus pacientes quanto à dieta e, quando o fazem, geralmente dão conselhos subjetivos e pouco esclarecedores. A reticência de aconselhamento dietético pode ter como explicação a restrição de tempo ou de espaço físico, ou mesmo a falta de informações claras e consistentes sobre como deve ser feito o aconselhamento a respeito do consumo de alimentos e bebidas açucaradas e/ou ácidas.[9]

## PROPOSTA PARA EDUCAÇÃO ALIMENTAR

A formação dos hábitos alimentares inicia-se na primeira infância, a partir do processo de socialização primária. Os padrões estabelecidos nessa fase constituem normas de comportamento profundamente resistentes a alterações.[17] Dessa forma, uma proposta de orientação quanto à educação alimentar deve necessariamente enfocar a atenção precoce, a fim de que os padrões a serem estabelecidos contemplem a ingestão de uma dieta equilibrada, com alto valor nutritivo e baixo potencial erosivo.[18]

A educação alimentar envolve diversas etapas:
- determinação dos hábitos alimentares;
- avaliação dos potenciais cariogênico e erosivo da dieta;
- aconselhamento dietético e orientação ao paciente/responsável.

> **ATENÇÃO**
>
> Os pacientes devem ser alertados quanto àqueles alimentos que possuem os **"açúcares escondidos"**. Alguns alimentos não têm a palavra "açúcar" na lista de ingredientes da embalagem, mas contêm açúcar rotulado de um modo diferente, como sacarose, glicose, maltose ou frutose.

## DETERMINAÇÃO DOS HÁBITOS ALIMENTARES

A avaliação dos potenciais cariogênicos e erosivos da dieta e o aconselhamento dos hábitos alimentares podem ser realizados utilizando-se um **diário dietético** (veja um exemplo preenchido na Fig. 3.4). Para tanto, os pais/responsáveis devem ser orientados a anotar, em um formulário padronizado, tudo aquilo que foi ingerido

| DIÁRIO DIETÉTICO |||||
|---|---|---|---|---|
| Data: __/__/__ Dia da semana:_____ <br> Horário em que a criança acordou:_____ Horário em que foi dormir:_____ |||||
| HORÁRIO | O QUE COMEU | QUANTIDADE | O QUE BEBEU | QUANTIDADE |
| 07h30 | Pão de sal com manteiga | 1 unidade | Leite com achocolatado | 1 copo |
| 09h40 | Biscoito maisena | 3 unidades | Água | 1 copo |
| 12h00 | Arroz, feijão, bife de porco, tomate | 3 colheres <br> 1 concha <br> 1 unidade | Suco de laranja* | 1 copo |
| 15h10 | Biscoito recheado | 4 unidades | Iogurte de morango | 1 unidade |
| 18h00 | Macarrão com frango | 1 prato | Refrigerante de cola | 2 copos |
| 20h40 | Maçã | 1 unidade | Água | 1 copo |
| *Suco preparado com 6 laranjas, 1 litro de água e 4 colheres de açúcar. |||||

Figura 3.4 – Modelo de registro da dieta (diário dietético) utilizado na Disciplina de Odontopediatria da Faculdade de Odontologia da UFMG.

**LEMBRETE**

Durante a avaliação dietética, é fundamental permitir que o paciente faça a avaliação da própria dieta, permitindo ao profissional observar seu grau de conhecimento. Assim, o profissional pode determinar a linguagem a ser usada no momento da orientação, facilitando o empoderamento do paciente.

pela criança/adolescente em um período de 4 dias, incluindo as medicações utilizadas, caso tenha sido feito uso de algum fármaco. Devem ser anotados os horários em que a criança acordou e foi dormir tanto durante os dias úteis quanto nos finais de semana.[19,20]

A motivação para o preenchimento do diário e para que sejam mantidos os hábitos alimentares tradicionais durante esse período é fundamental para evitar distorções em relação ao real padrão alimentar. Para tanto, é necessário orientar os pais e exemplificar como os formulários devem ser preenchidos.

Para o preenchimento do diário dietético, algumas orientações aos pais/responsáveis são importantes:

- preencher o diário em um período de 4 dias, sendo 3 durante a semana e 1 dia no final de semana;
- anotar tudo que a criança ingeriu, incluindo medicamentos;
- anotar o horário em que a criança acordou e foi dormir;
- procurar manter os hábitos alimentares tradicionais da criança.

# AVALIAÇÃO DO POTENCIAL CARIOGÊNICO DA DIETA – CÁLCULO DO ÍNDICE DE CONSUMO DE SACAROSE (ICS)

**ATENÇÃO**

Para o aconselhamento dietético, é necessário que se estabeleça uma relação de confiança entre o paciente/responsável e o profissional, possibilitando ao primeiro a liberdade de expressão. Para isso, a comunicação deve ser clara e simplificada.

De posse do diário dietético, o profissional deve solicitar ao paciente ou responsável que aponte os alimentos que contêm sacarose, circulando-os. O profissional deve acompanhar e destacar aqueles alimentos que, porventura, forem esquecidos, ou mesmo esclarecer o paciente caso haja algum engano. Nesse momento, é importante que o cirurgião-dentista aponte aqueles alimentos que possuem o "açúcar escondido", como, por exemplo, achocolatados e *ketchup*, esclarecendo que o fato de o paciente não ter adoçado o alimento não implica necessariamente que este esteja livre de açúcares.

*TABELA 3.1* – **Categorização dos alimentos com sacarose quanto à consistência e quanto ao momento de ingestão**

| Forma | Valor | Momento de ingestão | Valor |
|---|---|---|---|
| Líquidos/não retentivos | 1 | Junto às refeições principais | 1 |
| Sólidos/retentivos | 2 | Entre as refeições principais | 2 |

Fonte: Auad e Pordeus.[18]

Em seguida, calcula-se o **índice de consumo de sacarose (ICS)**, a partir da categorização dos alimentos quanto à consistência e quanto ao momento de ingestão (Tab. 3.1).

O cálculo de índice é realizado a partir da multiplicação do valor correspondente à consistência do alimento pelo valor relacionado ao momento de ingestão. Assim, um alimento retentivo, ingerido entre as refeições principais, tem o valor 4 (2 x 2), ao passo que o mesmo alimento ingerido à refeição principal recebe o valor 2 (2 x 1).

Para o cálculo do ICS, utilizam-se apenas as informações relacionadas aos 3 dias da semana avaliados no diário dietético, considerando que o consumo de açúcar é menos restrito durante os finais de semana. Somam-se os valores obtidos durante os 3 dias e divide-se o total por 3, obtendo-se um valor médio diário, que será considerado **aceitável quando foi inferior ou igual a 7**.[18]

> **LEMBRETE**
>
> Durante o aconselhamento dietético, lembre-se de estimular o paciente da seguinte maneira:
> - ganhar sua **confiança**;
> - estimular sua participação (escutar, não interromper, manter contato visual);
> - dar informações simples;
> - respeitar seu nível de conhecimento;
> - estabelecer mudanças e metas claras e objetivas;
> - discutir alternativas e redigi-las.

## ACONSELHAMENTO DIETÉTICO

Os aspectos importantes a serem abordados no aconselhamento dietético são o papel do açúcar e dos alimentos ácidos na determinação do processo carioso e erosivo, respectivamente, e a composição das refeições, determinando a necessidade ou não da realização de numerosos lanches intermediários.[19]

Com base nos dados coletados, o papel a ser desempenhado pelo profissional deve abranger a elaboração de alternativas de cardápio, e não se restringir a apontar os alimentos que não devem constar na dieta. É fundamental relacionar a presença dos chamados açúcares ocultos, como aqueles contidos em alimentos como o *ketchup* e a mostarda, uma vez que os pais podem relacionar o consumo de açúcar apenas a doces e refrigerantes ou ao açúcar adicionado às bebidas (açúcares extrínsecos).

A orientação alimentar racional e aplicável não deve procurar proibir o consumo de açúcar, e sim controlar a frequência de ingestão, buscando adequá-lo aos momentos das refeições principais. O potencial erosivo da dieta deve ser avaliado considerando os quatro dias apontados no diário dietético e objetiva avaliar a frequência e o momento de ingestão de alimentos, bebidas e medicamentos ácidos.

A mudança de hábitos alimentares deve ser estimulada de forma gradativa, em busca de metas individuais e realistas. O profissional deve escrever as metas a serem alcançadas, com constante reforço em

> **SAIBA MAIS**
>
> Do ponto de vista dietético, o melhor conselho para reduzir o risco de cárie e erosão é **reduzir a frequência** de consumo de açúcares e alimentos ácidos, limitando-o ao momento das **refeições principais e evitando-o próximo à hora de dormir**.

> **LEMBRETE**
>
> É aconselhável **evitar** o consumo de alimentos e bebidas contendo **açúcares e/ou ácidos** próximo à hora de dormir (dentro 1 hora), pois nesse momento há uma diminuição do fluxo salivar, com consequente redução de sua capacidade de tamponamento.

suas orientações, e ao mesmo tempo estimulando a participação independente do paciente a partir da adoção de novos hábitos visando a uma melhoria na sua qualidade de vida.[18]

## RECOMENDAÇÕES PARA A PRÁTICA CLÍNICA

**SAIBA MAIS**

No que se refere à educação e aos hábitos alimentares, lembre-se de que estes:
- formam-se **precocemente** na vida do indivíduo;
- são fortemente determinados pela psicodinâmica do desenvolvimento humano;
- são determinados pelo **ambiente** próximo ao indivíduo;
- são resultantes do **estilo de vida**;
- estão relacionados com a variedade da natureza humana.

**SAIBA MAIS**

Os pacientes devem ser incentivados a comer alimentos como queijo e mascar chicletes sem açúcar após as refeições para neutralizar os efeitos da dieta acidogênica. Numerosos estudos clínicos têm mostrado que a goma de mascar sem açúcar protege contra a cárie dentária.

**ATENÇÃO**

Não é a quantidade de açúcar ingerida, mas sim sua frequência de ingestão o fator mais importante no desenvolvimento da cárie dentária. Entretanto, é interessante lembrar que o alto consumo de açúcar está relacionado a diversas outras enfermidades, como obesidade e diabetes.

Para **prevenir a cárie dentária**, deve-se recomendar:
- evitar o consumo de alimentos que contenham sacarose entre as refeições principais;
- evitar o consumo de alimentos e bebidas contendo açúcar próximo do horário de dormir;
- não adicionar qualquer alimento ou bebida na mamadeira que não o leite;
- incentivar, logo que possível, as crianças a substituírem a mamadeira pelo copo.

Para **prevenir a erosão dentária**, deve-se recomendar:
- reduzir a quantidade e a frequência de consumo de bebidas e comidas ácidas, trazendo-o preferencialmente para as refeições principais;
- evitar especialmente o consumo de bebidas ácidas próximo da hora de dormir;
- não utilizar bebidas ácidas em mamadeiras;
- consumir bebidas ácidas preferencialmente geladas, e evitar hábitos como retê-las na boca ou bochechar com elas;
- usar um canudo para o consumo de tais bebidas, posicionando o fluxo para a região mais posterior da boca;
- consumir água e bebidas nutritivas, como leite, assim como alimentos neutralizantes, como queijo, após a ingestão de algum alimento ácido;
- evitar escovar os dentes imediatamente após um desafio erosivo, no caso de indivíduos com alto risco à erosão (p. ex., pacientes com bulimia, refluxo gastroesofágico ou padrões não usuais de dieta); em vez disso, esses pacientes devem utilizar uma solução para bochecho contendo fluoreto ou bicarbonato de sódio, ou consumir alimentos como leite, queijo ou iogurte sem açúcar; se nenhuma dessas opções for possível, devem enxaguar a boca com água;
- estimular o fluxo salivar, após a ingestão de alimentos ácidos, por meio de goma de mascar ou pastilhas sem açúcar.

O aconselhamento dietético para a saúde bucal está em consonância com aquele para a saúde geral, estimulando o consumo equilibrado de frutas, leite e água e restringindo o consumo de alimentos ricos em açúcares e/ou potencialmente ácidos.

Os pais/responsáveis têm papel fundamental na formação dos bons hábitos alimentares de seus filhos, os quais tendem a permanecer durante toda a vida. Cabe ao cirurgião-dentista esclarecer, aconselhar e orientar os pais e pacientes a respeito da importância de se priorizar uma alimentação balanceada em prol da saúde bucal e do organismo como um todo.

# USO DE FLUORETOS

## ABORDAGEM POPULACIONAL

Tem havido uma redução da prevalência geral de cárie dentária no Brasil. Observa-se, na Figura 3.5, que o **CPO-D** em adolescentes de 12 anos caiu de 2,8 para 2,1 em 7 anos (de 2003 para 2010). Isso representa uma queda de 26% da prevalência de cárie para essa faixa etária. Do mesmo modo, o **CEO-D**, aos 5 anos, caiu de 2,8 em 2003 para 2,43 em 2010.[21,22]

No entanto, os indicadores de saúde trabalham com média, que é diferente de prevalência de cárie para cada região, pois existem as desigualdades regionais. Se observarmos os dados dos levantamentos de Saúde Bucal (SB) no Brasil em 2010, a prevalência de cárie dentária foi menor nas regiões Sul e Sudeste do que nas outras regiões. Também podem existir diferenças de acordo com o porte populacional para cada região. Nas regiões Sul e Centro-Oeste, os percentuais de crianças e adolescentes livres de cárie foram mais elevados nas capitais do que no interior.[22]

Percebe-se uma consonância desses índices com o uso da água fluoretada por região e por porte populacional. Os dados do SB Brasil 2003 mostram que as regiões que possuíam mais municípios com água fluoretada eram as regiões Sul e Sudeste (Fig. 3.6) e que, quanto maior o porte populacional, maior o número de municípios que possuíam água fluoretada (Fig. 3.7).[21] Coincidentemente, as regiões Sul e Sudeste apresentaram menores índices de cárie, assim como algumas capitais.

### SAIBA MAIS

O índice CPO-D contabiliza o número de elementos dentários permanentes acometidos por cárie, com extração indicada e restaurados.
O índice CEO-D contabiliza o número de elementos dentários decíduos acometidos por cárie, com extração indicada e restaurados.

### LEMBRETE

A avaliação dos índices de cárie relacionada à água fluoretada é um reforço da importância da água fluoretada para a prevenção e o controle da cárie dentária no Brasil.

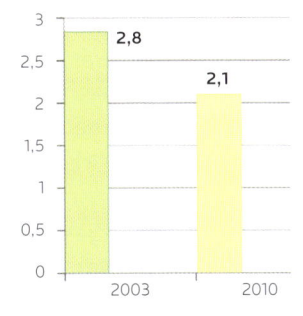

*Figura 3.5 – Redução do CPO-D em adolescentes de 12 anos entre os levantamentos do SB Brasil 2003 e 2010.*
Fonte: Brasil.[21,22]

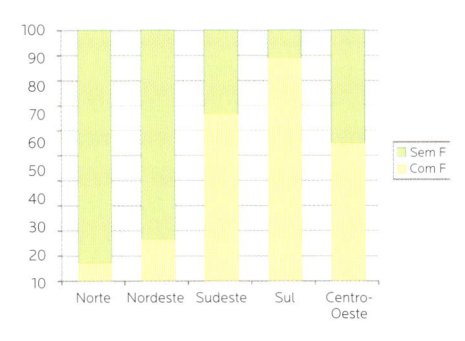

*Figura 3.6 – Percentual dos municípios com água de abastecimento público fluoretada por regiões do Brasil. As regiões Sul e Sudeste são as regiões que apresentaram maior número de municípios com água fluoretada. Também são as regiões com menor prevalência de cárie em adolescentes de 12 anos.*
Fonte: Brasil.[21]

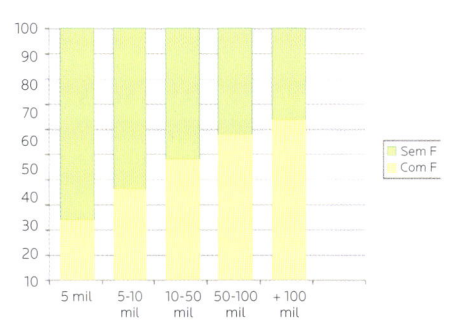

*Figura 3.7 – Percentual de municípios com água de abastecimento público fluoretada de acordo com porte populacional (por habitantes) – de municípios com 5 mil habitantes a municípios com mais de 100 mil habitantes. Quanto maior o porte populacional, maior o número de municípios com água fluoretada.*
Fonte: Brasil.[21]

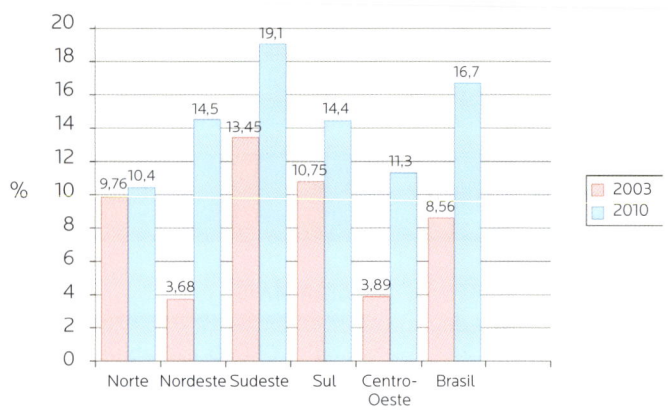

*Figura 3.8 – Prevalência de fluorose dentária em 2003 e 2010 por regiões do Brasil. Nota-se como as regiões com maiores percentuais de fluorose dentária são aquelas que apresentam maior número de municípios com água fluoretada (Sul e Sudeste), e como as regiões com menor número de municípios com água fluoretada apresentam os menores índices de fluorose dentária (Norte e Nordeste).*
Fonte: Brasil.[21,22]

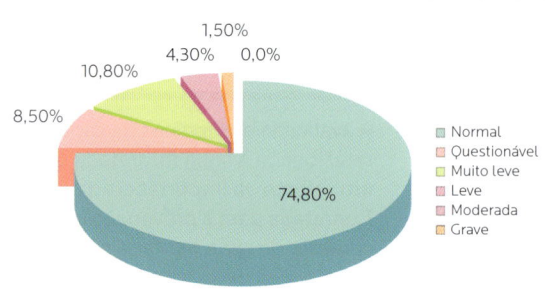

*Figura 3.9 – Distribuição percentual da gravidade de fluorose dentária em adolescentes de 12 anos no Brasil.*
Fonte: Brasil.[22]

**SAIBA MAIS**

A concentração ideal de flúor na água de abastecimento público varia de acordo com a temperatura média anual da região. Para o Brasil, um país tropical e com temperaturas variando entre 21,5 e 32,5°C, a concentração ideal de flúor na água varia de 0,7 a 0,8ppm F. Admite-se 1,5ppm F como valor máximo permitido. Teores abaixo de 0,55ppm F são considerados hipofluoretados; teores acima de 0,84ppm F são considerados hiperfluoretados.[23]

É claro que a água fluoretada não foi o único responsável pelo decréscimo de cárie dentária nessas regiões; é importante lembrar também das diferenças socioeconômicas entre elas. Além disso, outros fatores contribuíram para a queda da prevalência de cárie dentária nos últimos anos, como os programas de saúde governamentais, a expansão da odontologia no Programa de Saúde da Família, as ações preventivas e o aumento do poder aquisitivo da população como um reflexo de um desenvolvimento do País em geral.

Se, por um lado, os fluoretos exercem a sua ação indiscutível para a prevenção da cárie dentária, por outro lado, a ingestão de fluoretos durante a época de formação dos dentes pode ocasionar risco de desenvolvimento da fluorose dentária.

Comparando a Figura 3.6 com a Figura 3.8, a seguir, nota-se uma consonância entre a presença de água fluoretada nos municípios das regiões brasileiras e a ocorrência de fluorose dentária. A fluorose dentária foi mais observada em adolescentes da região Sudeste (19,1%) e menos observada na região Norte (10,4%). No entanto, pode haver inconsistências relacionadas ao fato de os dados de prevalência aqui relatados serem do SB Brasil 2010, ao passo que os dados de presença de flúor na água são de 2003, uma vez que o levantamento de municípios com água fluoretada não foi realizado em 2010.

Embora exista relação entre a presença de água fluoretada e a fluorose dentária, a sua manifestação foi em formas mais brandas. Em 2010, a prevalência de fluorose dentária foi de 16,7%; desses adolescentes com fluorose dentária, 15,1% apresentaram graus muito leve (10,8%) e leve (4,3%). Apenas 1,5% dos adolescentes apresentaram grau moderado, e o grau severo foi praticamente nulo (Fig. 3.9).[22]

No Brasil, o uso da água fluoretada tem sido a abordagem de âmbito populacional para prevenção da cárie dentária. É um recurso barato e abrangente, pois consegue atingir um grande número de pessoas: idosos, adultos, adolescentes e crianças. Além disso, essa ação não incorre em discriminação socioeconômica, já que o acesso é para toda a população que tem acesso à água fluoretada.

A água fluoretada tem várias funções: ação sistêmica, pela ingestão da água; absorção no trato gastrintestinal; e distribuição a diversas partes do corpo, incluindo a saliva. Além disso, cozinhar os alimentos em água fluoretada aumenta sua concentração de flúor, mas sem gerar uma preocupação em termos de risco de fluorose dentária. Ademais, é mais seguro ingerir alimentos cozidos na água fluoretada do que alimentos industrializados, que podem possuir maiores teores de fluoretos[24] – sem considerar o maior potencial cariogênico e o menor potencial nutricional dos alimentos industrializados.

É preciso monitorar constantemente os níveis de flúor na água de abastecimento público e estar ciente da concentração ideal. A água fluoretada foi introduzida no Brasil em 1953, e desde 1975 a legislação recomenda a fluoretação das águas em cidades que possuem rede de abastecimento e tratamento de água.[25] A Política Nacional de Saúde Bucal reforça o incentivo à fluoretação da água de abastecimento público.[26]

**SAIBA MAIS**

O que é ppm F?
1ppm F (parte por milhão de flúor) = 1 mg por litro, ou 1 g/1.000.000 mL, ou 1.000 mg/1.000.000 mL.

## ABORDAGEM INDIVIDUAL

Os dentifrícios fluoretados são recomendados na abordagem individual para a prevenção da cárie dentária. Na verdade, o uso dos dentifrícios pode, de certa forma, ser considerado também uma abordagem coletiva, uma vez que mais de 95% dos dentifrícios comercializados no Brasil contêm fluoretos.[27]

No Brasil, existem atualmente dentifrícios que apresentam concentrações de 1.500, 1.450, 1.200, 1.100, 1.000, 800 e 500ppm F, além daqueles sem fluoretos na sua formulação.[27] O surgimento dos dentifrícios com menores concentrações de fluoretos e não fluoretados foi decorrente de uma preocupação com a ocorrência da fluorose dentária.

Sabe-se que crianças muito pequenas, especialmente aquelas menores de 3 anos, não apresentam o reflexo da deglutição totalmente desenvolvido. Assim, elas acabando engolindo, de forma involuntária, grande parte do dentifrício colocado na escova. A ingestão de dentifrício fluoretado durante a formação dentária deve ser bem monitorada, pois aumenta o risco de desenvolvimento de fluorose dentária na dentição permanente.

É relatado que a idade de risco para o desenvolvimento de fluorose dentária em incisivos centrais e primeiro molar permanente é até os primeiros 24 meses,[28,29] podendo variar entre os primeiros 19 a 38 meses.[30] Assim, medidas devem ser tomadas no intuito de minimizar a ingestão de fluoretos por crianças, a fim de diminuir o risco de ocorrência de fluorose dentária. No entanto, qual o fundamento para a indicação dos dentifrícios fluoretados?

É fundamental que dois pontos sejam levados em consideração quanto aos potenciais usos do flúor: seu uso inadequado pode causar a fluorose; em contrapartida, há um benefício quando se pensa na prevenção da cárie dentária. Esses riscos e benefícios são notáveis e têm causado discussão na prática clínica (Figs. 3.10 e 3.11). Ambos têm sido ponderados, mas persiste uma questão no meio odontológico: o que afeta mais a qualidade de vida de uma criança ou adolescente, uma lesão de cárie ou o acometimento pela fluorose?

Como dito anteriormente, a fluorose dentária em regiões com água de abastecimento público otimamente fluoretada acomete com gravidades muito leve e leve, como é o caso do Brasil. Esses graus são praticamente imperceptíveis aos olhos dos leigos e não afetam a qualidade de vida das crianças e adolescentes. A cárie dentária, ao contrário, é um problema bucal que afeta a qualidade de vida desses indivíduos e de suas famílias (ver mais sobre qualidade de vida no Capítulo 2).

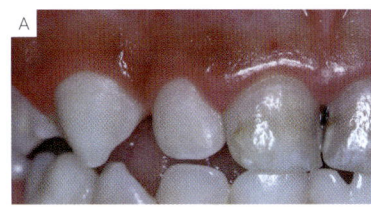

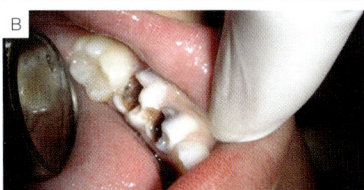

*Figura 3.10 – (A) Lesões de cárie afetando os incisivos decíduos. (B) Cavidade de cárie dentária profunda afetando os molares decíduos.*

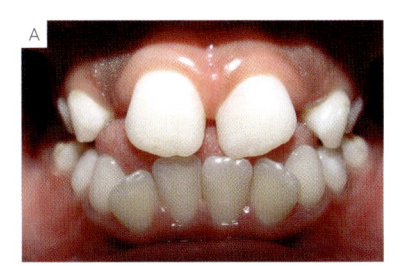

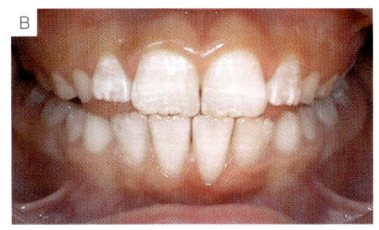

*Figura 3.11 – (A) Fluorose dentária muito leve em incisivos centrais. Esse é o grau mais comum encontrado em regiões com água de abastecimento público otimamente fluoretada, como é o caso da maior parte do Brasil. (B) Fluorose dentária leve, grau comum encontrado em regiões com água de abastecimento público otimamente fluoretada, como é o caso da maior parte do Brasil.*

**PARA PENSAR**

O que é pior, a cárie ou a fluorose dentária?

$F$ iônico + $F$ ionizável + $F$ insolúvel = $F$ total

NaF ou $SnF_2$     MFP     $CaF_2$

$F$ solúvel total + $F$ insolúvel = $F$ total

Ativo contra cárie → Biodisponível para ser absorvido pelo organismo

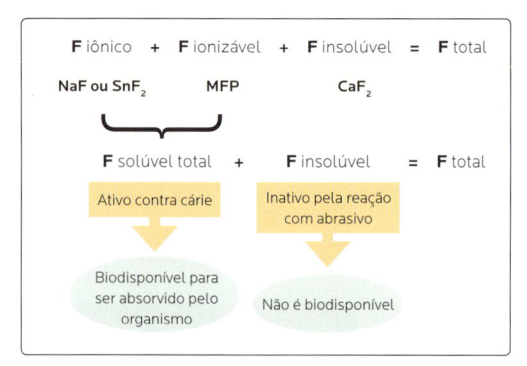

Inativo pela reação com abrasivo → Não é biodisponível

*Figura 3.12 – Há três tipos de fluoretos. (1) Flúor iônico, geralmente o fluoreto de sódio (NaF) ou o fluoreto de estanho (SnF2). São chamados de iônicos pela sua forma iônica livre, como o Na+ + F- e Sn +2 + F-. (2) Flúor ionizável, na forma do MFP (monofluorfosfato de sódio, Na2PO3F). (3) Fluoreto de cálcio (CaF2), uma forma mais estável e também reconhecida como flúor insolúvel, o qual não é biodisponível para ser absorvido pelo organismo.*

**LEMBRETE**

A combinação de flúor iônico, flúor ionizável e flúor insolúvel totalizam o flúor total de uma formulação. O flúor iônico e o ionizável formam o flúor solúvel total. O flúor solúvel total é aquele que pode ser absorvido pelo organismo e previne contra a cárie dentária.

**SAIBA MAIS**

Uma recente pesquisa mostrou que famílias de maior poder aquisitivo tendem a comprar os dentifrícios infantis para os filhos. Já as famílias de menor nível socioeconômico acabam optando pelo dentifrício para adultos, que todos da família possam usar.[34]

Uma recente revisão sistemática da literatura mostrou que, para ser efetivo contra a cárie dentária, o dentifrício deve ter no mínimo 1.000ppm F.[31] Além disso, as evidências para a associação entre a ocorrência de fluorose dentária em função da ingestão de dentifrícios fluoretados durante a escovação têm se mostrado fracas e insuficientes para justificar a indicação de dentifrícios sem fluoretos ou com baixas concentrações.[32,33]

Entre as várias concentrações de fluoretos nos dentifrícios, qual é o melhor para indicar? Sabe-se que os dentifrícios eficazes para a prevenção da cárie dentária devem ter no mínimo 1.000ppm F.[31] Normalmente, os dentifrícios com 1.500ppm F possuem o carbonato de cálcio como abrasivo e o monofluorfosfato de sódio (MFP) – são aqueles com sabor de menta e voltados para toda a família. Já os dentifrícios de 1.100ppm F são à base de sílica como abrasivo e fluoreto de sódio (NaF). Geralmente, os infantis têm essa formulação, além de sabores e cores específicas. Veja mais, na Figura 3.12, sobre os principais tipos de fluoretos encontrados nos dentifrícios.

Para o fluoreto ser absorvido pelo organismo e causar risco de ocorrência de fluorose dentária, ele deve estar na forma iônica ou ionizável (flúor solúvel total). É esse também o fluoreto que previne a cárie dentária. Logo, a concentração de flúor solúvel total é menor do que a concentração de flúor total, pois se exclui a forma insolúvel.

A forma insolúvel se dá pela reação do agente abrasivo com o flúor. O cálcio do carbonato tende a reagir como F iônico e forma CaF2 (insolúvel). Geralmente, o carbonato é combinado com o MFP, e a sílica com o NaF. Dessa forma, nas primeiras formulações, a concentração de CaF2 é maior do que nas segundas. Por isso, ambas podem apresentar o mesmo risco de ingestão de fluoretos, embora a concentração de flúor total das primeiras seja maior.

O Ministério da Saúde recomenda que a escovação dos dentes comece tão logo irrompam os primeiros incisivos decíduos, e o dentifrício fluoretado deve ser introduzido logo que os molares decíduos irrompam.[26] A concentração pode ser tanto de um dentifrício com carbonato e MPF com 1.500ppm F quanto uma formulação de sílica e NaFcom 1.100ppm F, pois ambas são eficazes para a prevenção da cárie dentária e apresentam semelhante risco de ingestão de fluoretos. Além disso, as pastas infantis são mais caras e, geralmente, as famílias acabam comprando de acordo com o preço. O mais importante é educar os pais e a família para usar uma pequena quantidade de dentifrício, que é suficiente para prevenir cárie dentária e minimiza os riscos de ingestão de dentifrícios (Figs. 3.13 a 3.16).

## USO PROFISSIONAL DE FLUORETOS

Para a prevenção da cárie dentária, a água fluoretada e o dentifrício fluoretado com no mínimo 1.000ppm F devem ser usados. Essa combinação é a indicada para **prevenção** da cárie dentária, ou seja, para o indivíduo sem risco ou atividade.

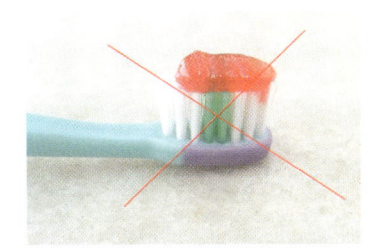

*Figura 3.13 – Quantidade de dentifrício exagerada colocada na escova, cobrindo toda a extensão das cerdas – chamado de método longitudinal. Esse método é errado e desnecessário, pois aumenta o risco de ingestão de flúor pela escovação por crianças, aumentado assim o risco de ocorrência de fluorose dentária nos dentes permanentes.*

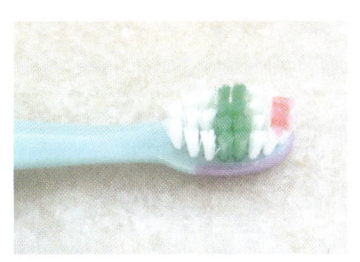

*Figura 3.14 – Quantidade correta de dentifrício: equivalente a um grão de arroz. Quantidade indicada para crianças menores de 3 anos.*

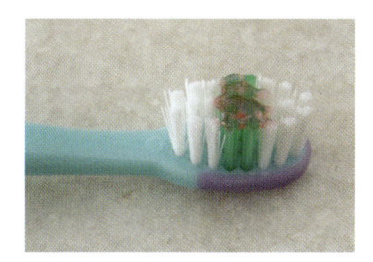

*Figura 3.16 – O método transversal é indicado para crianças maiores de 3 anos. Algumas escovas de dente possuem as cerdas de cores diferentes, indicando o local onde depositar o dentifrício. Observe que a quantidade não precisa ser muita. Uma pequena quantidade é suficiente para levar o agente terapêutico (flúor) à cavidade bucal, depois basta fazer a remoção da placa com a escova dental.*

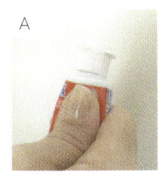

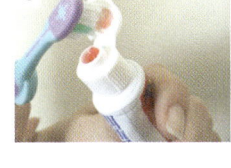

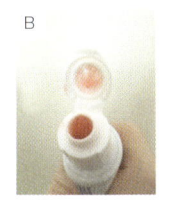

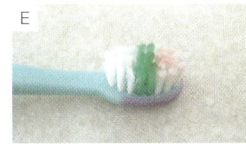

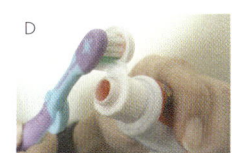

*Figura 3.15 – Uma alternativa ao método do grão de arroz é pressionar o dentifrício contra a tampa (A). A tampa do tubo ficará suja com dentifrício (B). Deve-se então pressionar a escova contra a tampa (C e D) – a quantidade a ser usada é aquela captada da tampa suja do dentifrício (E).*

Em casos de crianças e adolescentes com atividade ou risco de cárie dentária ou em situações específicas (como em casos de ausência de água fluoretada), outros métodos podem ser adicionados. Nesses casos, o método consiste na aplicação profissional de fluoretos, por meio de gel, bochechos e verniz.[35] O Quadro 3.2 mostra os tipos de soluções, suas concentrações e recomendações para uso individual.

Cada método pode ser usado individual ou coletivamente, de acordo com o risco e a atividade de cárie.[35] Ainda existem programas que fazem escovação orientada nas escolas, aplicando gel nas escovas ou fazendo bochechos supervisionados semanalmente. O planejamento deve ser feito de acordo com o risco e a atividade de cárie. Além disso, sempre se deve ficar atento à recomendação para a idade.

### CONTRAINDICAÇÃO

O bochecho é contraindicado para crianças menores de 6 anos, pois elas podem engolir o líquido, ficando sob o risco de ocorrência de fluorose dentária. Para crianças menores de 6 anos, o gel o e verniz são preferíveis.

### SAIBA MAIS

Qual dentifrício indicar?
Dentifrícios com, no mínimo, 1.000ppm F, pois é a concentração mínima efetiva para prevenir cárie dentária.
À base de MFP + carbonato ou NaF + sílica ou dióxido de silício ou MFP + sílica ou dióxido de silício.
Tanto os dentifrícios para adultos quanto os infantis com essas concentrações de fluoretos e formulações podem ser usados. A concentração do fluoreto e o tipo de fluoreto e abrasivo usados estão declarados pelo fabricante na embalagem.
Deve-se começar a escovar os dentes da criança com dentifrício fluoretado tão logo irrompam os primeiros molares decíduos.

## QUADRO 3.2 – Recomendação do uso de bochechos, géis e vernizes fluoretados

| Solução | Frequência | Recomendação de idade |
|---|---|---|
| NaFa 0,2% | Semanal ou quinzenal | Maiores de 6 anos |
| NaFa 0,05% | Diária | Maiores de 6 anos |
| Gel NaFa 2% | Semanal | Sem restrição de idade |
| Gel $SnF_2$ a 8% | Semestral ou anual | Sem restrição de idade |
| Gel FFA a 1,23% | Semanal | Sem restrição de idade<br>Obs.: Contraindicado para crianças com restaurações estéticas, a não ser que estas sejam protegidas com vaselina |
| Verniz a 2,26% | Semestral ou anual | Sem restrição de idade<br>Obs.: Profilaxia dental prévia |

FFA, Flúor fosfato acidulado.

**ATENÇÃO**

No que se refere à higiene bucal, principalmente em se tratando de crianças, o mais importante é educar os pais/responsáveis a usar uma pequena quantidade de dentifrício.

**ATENÇÃO**

Frequência de escovação:

Escovar os dentes imediatamente após as refeições evita cárie dentária e diminui a absorção de fluoretos pelo organismo.[36]

Pacientes com risco de erosão dentária ou com distúrbios alimentares ou refluxo gastroesofágico devem esperar pelo menos 30 minutos após a ingestão do alimento para escovar os dentes.

Para crianças com menos de 2 anos, deve-se limitar a frequência de escovação com dentifrício fluoretado para 2 vezes ao dia e usar quantidade equivalente a um grão de ervilha ou arroz.[23]

A realização de escovação supervisionada e a utilização dos bochechos são indicadas para os seguintes casos:[23]

- exposição à água de abastecimento sem flúor;
- exposição à água de abastecimento com teores de fluoretos abaixo da concentração indicada (até 0,54ppm F);
- CPO-D médio maior do que 3, aos 12 anos;
- menos de 30% dos indivíduos do grupo livres de cárie aos 12 anos;
- populações com condições sociais e econômicas que indiquem baixa exposição a dentifrícios fluoretados.

O gel pode ser aplicado em consultório por meio de moldeiras ou ainda da escovação, de forma coletiva.[23] A recomendação de aplicação do gel por 4 minutos tem sido usada. Para odontopediatria, a redução do tempo de aplicação é recomendada por motivos comportamentais da criança. Adicionalmente, não há comprovação científica da necessidade de aplicação por 4 minutos, nem de esperar 30 minutos para se beber água.[23]

**CONTRAINDICAÇÃO:** O uso de suplementos fluoretados, em forma de vitaminas ou comprimidos, não tem fundamento atualmente, no que se refere tanto às gestantes quanto às crianças. Qualquer suplementação pré-natal teria efeito somente sobre os dentes decíduos; além disso, a água de abastecimento público fluoretada já fornece o fluoreto sistêmico. Portanto, não há necessidade de outra forma de ingestão de flúor sistêmico. Assim, o uso de suplementos fluoretados em situação pré ou pós-natal é contraindicado.[23]

# Estomatologia aplicada à odontopediatria

*PATRICIA MARIA ZARZAR*
*FERNANDA BARTOLOMEO FREIRE-MAIA*
*PAULA CRISTINA PELLI PAIVA*
*MARIA CÁSSIA FERREIRA DE AGUIAR*

Neste capítulo, serão apresentadas as principais manifestações de doenças e alterações bucais na infância, com o objetivo de ressaltar a importância da prevenção, do diagnóstico e do tratamento dessas condições na clínica odontopediátrica.

A identificação das principais manifestações clínicas das doenças, alterações e anomalias bucais é feita com base nos conceitos, nas características clínicas e no diagnóstico diferencial. Como desfecho, serão tecidas considerações para servir como um guia na condução do plano de tratamento.

As seções abordam:
- condições de normalidade da cavidade bucal do bebê e da criança;
- alterações nas estruturas bucais;
- anomalias de desenvolvimento dentário;
- anomalias de irrupção dentária;
- anomalias de forma;
- doenças bucais mais prevalentes na infância e seu tratamento;
- lesões de tecidos moles orais.

**OBJETIVOS DE APRENDIZAGEM:**

- Identificar as condições de normalidade da cavidade bucal do bebê e da criança
- Avaliar as condições que fogem à normalidade, como alterações nas estruturas bucais ou no desenvolvimento dentário
- Conhecer as doenças bucais mais prevalentes na infância e suas formas de tratamento

## CONDIÇÕES DE NORMALIDADE DA CAVIDADE BUCAL DO BEBÊ E DA CRIANÇA

O conhecimento dos padrões de normalidade nos diferentes estágios de desenvolvimento da criança é essencial para o processo semiológico que envolve o diagnóstico das alterações de normalidade ou manifestações das doenças.

A **cavidade bucal do recém-nascido** apresenta características que são peculiares à sua fase de desenvolvimento e às necessidades fisiológicas:
- maxila com forma arredondada, assemelhando-se à letra "U";
- mandíbula quase triangular;
- espaço entre os rebordos na região anterior preenchido pela língua;

**SAIBA MAIS**

A pseudomicrognatia dos maxilares em bebês após o nascimento é devida à sua pequena dimensão em comparação a outras estruturas. A mandíbula é menor do que a maxila, variando de 0 a 7mm.

> **ATENÇÃO**
>
> Em alguns casos, a fixação do freio labial permanece na papila incisiva entre os incisivos mesmo após a irrupção dentária. Esse tipo de inserção é considerada patológica e denominada **freio tetolabial persistente**. Frenectomia é o tratamento indicado, mas só é recomendado após a irrupção dos incisivos e caninos permanentes superiores.

- proeminências na face vestibular dos rebordos alveolares equivalentes à posição das coroas dentárias;
- palato pouco profundo, com pregas bastante evidentes;
- cordão fibroso de Robin e Magitot, flácido à palpação, que desaparece com a irrupção dos dentes;
- lábios com forma triangular com base no lábio inferior e vértice no superior (Fig. 4.1);
- rodetes gengivais que equivalem aos rebordos ósseos recobertos de tecido gengival (Fig. 4.2);
- calo de amamentação – protuberância na linha média do lábio superior provocada pelo apoio durante a amamentação;
- inserção do freio labial superior na margem da crista alveolar próximo à papila incisal.

## DENTIÇÃO DECÍDUA E PERMANENTE

> **ATENÇÃO**
>
> Como prática preventiva para os distúrbios associados com o irrompimento dentário, deve-se incentivar a higienização bucal e a assepsia das mãos e dos objetos ao alcance das crianças.
>
> **LEMBRETE**
>
> Alguns fatores podem influenciar a formação, a maturação e a irrupção dos dentes, como quadros sistêmicos, estado nutricional, precocidade ao nascimento ou etnia, além de fatores genéticos, ambientais e socioeconômicos, o que pode resultar em uma variação no cronograma de irrupção dos dentes.
>
> **SAIBA MAIS**
>
> A terapia de suporte compreende um conjunto de medidas específicas empregadas no tratamento das alterações clínicas, sendo a etapa mais importante e efetiva do tratamento. A terapia sintomática é direcionada para o alívio dos sintomas.
>
> **LEMBRETE**
>
> A dentição decídua inicia com a irrupção do incisivo inferior e persiste até a irrupção do primeiro dente permanente. Dentição mista é a fase onde estão presentes dentes decíduos e permanentes, e persiste até que todos os decíduos sejam substituídos.

A movimentação do dente de sua posição intraóssea para a posição funcional é denominada irrupção (também conhecida por erupção), sendo o irrompimento dental na cavidade bucal um processo dinâmico que envolve outros tecidos e mecanismos fisiológicos.

O primeiro dente a irromper na cavidade bucal é o incisivo central inferior, por volta do sexto mês de vida. Assim se inicia a dentição decídua, que se completa com a irrupção do segundo molar, por volta dos 24 meses. A irrupção do primeiro molar permanente, concomitante à troca dos incisivos inferiores, inicia a fase de dentição mista, por volta dos 6 anos. Essa fase se estende até os 12 anos, quando ocorre a irrupção dos segundos molares permanentes. A dentição permanente inicia com a substituição de todos os dentes decíduos pelos permanentes.

A cor dos dentes decíduos é mais opaca ou branco-leitosa em comparação com o permanente, fato que se explica pela menor quantidade de sais de cálcio. Como consequência da menor dureza, os dentes decíduos têm maior predisposição à abrasão e a desgastes nas pontas e bordas das cúspides. As modificações de cor ou a presença de manchas são resultantes de pigmentações causadas por substâncias extrínsecas, defeitos estruturais ou alteração na condição pulpar.

A gengiva na dentição decídua é mais avermelhada, por causa da maior vascularização, e menos consistente; além disso, as papilas interdentais são mais planas em relação às papilas na dentição permanente.

Os Quadros 4.1 e 4.2 apresentam a cronologia de irrupção dental.

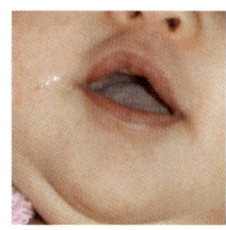

*Figura 4.1 – Aspecto de normalidade do lábio de recém-nascido.*
Foto gentilmente cedida por Mauro Oliveira Lara.

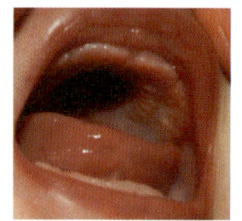

*Figura 4.2 – Aspecto de normalidade da cavidade bucal de recém-nascido salientando a maxila em forma de "U", o rodete gengival e o cordão fibroso da maxila.*
Foto gentilmente cedida por Mauro Oliveira Lara.

## QUADRO 4.1 — Cronologia de desenvolvimento e irrupção dos dentes decíduos

| Dente | Conclusão da formação da coroa | Irrupção |
| --- | --- | --- |
| Incisivos centrais | 2-3 meses | 6 meses |
| Incisivos laterais | 3 meses | 9 meses |
| Caninos | 9 meses | 16 meses |
| Primeiros molares | 6 meses | 12-14 meses |
| Segundos molares | 11 meses | 20-24 meses |

## QUADRO 4.2 — Desenvolvimento e cronologia de irrupção dos dentes permanentes

| Dente | Conclusão da formação da coroa | Irrupção |
| --- | --- | --- |
| Incisivo central inferior | 3 ½ anos | 6 ½ anos |
| Incisivo central superior | 4 ½ anos | 7 ½ anos |
| Incisivo lateral inferior | 4 anos | 7 ½ anos |
| Incisivo lateral superior | 5 ½ anos | 8 ½ anos |
| Canino inferior | 5 ½ anos | 10 ½ anos |
| Canino superior | 6 anos | 11 ½ anos |
| Primeiro pré-molar inferior | 6 ½ anos | 10 ½ anos |
| Primeiro pré-molar superior | 7 anos | 10 ½ anos |
| Segundo pré-molar inferior | 7 ½ anos | 11 ½ anos |
| Segundo pré-molar superior | 7 ½ anos | 11 ½ anos |
| Primeiro molar inferior | 3 ½ anos | 6 anos |
| Primeiro molar superior | 4 ½ anos | 6 ½ anos |
| Segundo molar inferior | 7 ½ anos | 12 anos |
| Segundo molar superior | 8 anos | 12 ½ anos |
| Terceiros molares | 14 anos | 17-25 anos |

Fonte: Adaptado de Guedes-Pinto.[1]

# ALTERAÇÕES DA NORMALIDADE

O cirurgião-dentista é, muitas vezes, a primeira pessoa a detectar alterações patológicas de origem local ou sistêmica. Por isso, deve conhecer as manifestações das doenças (especialmente as manifestações bucais), diferenciando do desvio individual da normalidade, para indicar o tratamento adequado.

O reconhecimento precoce de uma patologia pode determinar o seu prognóstico em longo prazo. Assim, é importante que o odontopediatra reconheça os sinais e sintomas mais frequentemente associados às alterações bucais. As principais alterações das estruturas bucais relacionadas a língua e lábios estão descritas no Quadro 4.3.

**ATENÇÃO**

A irrupção dental pode ocorrer de forma associada a:
- irritabilidade;
- aumento da salivação;
- corrimento nasal;
- perda de apetite;
- diarreia;
- erupções cutâneas;
- distúrbios do sono;
- aumento da temperatura timpânica;
- quadros febris.

## QUADRO 4.3 – Alterações nas estruturas bucais relacionadas a língua e lábios

| Tipo de lesão | Descrição | Etiologia | Tratamento |
|---|---|---|---|
| Microglossia | Anomalia congênita que se manifesta pela presença de língua pequena ou rudimentar | Exposição do feto a teratogênicos, venenos, radiação, estresse ou infecção viral | Não existe tratamento específico. Recomenda-se acompanhamento fonoaudiológico |
| Aglossia | Completa ausência da língua no momento do nascimento | Exposição do feto a teratogênicos, venenos, radiação, estresse ou infecção viral | Não existe tratamento específico |
| Macroglossia | Língua grande, que provoca deformações dentomusculoesqueléticas, maloclusões, problemas respiratórios, de fala e de mastigação | Congênita ou secundária, devido a um superdesenvolvimento dos músculos ou presença de tumor | Glossectomia, ou seja, remoção cirúrgica de parte da musculatura lingual |
| Anquiloglossia | Encurtamento do freio lingual devido à inserção próxima à sua ponta | Congênita | Frenectomia, acompanhada de terapia fonoaudiológica para reposicionamento lingual e melhora na dicção |
| Glossite migratória benigna ou língua geográfica (Fig. 4.3) | Áreas de coloração avermelhada irregulares com perda das papilas filiformes devido ao afinamento do epitélio dorsal e manutenção das papilas fungiformes, rodeadas por uma zona estreita em regeneração em torno da superfície lingual, delimitada por halo esbranquiçado e irregular, com mudanças rápidas e contínuas de localização | Desconhecida; há sugestões de que possa ser mais frequente em pacientes atópicos | Higienização da língua e sintomático para ardor |
| Língua bifurcada | Falta de fusão das metades laterais do corpo. A bifurcação parcial apresenta um sulco na linha média do dorso lingual | Congênita | Adequada higienização bucal, uso de colutórios |
| Língua fissurada (Fig. 4.4) | Numerosas fissuras e sulcos no dorso lingual, com um sulco central profundo longitudinalmente | Causa incerta, mas fortemente ligada à hereditariedade. Fatores ambientais e idade podem contribuir para seu desenvolvimento. Pode estar associada à língua fissurada e ser um componente da síndrome de Melkersson-Rosenthal | Higienização rigorosa do local para remoção de resíduos alimentares e medicação analgésica tópica no caso de sintomatologia dolorosa |
| Língua pilosa | Hipertrofia das papilas filiformes com acúmulo de ceratina. Apresenta coloração variando de branco-amarelada a negra, devido a fatores extrínsecos ou hábitos alimentares | Desconhecida, podendo estar associada ao uso de antibióticos | Limpeza lingual e aplicação tópica de queratolítico para incentivar a descamação e a remoção dos resíduos |
| Freio tetolabial | Inserção labial superior na papila incisiva após o desenvolvimento do osso alveolar e irrupção dos incisivos | Desconhecida | Frenectomia quando o lábio está fortemente fixado na papila, impedindo ou dificultando a retenção adequada durante a amamentação |

## ALTERAÇÕES NAS ESTRUTURAS BUCAIS – LÍNGUA E LÁBIO

**LEMBRETE**

A língua tem como funções auxiliar na ingestão dos alimentos, na sucção, na deglutição, na fonação, no paladar, na respiração e no desenvolvimento da mandíbula.

As anomalias linguais são distúrbios benignos de tamanho, forma e estrutura, a maioria de etiologia desconhecida. As variações podem auxiliar no diagnóstico de algumas síndromes, que podem apresentar-se isoladas ou associadas a outras alterações da normalidade.

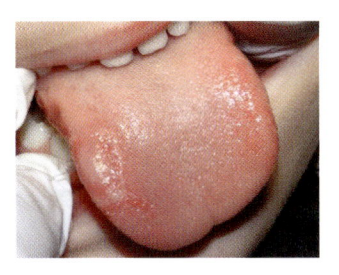

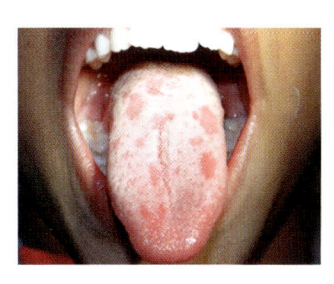

*Figura 4.3 – Língua geográfica.*

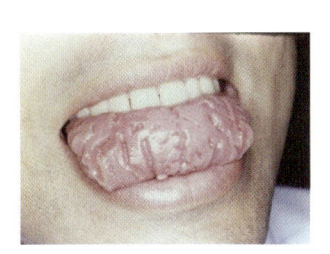

*Figura 4.4 – Língua fissurada.*

**SAIBA MAIS**

A síndrome de Melkersson-Rosenthal é um distúrbio neuromucocutâneo raro, de etiologia desconhecida, caracterizado por edema recorrente de face (pálpebras e lábios), queilite granulomatosa, língua fissurada e paralisia facial.

### Conceitos

**Microglossia:** língua pequena
**Macroglossia:** língua grande
**Anquiloglossia:** língua presa
**Língua fissurada:** ranhuras no dorso lingual
**Língua geográfica:** áreas migratórias de coloração avermelhada
**Língua pilosa:** hipertrofiadas papilas filiformes
**Freio tetolabial:** inserção persistente do lábio superior na papila incisiva

## ANOMALIAS E DISTÚRBIOS DE DESENVOLVIMENTO DENTÁRIO – ANOMALIAS DE NÚMERO

As anomalias dentárias são variações ou desvios de uma característica ou estrutura anatômica em relação à normalidade. As alterações dentárias apresentam-se desde uma mudança de posição até a desorganização das estruturas dentárias. Para o diagnóstico preciso, deve ser adotada uma abordagem clínica minunciosa, complementada com exames radiográficos.

A dentição decídua é constituída por 20 dentes, e a dentição permanente, por 32 dentes. Alterações na quantidade de dentes são denominadas anomalias numéricas e são classificadas em hiperdontia, hipodontia, anodontia e oligodontia (Quadro 4.4).

### MANIFESTAÇÃO CLÍNICA DA OLIGODONTIA

- Ausência de mais de seis dentes permanentes
- Redução no tamanho e alteração na forma dos dentes
- Alteração nos processos alveolares
- Retenção de dentes decíduos
- Anomalias do esmalte
- Fissura labial e/ou palatina

**ATENÇÃO**

A oligodontia pode ser uma alteração isolada ou associada a síndromes como displasia ectodérmica, acompanhada de alterações na pele, nas unhas, nos olhos, nos ouvidos e nos ossos.

## ANOMALIAS DE IRRUPÇÃO

### Dentes natais e neonatais

Os dentes presentes ao nascimento são chamados de dentes natais, e os dentes neonatais são os dentes que irrompem na cavidade bucal no período compreendido entre o nascimento e 1 mês de idade.

## QUADRO 4.4 – Anomalias de número

| Tipo de lesão | Descrição | Etiologia | Tratamento |
|---|---|---|---|
| Hiperdontia (supranumerário, mesiodentes) | Aumento do número de dentes. Mesiodens é um dente supranumerário localizado entre os incisivos superiores, podendo estar associado com anomalias craniofaciais, como lábio leporino e fenda palatina, síndrome de Gardner ou disostose cleidocraniana. O diagnóstico é baseado em achados clínicos, como assimetria na irrupção ou retenção dos dentes decíduos, confirmados por exame radiográfico | Dicotomia do botão dentário ou hiperatividade da lâmina dentária | Cirúrgico com a remoção do dente supranumerário associado a tratamento ortodôntico para correção da estética e da oclusão |
| Hipodontia | Ausência congênita de dentes | Alterações genéticas associadas a fatores predisponentes, como infecção viral, traumatismo dentoalveolar, agentes químicos ou fármacos e radioterapia | Interdisicplinar, condicionado ao número de dentes ausentes, à localização, ao espaço existente e à idade da criança. Indica-se uso de mantenedor de espaço estético funcional, plastia dental; prótese fixa; correção ortodôntica; implante osseointegrado ou associações |
| Oligodontia | Agenesia de seis ou mais dentes. A ausência de dentes na região anterior pode causar problemas estéticos, funcionais e psicológicos | Congênita ou hereditária | Abertura ou fechamento de espaço ortodôntico; terapia protética: técnicas restauradoras adesivas, próteses parciais removíveis; próteses fixas; implantes osteointegrado. |

**LEMBRETE**

As anomalias dentárias manifestam-se clinicamente como alteração de tamanho, número, forma, estrutura, coloração e formação das estruturas dentárias.

Os dentes natais são também denominados dentes congênitos, fetais, pré-decíduos e precoces. O dente neonatal pode ser de série normal (90%) ou supranumerária (10%), e o diagnóstico diferencial é realizado por meio de exame radiográfico.

**ETIOLOGIA:** Distúrbios endócrinos, deficiências dietéticas, sífilis congênita, posição superficial do germe dentário, hereditariedade e/ou associação com síndromes, como a displasia condroectodérmica, Ellis Van Creveld e Hallermann-Streiff.

**MANIFESTAÇÃO CLÍNICA:** Os dentes podem apresentar forma e tamanho normal ou microdontia, ou podem ser conoides, com raiz precocemente desenvolvida, resultando em mobilidade acentuada, o que pode predispor a complicações, como deglutição ou aspiração do dente (Figs. 4.5 e 4.6).

**TRATAMENTO:** O dente de série com boa implantação e maduro deve ser mantido na cavidade bucal para evitar perda de espaço e dificuldades na irrupção do permanente, realizando-se o polimento na borda incisal para evitar que a criança e a mãe se machuquem. Porém, se o dente for supranumerário, apresentar mobilidade e estiver

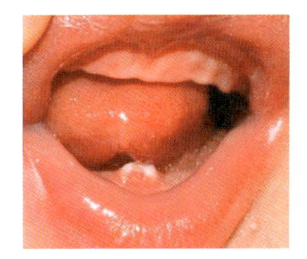

*Figura 4.5 – Dente natal, presente na cavidade bucal ao nascimento.*

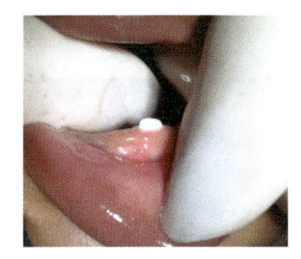

*Figura 4.6 – Dente neonatal em recém--nascido, irrompido após o nascimento.*

> **SAIBA MAIS**
>
> A doença de Riga-Fede é uma úlcera traumática na superfície ventral da língua proveniente de traumatismo causado pelos dentes natais. A úlcera pode apresentar sintomatologia dolorosa, o que dificultaria a amamentação, acarretando quadro de desidratação, além de aumentar o potencial de infecção na área. Tratamento: remoção do trauma e aplicação tópica de Omcilon-A® em Orabase três vezes ao dia, por quatro dias, e VASA (solução composta por 600 mg de violeta genciana, 1,5 mL de Xylestesin®, 0,5 mL de sacarina e 30 mL de água), que é utilizada no tratamento de lesões ulceradas na cavidade bucal, como aftas e outras. Reúne a característica cicatrizante da violeta genciana e a anestesiante da anestesina. A sacarina confere melhor sabor à preparação. A água, como veículo, evita o ardor.

suportado apenas por tecidos moles, deve ser indicada exodontia, para evitar asfixia do bebê caso ele engula ou aspire o dente.

## Anquilose

A anquilose é uma alteração em que o cemento radicular e o osso alveolar sofreram fusão. O dente decíduo permanece em infraoclusão devido à paralisação do movimento vertical ao longo do plano oclusal. A prevalência varia de 1,3 a 38,5%, e o primeiro molar inferior decíduo é o dente mais acometido.

**ETIOLOGIA:** Não foi totalmente esclarecida, mas trauma na região e componentes genéticos e metabólicos atuam como fatores predisponentes importantes.

**DIAGNÓSTICO:** Baseado em sinais clínicos, como:

- retardo na irrupção do dente permanente;
- ausência de mobilidade do decíduo;
- som surdo à percussão;
- infraoclusão.

O diagnóstico é confirmado por exame radiográfico, em que se evidencia a perda do espaço do ligamento periodontal.

**TRATAMENTO:** Quando o germe do dente permanente está presente, seu desenvolvimento deve ser monitorado e realizado posteriormente à exodontia do dente decíduo, quando o sucessor permanente atingir dois terços de sua formação. Se for necessário, procedimentos ortodônticos devem ser indicados para a recuperação de espaço. Na ausência do dente sucessor permanente, o decíduo anquilosado deve ser preservado, e os padrões oclusais, restaurados.

> **ATENÇÃO**
>
> As complicações da anquilose são:
> - alteração do crescimento ósseo;
> - maloclusão;
> - comprometimento dos dentes vizinhos durante a exodontia do anquilosado;
> - impedimento da irrupção do sucessor permanente.

# ANOMALIAS DE FORMA

O diagnóstico precoce das alterações dentárias e o adequado manejo são importantes para evitar futuras complicações. O Quadro 4.5 destaca as principais anomalias de forma e suas características.

## QUADRO 4.5 – Anomalias de forma

| Alteração | Características | Tratamento |
|---|---|---|
| Macrodontia | Aumento do tamanho dos dentes sem a presença de sulcos de clivagem ou lobulações, podendo ser observado aumento na coroa ou na raiz do dente. Sua principal consequência é a alteração estética | Nem todos os dentes necessitam de intervenção direta, mas deve ser feito controle do paciente. Quando for indicado, fazem-se plastia dentária e ajuste oclusal |
| Microdontia (Fig. 4.7) | Dentes de tamanho menor do que o normal, envolvendo normalmente um ou dois dentes. Os dentes mais acometidos são os incisivos laterais superiores, que se apresentam em forma cônica, com ponta afiada e aguçada, sendo denominados dentes conoides | Correção ortodôntica associada à restauração adesiva ou protética |
| Geminação (Fig. 4.8) | Alteração hereditária de forma, tamanho e estrutura dentária, produzindo um dente maior sem alteração de número. É causada pela tentativa do germe dentário em dividir-se, produzindo dois dentes incompletamente separados, com coroa grande, dupla ou bífida, mas com raiz e canal radicular único. A etiologia é desconhecida e pode estar relacionada a fatores ambientais, traumas, deficiências de vitaminas, doenças sistêmicas ou predisposição genética | A maioria dos casos não requer tratamento, principalmente na dentição decídua |
| Fusão dentária (Fig. 4.8) | União de dois germes distintos durante o desenvolvimento, com duas raízes e canais radiculares distintos. A morfologia irregular predispõe à cárie, à doença periodontal e ao comprometimento estético. | Na dentição decídua, a maioria dos casos não requer tratamento. Na dentição permanente, o tratamento depende do grau de fusão, podendo ser indicado acompanhamento, separação, restauração protética, ajuste oclusal ou exodontia. |
| Taurodontia | Alargamento da câmara pulpar e diminuição do tamanho das raízes, sendo que a distância da furca até a junção cemento-esmalte é maior do que a distância cérvico-oclusal. O diagnóstico é radiográfico | A maioria dos casos não requer tratamento, principalmente na dentição decídua |
| Dente invaginado (odontoma ou *dens in dens*) | Invaginação das células do epitélio interno do órgão de esmalte. Localizado na região do cíngulo, pode variar desde um pequeno aprofundamento até profundos canais por toda região coronorradicular | Prevenção da cárie devido à maior retenção de placa nesta região. Acompanhamento clínico e radiográfico |
| *Dens evaginatus* | Cúspide adicional com a forma de tubérculo que se projeta a partir da superfície oclusal dos pré-molares e molares e da superfície lingual/palatina dos caninos e incisivos. O nódulo, também conhecido como cúspide de Talon ou evaginação, é consequência da proliferação anormal do epitélio de esmalte para o interior do retículo estrelado, sendo ainda desconhecida a sua etiologia. A evaginação é clinicamente significativa, pois pode causar interferência oclusal, culminando em fratura coronária, deslocamento dentário ou perda óssea | Prevenção da cárie devido à maior retenção de placa nesta região. Ajuste oclusal e ortodontia. Acompanhamento clínico e radiográfico |

# DISTÚRBIOS DE DESENVOLVIMENTO DENTÁRIO

## Defeitos de esmalte

Os defeitos de desenvolvimento do esmalte dentário são anomalias na estrutura, resultando em um esmalte defeituoso devido à alteração na matriz orgânica celular, no processo de mineralização ou na maturação durante a amelogênese.

ETIOLOGIA: Influências sistêmicas ou ambientais:
- intercorrências nutricionais durante a gestação (deficiência de vitaminas A, C e D, cálcio e fósforo);
- hipóxia;
- hipocalcemia;

**ATENÇÃO**

A prevenção precoce e a introdução de medidas terapêuticas adequadas – como orientação da higienização e da utilização de fluoretos – evitam morbidade adicional e sobrecarga ao paciente e ao sistema de saúde.

- distúrbios renais;
- infecções virais.

A **associação entre defeitos de esmalte e cárie precoce** na infância tem-se mostrado estatisticamente significativa, tanto em estudos transversais como em estudos longitudinais, e também associada à polarização da cárie em populações menos favorecidas.

Massoni e colaboradores[2] enfatizam que a associação entre risco nutricional e ocorrência de defeitos do esmalte reforça a necessidade de programas de promoção em saúde que visem melhorar a qualidade de vida da população. Tal achado reflete as condições socioeconômicas subjacentes, às quais comunidades menos favorecidas estão expostas. Essas alterações podem ser consideradas expressões biológicas de fatores macrossociais, como dificuldades financeiras, culturais, ao acesso aos serviços de saúde e ao saneamento básico.

Oliveira e colaboradores[3] avaliaram a associação de defeitos de esmalte, práticas alimentares, hábitos de higiene e desenvolvimento da cárie dentária em recém-nascidos por um período de 36 meses. Das crianças avaliadas, 78,9% apresentaram pelo menos um dente com defeito de esmalte, e 25% tiveram pelo menos um dente cariado durante o estudo (p = 0,0001), sendo a hipoplasia de esmalte o defeito mais frequentemente associado com cárie dentária (p = 0,001). Os autores concluíram que os defeitos do esmalte, a mamada noturna e os maus hábitos de higiene bucal foram preditores de cárie dentária.

Os defeitos de desenvolvimento do esmalte dentário caracterizam-se pela presença de fóssulas ou sulcos na superfície dentária e alterações de coloração de tonalidade branca, amarela e marrom. Essas alterações comprometem a saúde bucal, pois as superfícies estão propensas a maior acúmulo de placa, e também a estética, trazendo inclusive problemas comportamentais (Fig. 4.9).

A classificação da Federação Dentária Internacional (FDI) recomenda o uso do índice The Developmental Defects of Enamel Index (DDE) modificado para avaliar os defeitos do esmalte e suas características. De acordo com esse índice, tais defeitos são classificados conforme os aspectos listados no Quadro 4.6.

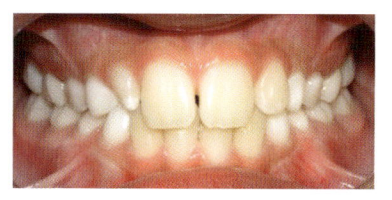

*Figura 4.7 – Microdontia do dente 12, também denominado dente conoide.*

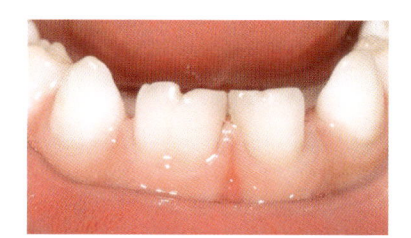

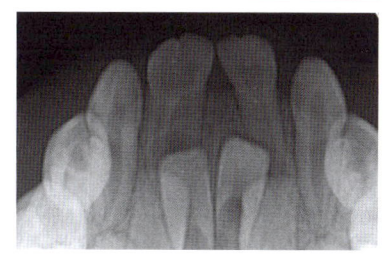

*Figura 4.8 – Aspecto clínico (A); radiográfico (B) de fusão (dente 81) e geminação (dente 71).*

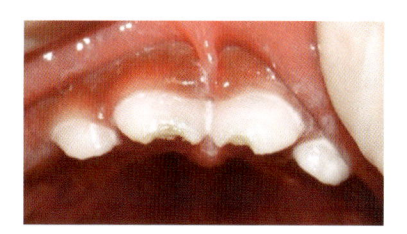

*Figura 4.9 – Hipoplasia de esmalte com perda de estrutura dentária no terço incisal.*

## QUADRO 4.6 – Classificação dos defeitos de esmalte dentário da FDI

| ASPECTO | CLASSIFICAÇÃO |
| --- | --- |
| Característica | Opacidade<br>Hipoplasia<br>Descoloração |
| Número | Único/Múltiplo |
| Demarcação | Demarcado/Difuso |
| Severidade | Leve/Severa |
| Localização | Metade gengival<br>Terço médio vestibular<br>Metade incisal: Oclusal/Cúspide |

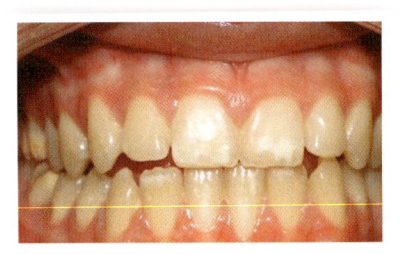

*Figura 4.10 – Hipomineralização molar-incisivo.*

## Hipomineralização molar-incisivo

A hipomineralização molar-incisivo é um defeito no esmalte dentário de origem sistêmica que acomete os primeiros molares e os incisivos permanentes, com prevalência variando entre 2,8 e 37,5%. O esmalte hipomineralizado é frágil e se destaca facilmente, deixando a dentina exposta, provocando sensibilidade e predisposição à cárie.

**CARACTERÍSTICAS CLÍNICAS:** O dente com hipomineralização molar-incisivo apresenta (Fig. 4.10):

- coloração do branco ao amarronzado, associada com o grau de hipomineralização;
- menor dureza e módulo de elasticidade;
- prismas desorganizados e fracamente ligados, tornando o esmalte poroso;
- maior proliferação microbiana;
- sensibilidade;
- cárie.

**ETIOLOGIA:** Intercorrência nos períodos pré, peri e pós-natal, como:

- parto prolongado ou cesariana;
- desnutrição;
- baixo peso ao nascer;
- doenças infecciosas;
- febre alta;
- uso de medicamentos ou toxinas ambientais;
- uso de fluoretos.

**CRITÉRIOS DE DIAGNÓSTICO:**

- hipomineralização presente em pelo menos um dos quatro primeiros molares permanentes;
- gravidade do quadro diretamente proporcional ao número de dentes afetados;
- presença de áreas delimitadas de opacidade na coroa;
- alteração dacoloração;
- presença de esmalte desintegrado, com porosidade nas áreas hipomineralizadas;
- presença de dentina exposta;
- presença de cárie rompante;
- presença de restaurações atípicas;
- sensibilidade.

**TRATAMENTO:** O plano de tratamento está condicionado à:

- extensão da lesão;
- gravidade da condição;
- idade do paciente;
- expectativa da criança e dos pais.

**PRÁTICAS TERAPÊUTICAS**

### Controle

- aconselhamento dietético e higienização;
- manutenção de rotina;
- utilização de creme dental com fluoreto;
- remineralização com aplicação de verniz fluoretado ou flúor gel estanhoso a 4%;
- selamento;

---

**ATENÇÃO**

Em crianças, o clareamento pode induzir hipersensibilidade, irritação mucosa e alterações na superfície do esmalte. A microabrasão pode resultar em aumento da perda de esmalte.

- microabrasão (ácido clorídrico a 18% ou ácido fosfórico a 37,5% com pasta abrasiva);
- clareamento.

**Tratamento para hipomineralização molar-incisivo severa**
- restauração com materiais adesivos, como ionômero de vidro ou resina;
- coroa pré-fabricada;
- reconstituição protética;
- extração e manejo ortodôntico.

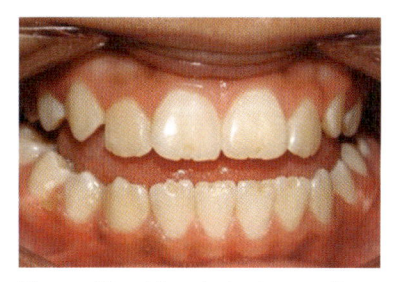

*Figura 4.11 – Hipoplasia de esmalte.*

## Hipoplasia do esmalte

A hipoplasia do esmalte é um defeito quantitativo no esmalte devido à alteração dos ameloblastos, resultando na formação insuficiente da matriz orgânica (Fig. 4.11).

## Hipocalcificação

A hipocalcificação, ou opacidade, é um defeito qualitativo do esmalte devido a uma alteração na calcificação dentária (Fig. 4.12).

**CARACTERÍSTICAS CLÍNICAS:**
- anormalidade na translucidez do esmalte;
- áreas opacas variando da cor branca à castanha;
- opacidades difusas ou demarcadas;
- integridade do esmalte.

A hipocalcificação pode ser classificada em:
- difusa – sem margem definida com esmalte normal adjacente;
- demarcada – separação nítida entre o esmalte normal e o alterado.

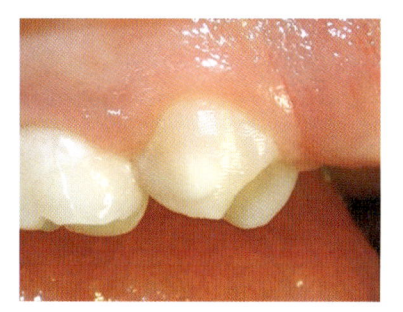

*Figura 4.12 – Hipocalcificação de esmalte.*

O odontopediatra se depara, muitas vezes, com um grande número de alterações que podem ser encontradas na mucosa bucal, especialmente em idade precoce. Na clínica de rotina, o profissional deve estar preparado para realizar uma acurada anamnese e um minucioso exame clínico com o objetivo de detectar possíveis alterações da normalidade que possam estar localizadas na face e nos tecidos moles e duros da boca. Diante das muitas alterações que podem ser encontradas na mucosa bucal, o profissional deve ser capaz de detectar as lesões e de realizar um diagnóstico correto e o tratamento apropriado.

**SAIBA MAIS**

A variação na prevalência das alterações bucais reflete fatores como determinantes sociais, características raciais e ambientais, além do estilo de vida específico de diferentes populações.

# LESÕES DE TECIDOS MOLES ORAIS

## Cistos

### Mucocele

Dentre as lesões que acometem o tecido mole da cavidade bucal, a mucocele é a mais comum. A mucocele, ou cisto de extravasamento de muco, é um **pseudocisto** – pois a cavidade não apresenta revestimento epitelial – produzido pela ruptura do ducto de uma glândula salivar menor provocada por traumatismo ou mordida no

> **ATENÇÃO**
>
> Rânula é o nome dado às mucoceles que ocorrem no assoalho de boca. Tem este nome por lembrar o ventre translúcido de uma rã. Deve ser diagnosticado diferencialmente de outros cistos do desenvolvimento, como o cisto epidermoide.

lábio, bochecha ou língua. O lábio inferior é o local acometido com maior frequência (75%), podendo também ser observadas lesões no ventre lingual, no assoalho bucal, no palato, na mucosa jugal e na porção anterior da língua.

**TRATAMENTO:** Excisão cirúrgica da lesão, associada ou não à remoção da glândula envolvida. Outras opções de tratamento são a marsupialização, como a exerese da parede anterior de um cisto e de suas bordas laterais; a criocirurgia, que realiza a destruição tecidual por baixas temperaturas; e a aplicação de *laser*.

**Cistos da lâmina dentária (nódulos de Bohn e pérolas de Epstein)**

Os cistos da lâmina dentária são pequenos nódulos bastante comuns na cavidade bucal dos recém-nascidos (65 a 85%). Sua denominação baseia-se na localização, sendo constituídos pela mesma estrutura histológica, sugerindo a possibilidade de ser uma estrutura anatômica normal, de dimensões entre 1 e 3mm, de coloração esbranquiçada ou amarelada, localizada ao longo da linha média ou perto da junção dos palatos duro e mole, mais comum na maxila do que na mandíbula. Eles são frequentemente agrupados em grupos de 2 a 6 cistos, embora possam ocorrer como lesão única.

Tais cistos recebem diferentes nomeclaturas, de acordo com sua localização e características:

- **Pérolas de Epstein** – cistos localizados ao longo da rafe palatina mediana, derivados do tecido epitelial aderido ao longo da rafe do feto em crescimento.
- **Nódulos de Bohn** – encontrados ao longo das faces vestibular e lingual das cristas dentárias, derivadas de tecidos das glândulas mucosas.
- **Cistos gengivais do recém-nascido** – cistos da lâmina dentária encontrados na crista alveolar, derivados dos remanescentes da lâmina dentária.

**TRATAMENTO:** Os cistos são lesões inócuas e não necessitam de tratamento, desaparecendo nas primeiras semanas após o nascimento.

## Tumores

**Epúlide congênita do recém-nascido**

A epúlide congênita é uma lesão benigna de origem mesenquimal, também conhecida como tumor de Neumann. Projeta-se a partir da crista alveolar anterior da maxila do recém-nascido como uma massa tecidual bem definida, pedunculada, de superfície lisa ou lobulada, consistência suave e mesma coloração do tecido bucal. É mais frequente no sexo feminino, na proporção de 8:1.

**DIAGNÓSTICO DIFERENCIAL:** Teratoma, malformação linfática, hemangiomas e tumores neuroectodérmicos.

**TRATAMENTO:** Depende da localização e do tamanho da lesão, podendo ser cirúrgico ou apenas sob proservação.

## Linfangioma

O linfangioma é um tumor benigno originado de malformação de restos linfáticos que acomete principalmente crianças. Localiza-se no dorso lingual, no lábio, no palato mole e no assoalho da boca.

**CLASSIFICAÇÃO:** Os linfangiomas podem ser classificados em linfangioma capilar, linfangioma cavernoso e higroma cístico.

**APRESENTAÇÃO CLÍNICA:** Tumefações superficiais indolores e nodulares semelhantes a um grupo de vesículas translucentes. A coloração varia de leitosa ao vermelho-azulado (Fig. 4.13).

**TRATAMENTO:** Injeção local de agentes esclerosantes ou corticosteroides, *laser* e cirurgia. O linfangioma pequeno não requer tratamento.

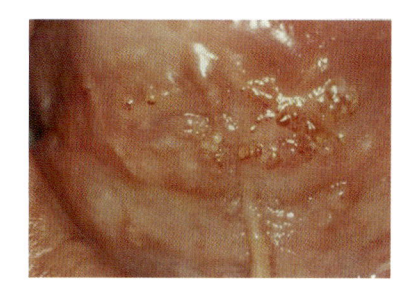

*Figura 4.13 – Linfangioma no assoalho lingual.*

## Odontoma

O odontoma é uma alteração de desenvolvimento culminando em um tumor benigno de origem odontogênica, assintomático, de crescimento lento e expansivo, apresentando tecidos dentários de origem epitelial e mesenquimal, diagnosticado por meio de exame radiográfico de rotina. A etiopatogenia é desconhecida, podendo estar associada a infecção, trauma ou alteração genética.

**CLASSIFICAÇÃO:**

- **Odontoma complexo**: invaginação desordenada do epitélio no germe, com formação de tecidos dentários unidos em uma massa única.
- **Odontoma composto**: proliferação da lâmina dentária originando estruturas similares a pequenos dentes.
- **Odontoma misto**: inclui odontoma complexo (massa única) e odontoma composto (estrutura semelhante a dentes) na mesma lesão (Fig. 4.14).

**TRATAMENTO:** Remoção cirúrgica.

## Papiloma

O papiloma é um tumor benigno de origem epitelial de tamanho variado, com crescimento exofílico lento, assintomático, pedunculado ou séssil, podendo acometer lábio, língua, gengiva e palato. Clinicamente, apresenta áreas brancas puntiformes de aspecto verrugoso semelhante a uma couve-flor, variando de granular a papilar. Seu agente etiológico é o papiloma vírus humano (HPV) (Fig. 4.15). Algumas lesões podem regredir espontaneamente ou apresentar recidiva.

**TRATAMENTO:** Remoção cirúrgica.

A verruga vulgar acomete predominantemente os lábios, apresentando base ampla, longas projeções digitiformes esbranquiçadas e queratinização (Fig. 4.16).

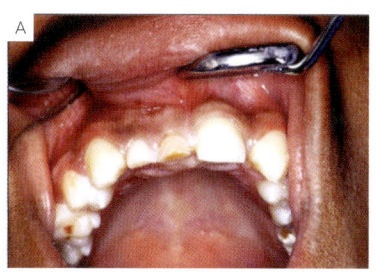

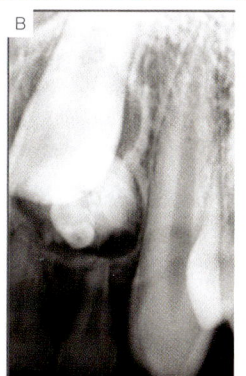

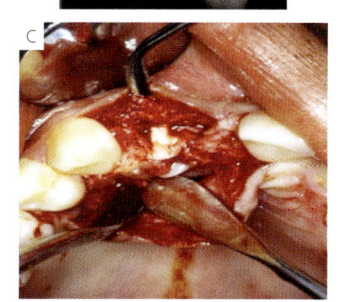

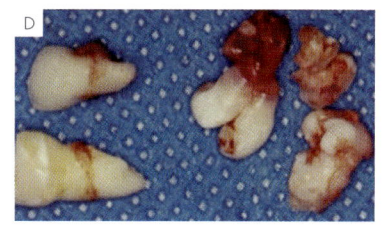

*Figura 4.14 – (A-D) Aspecto clínico e tratamento de odontoma misto.*

Fotos gentilmente cedidas pelo Professor Ricardo Mesquita, 2006.

## Ameloblastoma

O ameloblastoma é um tumor odontogênico benigno de origem epitelial localizado nos maxilares. Apresenta crescimento lento,

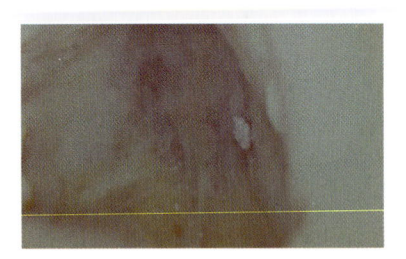

*Figura 4.15 – Papiloma localizado no palato.*

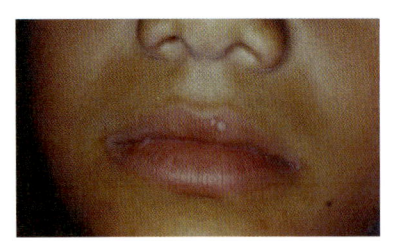

*Figura 4.16 – Verruga vulgar.*

**LEMBRETE**

Diante do diagnóstico de TOC, a síndrome dos carcinomas basocelulares nevoides (Gorlin-Goltz) deve ser investigada.

**SAIBA MAIS**

A síndrome dos carcinomas basocelulares nevoides inclui múltiplos TOCs, defeitos ósseos e carcinomas de células basais de manifestação precoce. Alterações ósseas frequentes são costela bífida e base nasal alargada com hipertelorismo ocular correspondente.

assintomático, frequentemente diagnosticado em exame radiográfico de rotina. Clinicamente, apresenta um abaulamento endurecido revestido por mucosa com aspecto normal.

O ameloblastoma invade os espaços entre os trabeculados ósseos sem reabsorvê-los, provocando expansão óssea. Sua denominação é dada devido à semelhança com as células do órgão de esmalte.

**DIAGNÓSTICO:** Deve ser confirmado por exame histopatológico.
**CLASSIFICAÇÃO:** Multicístico, periférico, desmoplástico e unicístico.
**TRATAMENTO:** Cirúrgico.

### Tumor odontogênico ceratocístico (TOC) ou ceratocisto odontogênico

O TOC é um tumor odontogênico benigno de crescimento lento, localizado principalmente na região posterior de mandíbula (ângulo e ramo), originado de remanescentes da lâmina dentária, com alto índice de recidivas. Apresenta aspecto radiolúcido e bem delimitado. De acordo com sua localização, pode simular outras lesões.

**TRATAMENTO:** Cirúrgico e preservação.

### Carcinoma mucoepidermoide (CME)

O CME é a neoplasia maligna das glândulas salivares mais comum no grupo pediátrico. Acomete tanto as glândulas salivares maiores como as menores, localizadas principalmente no palato e assoalho da boca.

A lesão pode ter crescimento indolente ou rápido, de acordo com o grau de malignidade, também associado à aparência clínica do tumor.

**CLASSIFICAÇÃO:** A classificação é feita de acordo com grau de malignidade:

- baixo;
- intermediário;
- alto.

As lesões de baixo grau apresentam-se macias e azuladas, devido à grande participação de células mucosas na sua constituição e à presença de inúmeros espaços císticos.

## QUADRO 4.6 – Características das ulcerações bucais na infância

| Condição | Conceito/manifestações clínicas | Etiologia | Diagnóstico diferencial | Tratamento |
|---|---|---|---|---|
| Estomatite aftosa recorrente (Fig. 4.17) | Perda de substância no epitélio mucoso com ulceração superficial. Erosões recidivantes, rasas, bem circunscritas, com margens eritematosas, individuais ou duplas. Cura-se espontaneamente em 7-10 dias | Desconhecida. Fatores predisponentes: trauma, estresse, condições endócrinas e alérgicas, baixa imunológica | Úlcera traumática; herpes; doença de mão-pé-boca | Tratamento sintomático, com anestésico ou anti-inflamatório local. Tratamento sistêmico com corticosteroide |
| Úlcera traumática | Lesão eritematosa, isolada e pequena, sem margens evertidas e de base limpa, coberta com pseudomembrana. Lesão inflamatória e dolorosa. Desaparece após a remoção da causa | Ulceração produzida por diferentes agentes, como mordida, dente alterado, aparelho ortodônticos, prótese, escovação | Herpes; eritema exsudativo; doença de mão-pé-boca | Tratamento sintomático, com utilização de anestésico tópico, e remoção da causa |

**TRATAMENTO:** Dependendo do estágio do tumor, está indicada a ressecção local ampla, associada ou não a esvaziamento cervical.

O Quadro 4.6 apresenta um resumo das lesões ulcerativas na infância.

# DOENÇAS SISTÊMICAS COM MANIFESTAÇÃO BUCAL MAIS PREVALENTES NA INFÂNCIA

## LESÕES BUCAIS INFECCIOSAS

### Infecções virais

A **infecção viral exantem**ática ocorre com a introdução e multiplicação do microrganismo no organismo hospedeiro, causando uma doença sistêmica em que as erupções cutâneas (exantemas) acompanham o quadro clínico, podendo apresentar-se como máculas, pápulas eritematosas ou erupções morbiliformes. A atribuição do exantema a uma doença específica baseia-se nos seguintes fatores:

- morfologia e disseminação da irrupção;
- histórico do paciente;
- sintomas prodrômicos;
- doenças anteriores;
- estado vacinal;
- contato com pessoas infectadas;
- avaliação da saúde geral.

**LEMBRETE**

O diagnóstico diferencial entre as ulcerações bucais em crianças (úlcera traumática, herpes recorrente e afta) deve ser baseado em uma anamnese minuciosa, destacando a história da moléstia atual, e nas características clínicas (sinais e sintomas). As ulcerações da aftose ocorrem em mucosa móvel, não queratinizada, ao passo que as ulcerações do herpes recorrente intrabucal ocorrem em mucosa queratinizada não móvel.

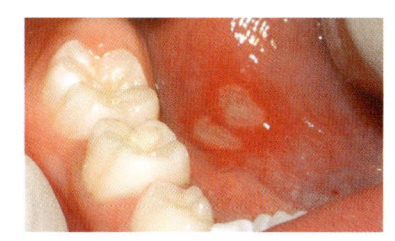

*Figura 4.17 – Úlcera aftosa no assoalho lingual na região de molares.*

#### Sarampo

O sarampo é uma doença causada pelo vírus de RNA pertencente à família *Paramyxoviridae*. A transmissão ocorre por contato direto com gotículas respiratórias, pois as portas de entrada para o vírus são as membranas mucosas do nariz, da orofaringe e da conjuntiva. A doença é contagiosa desde 3 a 5 dias antes da irrupção do exantema até 4 dias depois da resolução clínica, com período de incubação de 8 a 10 dias.

**MANIFESTAÇÕES CLÍNICAS:**

- febre;
- conjuntivite;
- fotofobia;
- corrimento nasal;
- mialgia;
- mal-estar;
- dor de garganta e tosse seca;
- exantema maculopapular confluente que começa a resolver após 4 a 7 dias.

**MANIFESTAÇÃO BUCAL:** O sinal patognomônico do sarampo são as manchas de Koplik, constituídas por manchas brancas com halo eritematoso na mucosa vestibular próxima à região dos dentes pré-molares.

**SAIBA MAIS**

Algumas crianças podem manifestar sarampo reacional após vacinação, porém com sintomatologia muito mais branda, o que dificulta o diagnóstico.

**DIAGNÓSTICO DIFERENCIAL:** Enterovírus, rubéola, Epstein-Barr, herpes-vírus e resposta ao uso de medicamentos.

**TRATAMENTO:** Não há tratamento antiviral específico. O tratamento abrange apenas a sintomatologia.

### Catapora

Também conhecida como varicela, a catapora é a manifestação inicial do vírus varicela-zoster (VZV; HHV-3), do grupo do herpes-vírus. A contaminação ocorre por contato direto com lesões infecciosas. As portas de entrada são as membranas mucosas e o trato respiratório superior. O vírus é transmitido a partir de 2 dias antes do início dos sintomas, com período de incubação de 10 a 28 dias.

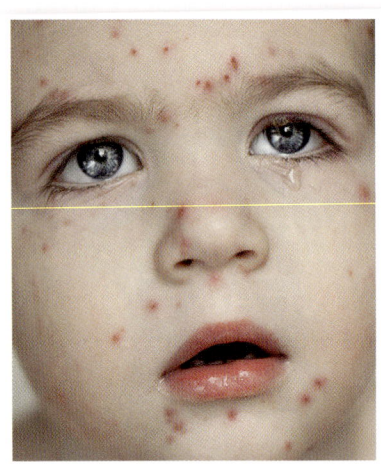

*Figura 4.18 – Lesões da catapora.*

**MANIFESTAÇÕES CLÍNICAS:**
- temperaturas elevadas;
- fadiga leve;
- exantema caracterizado pela presença inicial de manchas seguidas por pápulas, papulovesículas, vesículas, pústulas e crostas (Fig. 4.18).

**MANIFESTAÇÕES BUCAIS:**
- exantema na mucosa bucal;
- vesículas dolorosas.

**DIAGNÓSTICO DIFERENCIAL:** Herpes-vírus, enterovírus, hipersensibilidade medicamentosa e pitiríase liquenoide.

**TRATAMENTO:** Sintomático com anti-histamínicos sistêmicos, para atenuar o prurido, e banhos de permanganato de potássio na diluição de 1:40.000 ou água boricada a 2%, várias vezes ao dia. Em casos mais graves, devem-se administrar antivirais (aciclovir por via oral, na dose de 20mg/kg, 4 vezes ao dia, durante 5 dias).

### Doença mão-pé-boca

O agente etiológico da doença mão-pé-boca é o vírus *Coxsackie* da família *Picornaviridae* e do gênero *Enterovirus*. A transmissão é predominantemente pela via fecal-oral, por gotícula ou contato com material infeccioso. O período de incubação varia de 3 a 6 dias. A manifestação clínica pode variar entre morbiliforme, rubeoliforme, vesicular, petéquias ou urticária.

**MANIFESTAÇÕES CLÍNICAS:**
- início abrupto, com febre, sem quaisquer sintomas específicos;
- perda de apetite;
- dor de garganta;
- dor abdominal;
- exantemas com dimensão de 2 a 8mm, ovais, com vesículas acinzentadas e circundadas por halo vermelho.

**MANIFESTAÇÃO BUCAL:** Exantema caracterizado por erosões aftosas nas mucosas da boca, da língua e das bochechas.

**DIAGNÓSTICO DIFERENCIAL:** Catapora, herpes e gengivoestomatite herpética.

**TRATAMENTO:** Sintomatológico, principalmente para as lesões bucais:

- anestésicos locais;
- colutórios;
- higienização bucal;
- *laser* de baixa potência para reduzir o tempo de duração das úlceras bucais.

### Gengivoestomatite herpética

A gengivoestomatite aguda, ou primoinfecção herpética, é a infecção primária pelo vírus *Herpes simplex* tipo I, sendo a mais comum manifestação de estomatite clínica em crianças de 1 a 3 anos.

A transmissão ocorre por gotículas ou contato direto, principalmente pelo beijo. O período de incubação varia de 2 a 7 dias. A primoinfecção herpética pode ser subclínica e passar despercebida com algumas lesões vesicoerosivas e subfebril, mas também ocorrem até manifestações mais severas, com irrupção vesiculosa, exulcerações, febre alta, adenopatias e debilidade geral.

**MANIFESTAÇÕES CLÍNICAS:**
- pequenas vesículas agrupadas na região peribucal, que se rompem e ulceram, tornando-se muito doloridas;
- linfoadenopatia;
- febre;
- ulcerações;
- halitose;
- rejeição da ingestão.

**MANIFESTAÇÕES BUCAIS:**
- lesões periorais vesiculares que formam crostas;
- glossite;
- gengivite;
- úlceras com uma secreção fétida de coloração esbranquiçada e purulenta;
- gengiva eritematosa e edemaciada sangrando com facilidade (Fig. 4.19).

**DIAGNÓSTICO DIFERENCIAL:** Afta, eczema de contato, candidíase e impetigo perioral.

**TRATAMENTO:** Sintomático com aplicação local de anestésico (xilocaína viscosa a 2%), solução VASA, adequada higienização bucal associada à solução de digluconato de clorexidina a 0,12% para bochecho ou para aplicação tópica com cotonetes ou solução fraca de bicabornato de sódio. Em casos mais severos, com envolvimento sistêmico, pode ser necessária a prescrição de agentes antivirais (aciclovir), antitérmicos e analgésicos.

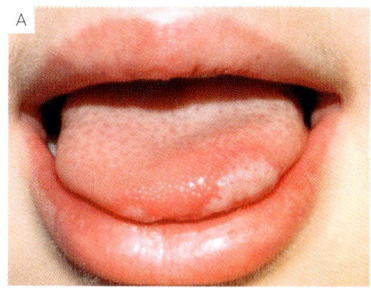

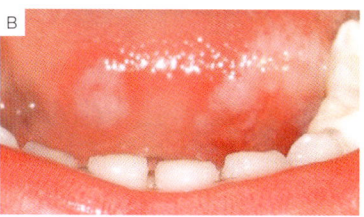

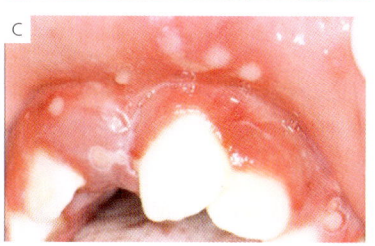

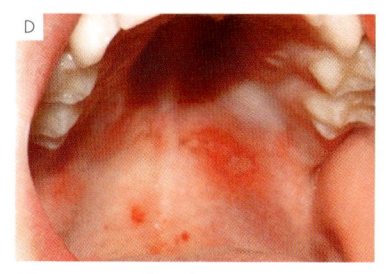

*Figura 4.19 – (A-D) Gengivoestomatite herpética.*
Fotos gentilmente cedidas pela Profª Maria Auxiliadora Vieira do Carmo.

### Herpes simples

O vírus da herpes simples (HSV) tem assumido grande importância na área da saúde devido à sua presença ubíqua nos seres humanos, e muitas vezes está associado a repetições periódicas de infecção entre longos períodos de latência. O mecanismo desse fenômeno ainda é obscuro.

O agente etiológico é o vírus *Herpes simplex* tipo I. Estima-se que de 60 a 70% das crianças com 5 anos e aproximadamente 90% dos adultos apresentam soropositividade para os antígenos do HSV-1, mas apenas de 20 a 30% apresentam manifestação clínica da doença.

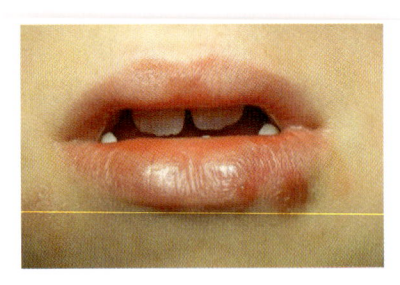

*Figura 4.20 – Herpes simples labial.*

As manifestações mais severas ocorrem entre neonatais e indivíduos imunossuprimidos, incluindo HIV-positivos e transplantados.

O vírus pode permanecer latente por longos períodos nos gânglios nervosos cervicais, e alguns fatores predisponentes, como febre, sol, estresse, infecções prévias e distúrbios sistêmicos (imunodeficiência e diabetes), podem desencadear sua manifestação clínica. A transmissão se dá por gotículas, por contato direto (como o beijo) ou pelo uso de objetos pessoais (Fig. 4.20).

**MANIFESTAÇÕES CLÍNICAS:**

- pápulas eritematosas;
- prurido, seguido rapidamente pelo desenvolvimento de vesículas que aparecem poucas horas após os sinais prodrômicos de prurido e formigamento na região;
- vesículas coalescentes localizadas mais frequentemente no lábio, mas podendo ocorrer também em palato duro e gengiva inserida. Quando há ocorrência intrabucal, o herpes recorrente deve ser diferenciado das úlceras aftosas recorrentes que envolvem apenas a mucosa móvel.

**TRATAMENTO:**

- aciclovir tópico ou sistêmico deve ser indicado com precaução em crianças – a dose para crianças menores de 2 anos deve ser de 200 mg, 4 vezes ao dia, ou 200 mg/kg, não excedendo 800 mg ao dia, durante 5 dias;
- aplicação de solução VASA;
- *laser* de baixa potência.

## Infecções bacterianas

### Escarlatina

A escarlatina é uma doença infectocontagiosa aguda que acomete especialmente as crianças em idade escolar, durante a primavera. A transmissão ocorre pelo contato direto com a saliva ou a secreção nasal. O período de incubação pode variar de 1 a 10 dias.

**ETIOLOGIA:** Toxina eritrogênica produzida pelo estreptococo β-hemofílico do grupo A.

**MANIFESTAÇÕES CLÍNICAS:** Durante a fase prodrômica, ocorrem:

- febre alta repentina;
- calafrios;
- dor de garganta;
- vômitos;
- mialgias;
- debilidade geral;
- exantema maculopapular pequeno e difuso que desaparece sob pressão.

**MANIFESTAÇÕES BUCAIS:**

- pápulas eritematosas e petéquias;
- máculas avermelhadas no palato duro, no palato mole e na úvula;
- língua com aspecto de framboesa esbranquiçada – sinal patognomônico da doença;
- tonsilofaringite com amídalas aumentadas, eritematosas e com secreção purulenta.

**DIAGNÓSTICO DIFERENCIAL:** Doença do duque, síndrome da pele escaldada e doença de Kawasaki.

**TRATAMENTO:** Antibioticoterapia à base de penicilina associada a analgésico e antitérmico, além de uso de colutórios e complexo B (10 a 20 gotas). Em pacientes alérgicos, é recomendada a administração de eritromicina. Deve-se fazer adequada higienização bucal.

### Abscesso apical

O abscesso apical é uma coleção purulenta circunscrita por tecido membranoso proveniente de uma infecção bacteriana dos tecidos pulpares e periapicais. Inicia-se por uma resposta inflamatória dos tecidos pulpares à cárie ou ao trauma que culmina em necrose pulpar. O afloramento da secreção purulenta na cavidade bucal se dá pela formação de fístula, que é precedida pelos sinais clássicos da inflamação, podendo apresentar-se de forma crônica ou aguda.

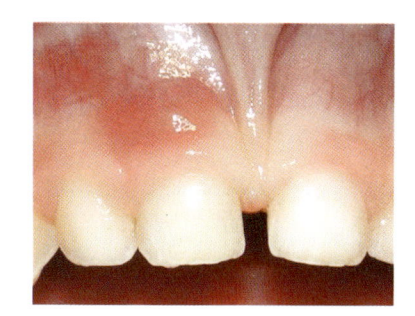

*Figura 4.21 – Abcesso periapical agudo: fase evoluída.*

**MANIFESTAÇÕES CLÍNICAS:** O **abcesso agudo** apresenta três fases, todas elas com os sintomas de febre, cefaleia, linfoadenopatia e dor aguda. O dente afetado não responde aos testes de vitalidade pulpar, estando sensível à percussão, à palpação e à mastigação. As fases são as seguintes:

- fase inicial – dor intensa, espontânea e localizada, com formação de pus, dando a sensação de pressão e latejamento na área atingida; o dente apresenta mobilidade e sensibilidade à percussão;
- em evolução – além dos sintomas da fase inicial, é acrescido inchaço com consistência dura;
- fase evoluída – grande inchaço de consistência amolecida, abscesso intra ou extrabucal, fístula e mal-estar generalizado (Fig. 4.21).

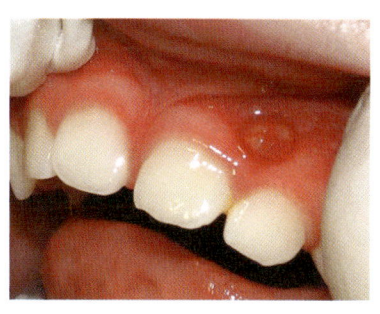

*Figura 4.22 – Presença de abcesso periapical crônico em consequência de cárie dentária em dente decíduo com defeito de esmalte.*

**MANIFESTAÇÕES CLÍNICAS:** O **abcesso crônico** tem presença de fístula, sem sintomatologia dolorosa. O dente também não responde aos testes de vitalidade pulpar (Fig. 4.22).

**DIAGNÓSTICO DIFERENCIAL:** Abscesso periodontal.

**TRATAMENTO:** Remoção do tecido pulpar necrosado, drenagem do abscesso, administração de medicação analgésica e antibiótica e bochechos com colutórios. Após a resolução do abscesso, o dente afetado deve ser tratado por procedimento endodôntico/restaurador ou cirúrgico.

### Impetigo

O impetigo é uma infecção cutânea superficial, caracterizada pela presença de crostas, que acomete crianças com idade entre 2 e 6 anos. Os agentes etiológicos são as bactérias *Staphylococcus aureus* ou *Streptococcus pyogenes*. As lesões são altamente contagiosas, e a transmissão se dá pelo contato direto, com maior incidência durante o verão.

**MANIFESTAÇÕES CLÍNICAS:** O impetigo é classificado como contagioso (causado por *S. aureus pyogenes* ou *S. impetigo bolhoso*) ou bolhoso (causado pela exotoxina produzida pelo *S. aureus*), apresentando manifestações distintas:

- impetigo contagioso – vesículas ou pústulas que evoluem rapidamente para placas crostosas de aproximadamente 2cm de diâmetro, na face e nas extremidades, e que curam sem deixar cicatrizes.

- impetigo bolhoso – vesículas ou bolhas dolorosas cheias de fluido na boca, no nariz e nas dobras do corpo. Quando estas se rompem, a região fica vermelha, inflamada e com aspecto úmido, às vezes com presença de pus. O diagnóstico é confirmado por testes microbiológicos do exsudato das lesões (Fig. 4.23).

**TRATAMENTO:** Antibióticos (flucloxacilina por 7 dias) e antissépticos tópicos e sistêmicos.

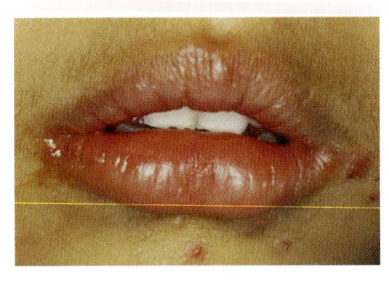

*Figura 4.23 – Impetigo contagioso, caracterizado pela presença de crostas.*

## Infecções fúngicas

### Candidíase

A candidíase é uma doença causada pelo fungo oportunista *Candida albicans* e é a mais importante das micoses superficiais da boca. A infecção se manifesta quando os fatores predisponentes gerais e/ou locais estão presentes, como infecção viral ou bacteriana prévia, diabetes, anemia ferropriva, desnutrição, antibioticoterapia, imunossupressão, terapia com corticosteroides, lesões traumáticas e má higiene. O uso da chupeta também está associado com a doença. A transmissão ocorre por contato com mucosas, secreções em pele de portadores ou doentes e parto.

**MANIFESTAÇÕES CLÍNICAS:** Infecção da pele e das mucosas ou inflamação sistêmica.

**MANIFESTAÇÕES BUCAIS:**

- a manifestação mais comum em crianças é a forma pseudomembranosa, caracterizada por placas brancas de gosto desagradável e removíveis, deixando uma superfície vermelha sangrante. Queixas de queimação e dor de garganta são sintomas que podem ser associados a essa forma de candidíase;
- aqueilite angular é uma forma eritematosa da candidíase, mas em muitos casos pode haver uma infecção combinada com estafilococos e estreptococos. Pode estar associada aos hábitos de lamber o lábio e chupar dedo;
- dor de garganta.

**DIAGNÓSTICO DIFERENCIAL:** Queimadura química, língua geográfica e líquen plano.

**TRATAMENTO:** Antifúngico tópico (nistatina em suspensão ou tabletes, na dose de 500 mil a 1 milhão UI, 3 a 5 vezes ao dia, durante 14 dias) e adequada higiene bucal, associados ao bochecho com antisséptico bucal como clorexidina a 0,12%, 2 vezes ao dia.

### Queilite angular

A queilite angular é uma dermatose caracterizada por inflamação, fissuração e maceração da comissura labial, popularmente conhecida como comissurite labial e boqueira. Os agentes infecciosos são estreptococos, estafilococos e *Candida albicans*, sendo uma doença multifatorial. É desencadeada por fatores predisponentes, como acúmulo de saliva ou ação irritante de medicamentos, doenças dermatológicas, deficiência nutricional, imunodeficiência e ausência dentária.

> **LEMBRETE**
>
> A infecção fúngica, principalmente pela *Candida albicans*, está relacionada com a baixa imunidade da criança.

**MANIFESTAÇÕES CLÍNICAS:**
- comissura bucal pregueada e macerada;
- fissuras ou rachaduras com úlceras, mas sem sangramento;
- ardência, dor, secura e desconforto nos cantos da boca.

**TRATAMENTO:** Sintomático local, higienização e remoção dos fatores predisponentes.

## Síndrome febril

### Síndrome de Marshall

As síndromes febris periódicas, como a síndrome de Marshall ou PFAPA (do inglês *periodic fever, aphthous stomatitis, pharyngitis, cervical adenitis*; febre periódica, adenite cervical, estomatite e faringite), tem duração de apenas alguns dias, sendo intercaladas por períodos assintomáticos. Apresentam envolvimento das membranas mucosas por estomatite aftosa, faringite e adenite cervical, constituindo um desafio para o diagnóstico clínico. As crianças acometidas têm parâmetros de crescimento normais e não apresentam sequelas em longo prazo.

**MANIFESTAÇÕES CLÍNICAS:**
- período febril de 3 a 6 dias;
- calafrios e suores;
- dor de cabeça, muscular e óssea;
- ausência de infecção respiratória;
- estomatite aftosa e faringite acompanhando os episódios agudos de febre intercalados por períodos livre de sintomas.

**MANIFESTAÇÕES BUCAIS:**
- úlceras arredondadas, pequenas e rasas, com bordas eritematosas;
- lesões na língua semelhantes a uma úlcera aftosa menor;
- amidalite com culturas microbiológicas negativas.

**DIAGNÓSTICO DIFERENCIAL:** Neutropenia cíclica, deficiência imune, doença autoimune e infecção crônica.

**TRATAMENTO:** Os anti-inflamatórios e antibióticos não são efetivos. A administração de esteroides é indicada com cautela (1-2mg de prednisona/kg em dose única, podendo-se aumentar o período de administração para até 7 dias).

> **ATENÇÃO**
> A febre é a principal preocupação nas síndromes por causa do aparecimento rápido e da alta temperatura corporal atingida. O conhecimento sobre a etiologia das PFAPAs é ainda limitado, sendo associados alguns vetores infecciosos, como HSV, HHV6 e HHV7.

# 5

# Decisões restauradoras em odontopediatria

FERNANDA MORAIS FERREIRA
DANIELA PROCIDA RAGGIO
FERNANDA BARTOLOMEO FREIRE-MAIA
FABIAN CALIXTO FRAIZ
MIRIAM PIMENTA VALE

**OBJETIVOS DE APRENDIZAGEM:**

- Compreender os fatores envolvidos na tomada de decisão sobre utilizar ou não o tratamento restaurador em crianças e adolescentes
- Conhecer as diferentes abordagens terapêuticas para lesões de cárie, erosão, trauma e defeitos do desenvolvimento nesse grupo etário
- Identificar os fatores envolvidos no acompanhamento de restaurações em crianças

Os profissionais que se dedicam à atenção odontológica para crianças deparam-se diariamente com situações clínicas que exigem a tomada de decisões. Especificamente no tratamento de lesões de cárie, os desafios são imensos, e a **abordagem integral** é necessária para a definição de estratégias oportunas e apropriadas.

A abordagem integral é definida como a interpretação dos eventos biológicos à luz da especificidade psicossocial e cultural da criança, propondo alternativas viáveis e adequadas a cada situação. Essa abordagem considera um erro tentar interpretar, orientar ou intervir no processo saúde-doença referente a esse período de vida baseando-se apenas nas referências clássicas para outras faixas etárias.

Para a decisão clínica, o odontopediatra deve considerar não somente os aspectos biológicos associados à lesão de cárie – como sua localização, profundidade, atividade e o ciclo biológico do dente –, mas também o estado de risco do paciente e seu potencial de colaboração. Além disso, o processo de decisão clínica deve contemplar a melhor evidência disponível e respeitar os anseios do paciente e de seu núcleo familiar.

Muitas vezes, o odontopediatra se depara com um dente que nunca sofreu um tratamento restaurador, e a decisão de invadir ou não deve ser muito bem ponderada. Por um lado, a manutenção do tecido cariado ativo, sem controle dos fatores etiológicos, possibilitará sua progressão; por outro lado, no percurso da vida daquele indivíduo, é muito provável que as restaurações sejam trocadas, levando a mais perda de estrutura dentária (ciclo restaurador repetitivo).

A odontologia que atua por meio de exames transversais sem referência histórica tem a tendência de tornar-se mais intervencionista, devido às incertezas clínicas. A atenção odontológica longitudinal com supervisão de saúde, ao contrário, amplia a possibilidade de diagnóstico, deixando o profissional mais confortável nas suas dúvidas, uma vez que prevê avaliações contínuas das situações clínicas, como a progressão das lesões ou sua estabilização. Portanto, as posturas clínicas são assumidas com mais confiança.

## ABORDAGEM CLÍNICA DE LESÕES DE CÁRIE EM CRIANÇAS

Se fizermos uma avaliação do modelo tradicional de atendimento odontológico para cárie dentária, baseado no tratamento restaurador, vamos perceber que esse modelo, além de não ser resolutivo, cria em longo prazo um ciclo de demanda por novos procedimentos restauradores – o chamado **ciclo restaurador repetitivo**. Contudo, o avanço no entendimento científico da cárie dentária e a difusão da informação entre profissionais e pacientes têm conduzido a uma postura cada vez menos invasiva na abordagem desse agravo e nos procedimentos restauradores em geral.

A compreensão da cárie como um desequilíbrio no processo de saúde e doença, que envolve desde aspectos biológicos até determinantes sociais, traz à tona a necessidade de **intervir em seus fatores etiológicos**, tornando as medidas de promoção de saúde tão importantes quanto os procedimentos restauradores para o restabelecimento da saúde, ou até mais do que eles, principalmente durante a infância.

As restaurações, por si só, não são suficientes para restabelecer o equilíbrio no processo da cárie dentária, como se acreditava ingenuamente no passado, quando essa doença era analisada apenas considerando-se sua manifestação clínica (lesões). É necessário auxiliar o paciente e o núcleo familiar a assumir uma postura favorável ao lidar com os fatores relacionados à doença, como os dietéticos e de higiene.

Os fatores de risco aos quais o paciente está exposto são determinantes no sucesso do tratamento restaurador. Ou seja, quanto maior for o risco do paciente para cárie dentária, ou para o surgimento de novas lesões de cárie, menos eficaz será a intervenção restauradora realizada isoladamente. Assim, fica evidente a necessidade de investir em ações que visem diminuir o risco do indivíduo antes de iniciar a restauração definitiva de lesões de cárie, com o objetivo de diminuir a chance de lesões ao redor de restaurações, ou mesmo de novas lesões primárias em outros locais.

As próprias lesões de cárie devem ser examinadas com atenção, pois o seu correto diagnóstico quanto à extensão e à atividade é essencial na definição de um adequado plano de tratamento com vistas a recuperar e manter o equilíbrio bucal. A adoção de um **protocolo sistemático de exame clínico**, que acontece quando se utilizam índices visuais detalhados, como o International Caries Detection and Assessment System (ICDAS), facilita a detecção e a classificação das lesões, melhorando a acurácia do diagnóstico e favorecendo uma correta decisão quanto à intervenção clínica.

Para tanto, cada superfície dentária deve ser limpa e examinada, após secagem com jatos de ar, observando-se a presença de restaurações ou selamentos prévios, opacidades ou descolorações, microcavidades em esmalte, sombra escurecida na dentina ou cavitações explícitas com exposição de tecido dentinário. Uma sonda periodontal OMS (que possui uma pequena esfera metálica de 0,5mm na ponta) pode ser usada sem pressão sobre a superfície dentária para confirmar a presença de cavidade ou avaliar a textura do tecido superficial nos casos duvidosos.

Durante o exame clínico da criança, ao se deparar com lesões de cárie, o cirurgião-dentista deve se perguntar, com vistas à decisão restauradora: "Trata-se de uma lesão cavitada?". Se a resposta for "não", então não há necessidade de intervenção restauradora. Exceção se faz, aqui, para as lesões de cárie "ocultas", nas quais há envolvimento de dentina, muitas vezes extenso, subjacente a uma superfície de esmalte oclusal aparentemente íntegro. Essas lesões parecem ser resultado do uso extensivo de flúor, que atua remineralizando a superfície de esmalte e mascarando a presença de tecido cariado em pontos mais profundos de sulcos e fissuras.

Um exame clínico criterioso pode revelar a presença de sombreamento acinzentado, azulado ou amarronzado sob o esmalte. Esse sombreamento é visto mais facilmente com o dente úmido. Em caso de dúvida, uma radiografia interproximal pode auxiliar no diagnóstico. Se forem constatadas lesões iniciais, estas podem ser detidas pelo selamento oclusal. Quando essas lesões se estendem além da metade externa da dentina, embora não haja cavitação evidente, a intervenção restauradora é necessária.

Se a lesão já estiver cavitada, passa-se à próxima pergunta: "A lesão é ativa?". Para determinar a atividade da lesão, devemos combinar informações relativas ao seu aspecto clínico, à sua textura superficial e à sua localização. São consideradas ativas aquelas lesões que exibem superfície de esmalte esbranquiçada ou amarelada, opaca e sem brilho, que ao exame táctil se apresentam rugosas em esmalte e/ou amolecidas em dentina e que se localizam em áreas de estagnação de biofilme (próximas à gengiva, às fossas e fissuras, na superfície proximal abaixo do contato com o dente adjacente).

A presença de gengivite na região correspondente é outro sinal indicativo de atividade. Por outro lado, quando, apesar da descoloração (esbranquiçada, amarelada ou preta) superficial, a lesão estiver brilhante e polida ao toque da sonda, com dentina endurecida, e fora das áreas de estagnação de biofilme, esta é classificada como inativa.

Quando a lesão não está ativa, deve-se passar para a avaliação do prejuízo causado pela lesão em termos de perda de estrutura, e a decisão restauradora deve ter como objetivo restabelecer a forma, a função e a estética perdidas. Para tanto, devem-se considerar, entre outras coisas, o desenvolvimento da criança e o ciclo de vida do dente envolvido (aspectos que serão discutidos mais a frente neste capítulo).

Se a lesão estiver ativa, a primeira preocupação deve ser controlar a atividade, e isso gera imediatamente uma nova pergunta: "A lesão pode ser inativada sem que seja restaurada?". Para responder a essa pergunta, devem-se avaliar as condições de controle de biofilme sobre a lesão. Se for uma lesão cavitada, mas com abertura estreita, profunda ou extensa, e/ou em face ou dente de difícil acesso para a higienização, com consequente acúmulo de placa, a restauração faz-se necessária para melhorar o controle de biofilme e, assim, permitir a sua inativação. É o caso de lesões cavitadas com envolvimento de dentina nas faces proximais e nas cicatrículas e fissuras.

Mesmo em dentes hígidos, a higiene na região proximal é problemática, pois não é eficientemente realizada pela escova e exige a utilização do fio dental, um aparato com o qual muitas crianças/responsáveis não possuem afinidade ou mesmo treinamento específico. A presença de cavidade envolvendo dentina transforma essa tarefa em algo praticamente inatingível durante o cuidado domiciliar.

Assim como a limpeza, o diagnóstico de lesões proximais nos dentes posteriores é dificultado pela ausência de visualização direta durante o exame clínico, principalmente quando há contato anatômico com o dente adjacente. O exame radiográfico pode auxiliar a detecção de lesões. Contudo, a evidenciação de área radiolúcida na superfície proximal nem sempre representa a existência de cavidade clínica. Lesões que na radiografia interproximal se apresentam confinadas ao esmalte muitas vezes não estão cavitadas e podem, em princípio, ser detidas com ações não invasivas.

Para melhorar o diagnóstico e evitar que lesões sem cavitação sejam restauradas, outras informações devem se somar à radiografia para a tomada de decisão. Pode-se realizar, por exemplo, afastamento dentário provisório com elástico ortodôntico para visualização direta da superfície. Outra informação útil pode vir do exame dos demais dentes da criança, pois geralmente as lesões proximais obedecem ao mesmo padrão em todos os quadrantes.

Os molares decíduos estão mais propensos a um rápido comprometimento pulpar no caso de lesões proximais, por apresentarem cornos pulpares proeminentes sob as cúspides, recobertos por uma espessura delgada de dentina e esmalte, e ainda por possuírem esmalte menos calcificado do que o de dentes permanentes. Assim, o diagnóstico precoce e a intervenção imediata (invasiva ou não) nessas lesões são de extrema importância para evitar danos pulpares irreparáveis.

A fase de **dentição mista** é um momento singular com relação às lesões de cárie proximais. Atenção especial deve ser dada a essas regiões quando esta fase se aproxima, pois os movimentos eruptivos dos primeiros molares permanentes (por volta dos 5 anos) tendem a fechar os diastemas existentes entre os molares decíduos, favorecendo a instalação e a evolução de lesões proximais. Em contrapartida, na sequência dessa fase, a esfoliação do dente decíduo adjacente expõe a face proximal à direta observação e à escovação, e nesse momento ela passa a funcionar como uma face livre.

Assim, até a irrupção do dente permanente adjacente, a lesão proximal cavitada deixa de requerer, obrigatoriamente, uma restauração, constituindo esta uma oportunidade única para a inativação da lesão por meio de ações clínicas não invasivas (controle profissional de biofilme e aplicação tópica de flúor) e medidas domiciliares (controle dietético, higiene dental e exposição ao flúor).

Na atualidade, a partir da disseminação dos dentifrícios fluoretados e em função do padrão alimentar vigente, as lesões de cicatrículas e fissuras representam a maior parte das lesões cariosas em crianças e adolescentes. O período de irrupção (que vai do irrompimento do dente na cavidade bucal até a sua oclusão funcional, com duração de até dois anos para molares permanentes) é especialmente crítico para as lesões oclusais, momento em que as ações preventivas devem ser intensificadas.

As evidências apontam no sentido de que lesões cariosas incipientes, envolvendo o esmalte ou até o terço externo da dentina, em cicatrículas e fissuras podem ser paralisadas com o ataque ácido seguido da aplicação de selante oclusal, sem a necessidade de uma restauração tradicional. Para tanto, o selante precisa permanecer intacto, sem fraturas e infiltrações, de maneira que a interrupção do suprimento nutritivo externo reduza a quantidade de bactérias viáveis e reduza o seu metabolismo a um ponto em que não sejam mais capazes de promover a evolução da lesão de cárie. Contudo, se a lesão envolver além do terço externo da dentina, a remoção de tecido cariado e a confecção de uma restauração passam a ser indicadas.

A decisão sobre a necessidade de intervenção operatória na face oclusal é dificultada pela baixa acurácia no diagnóstico de lesões iniciais em cicatrículas e fissuras. Assim, todos os esforços devem ser empregados para melhorar a qualidade do exame, como a realização de profilaxia prévia, isolamento relativo e um bom posicionamento da criança, do profissional e do foco de luz, para garantir uma superfície limpa, seca e bem iluminada. Os métodos complementares de diagnóstico não invasivos, como radiografias interproximais de qualidade, são muito importantes quando o exame clínico não for conclusivo.

Em caso de dúvida sobre a melhor conduta, é importante lembrar que, tratando-se de cárie dentária, o ideal é adotar a **postura mais conservadora**, pois a progressão das lesões é geralmente lenta e pode ser controlada por meio de medidas preventivas, como controle de biofilme, restrição no consumo de açúcar e uso de fluoretos, havendo sempre a oportunidade de um novo exame para avaliar a evolução do quadro. Se não estamos certos sobre a necessidade de restaurar um dente, devemos nos lembrar do conceito de supervisão em saúde, de acordo com o qual o atendimento do paciente odontopediátrico não deve se basear em exames transversais da criança, mas sim no seu acompanhamento longitudinal.

Outra indicação importante para a intervenção operatória ocorre em caso de dor ou sensibilidade. Quando o paciente sente incômodo no dente cavitado, ele evita a escovação, o que também favorece o acúmulo de biofilme e demanda procedimento restaurador. Mas, antes disso, é essencial diagnosticar o sintoma: "A dor ou sensibilidade é característica de comprometimento pulpar irreversível? Há outros sinais que indiquem uma agressão pulpar irreversível, como mobilidade dental e alteração nos tecidos moles correspondentes?". Se a resposta for positiva, nenhum procedimento restaurador poderá ser executado antes que o dente receba a terapia pulpar adequada. Mas, caso a sensibilidade seja apenas uma reação reversível às contínuas agressões químicas e mecânicas sobre o complexo dentinopulpar exposto ao meio bucal pela lesão de cárie, é sinal de que o dente precisa ser "protegido" por uma restauração, para que a polpa e as demais estruturas dentais possam se recuperar.

> **ATENÇÃO**
>
> Está em dúvida sobre a melhor conduta em relação a uma lesão de cárie? Reforce as medidas para controle da lesão, espere e reavalie antes de intervir.

Nesses casos, quando a restauração acontece como parte das medidas destinadas a reverter o desequilíbrio e a inativar o quadro de cárie, ela faz parte da adequação do meio e, preferencialmente, deve ser realizada com material restaurador provisório que libere fluoretos, após remoção parcial do tecido cariado.

Entende-se por remoção parcial a retirada apenas da camada externa de dentina cariada, ou a dentina infectada, aquela altamente contaminada e que, além de desmineralizada, apresenta degradação da trama colágena, o que inviabiliza a sua reorganização. Essa dentina é insensível, possui consistência amolecida e úmida e pode ser facilmente removida utilizando-se instrumentos manuais (curetas) ou brocas esféricas em baixa rotação. A camada mais interna de dentina, a dentina afetada, pode ser mantida, pois possui menor contaminação bacteriana, apresenta-se menos desmineralizada e preserva a integridade das fibras colágenas, sendo, portanto, passível de ser remineralizada após o fechamento da cavidade com um material restaurador.

Clinicamente, a dentina afetada apresenta consistência mais firme, sendo removida em lascas ou escamas, e já apresenta sensibilidade. A preservação desta camada mais interna de dentina reduz a chance de comprometimento endodôntico existente quando da remoção total do tecido cariado.

O material restaurador provisório de primeira escolha em odontopediatria é o **cimento de ionômero de vidro (CIV)**, em função das suas propriedades de adesão química aos tecidos dentários e de liberação de fluoretos. Além disso, esse material tem a vantagem de tolerar bem o uso de isolamento relativo, condição de trabalho durante a adequação do meio bucal. Contudo, as boas propriedades do CIV são dependentes de uma correta dosagem e manipulação, de um controle exato do tempo de trabalho e da proteção superficial durante o período de presa.

Quando a situação clínica não permitir que tais aspectos sejam respeitados, como no caso de uma criança incapaz de cooperar, e para o selamento de cavidades profundas, o cimento de óxido de zinco e eugenol (ZOE) pode ser utilizado, em função da sua facilidade de manipulação e inserção, de seus efeitos antibacteriano, higroscópico e anti-inflamatório, e de sua capacidade de minimizar a microinfiltração inicial. Entretanto, restaurações com este material têm uma durabilidade menor, exigindo um adequado acompanhamento.

Se, ao contrário das situações exemplificadas anteriormente, a lesão cavitada permitir acesso direto para a escovação e for rasa, em superfície livre, sem sensibilidade, pode-se optar por postergar a restauração até que se tenha obtido sucesso no controle dos fatores relacionados à cárie dentária; ou pode-se mesmo optar por não realizá-la. Um bom exemplo seriam lesões em face vestibular que se iniciaram e cavitaram quando estavam em nível gengival e havia acúmulo de placa sobre elas, mas que, com a continuidade da irrupção do dente, se afastaram da margem gengival, facilitando a limpeza. Essas lesões podem ser facilmente controladas por medidas domiciliares, caso haja uma boa adesão do núcleo familiar às ações de promoção de saúde.

E agora chegamos a outro ponto crucial: "O núcleo familiar está suficientemente motivado para adotar uma postura favorável à saúde?". O êxito de uma proposta de tratamento não invasivo para lesões cavitadas de cárie depende essencialmente da cooperação do paciente e de seus responsáveis, de modo que a orientação e a motivação contínuas para as ações preventivas devem fazer parte do tratamento da criança. Quando as tentativas para conter a lesão fracassam e, nas consultas periódicas de retorno, observa-se progressão da lesão, a restauração passa a ser justificada.

Estando controlada a atividade de cárie, voltamos a avaliar a perda de estrutura, considerando a necessidade de restaurar forma, função e estética. Nesse momento o cirurgião-dentista deve se perguntar: "A destruição dental em função da cárie está prejudicando a oclusão, a mastigação, a fonação ou o convívio social desta criança? Há demanda por melhora estética por parte da família ou do próprio paciente?". E, nesse momento, cabe ainda uma reflexão bem honesta do cirurgião-dentista: "Os materiais restauradores de que eu disponho, minha habilidade técnica e o comportamento da criança me permitem recuperar efetivamente forma, função e/ou estética perdidas por meio do tratamento restaurador?". Isso porque nem sempre a confecção de uma restauração representa ganho real em termos de saúde bucal para o paciente. Um tratamento restaurador de má qualidade pode trazer mais prejuízos do que a deficiência morfológica original, além de introduzir o paciente irreversivelmente em um ciclo restaurador repetitivo.

A criança é um ser em constante desenvolvimento físico, cognitivo e psicossocial, e as particularidades do seu momento devem ser consideradas nas decisões clínicas para intervenções em lesões de cárie. Foi dito anteriormente que um comportamento difícil da criança pode mudar a escolha do material restaurador temporário durante a adequação do meio. Ainda durante a fase de adequação, a falta de cooperação pode ser responsável por uma mudança até mais drástica no planejamento.

Considere uma criança com várias lesões cariosas cavitadas e ativas, demandando o selamento. Agora, imagine que este paciente possui apenas 3 anos de idade e comportamento extremamente desfavorável. O profissional deve avaliar quando é produtivo restaurar, ainda que provisoriamente – o que seria ideal, considerando-se estritamente os aspectos biológicos –, dentes cariados de uma criança jovem e com pouca capacidade de cooperação e, quando for mais conveniente, utilizar procedimentos alternativos, como a aplicação de soluções cariostáticas, e postergar as restaurações até que as condições comportamentais do paciente permitam a realização de um procedimento restaurador com mais possibilidade de sucesso clínico.

Para esse tipo de paciente, outras abordagens devem ser continuamente consideradas e discutidas com o núcleo familiar. Em uma fase mais avançada do tratamento, o comportamento da criança será novamente determinante. Muitas vezes é mais conveniente, após o controle da atividade de cárie, manter as restaurações provisórias realizadas na fase de adequação e aguardar até que a criança se desenvolva e apresente maior capacidade de cooperar, para então serem realizadas as restaurações permanentes, de modo que estas possam apresentar uma melhor qualidade.

Para crianças muito ansiosas ou quase fóbicas em relação ao tratamento dental, pode-se ainda optar por realizar o **tratamento**

**restaurador atraumático (ART)**, técnica em que, após a remoção parcial de tecido cariado, o dente é restaurado de forma definitiva com um CIV de alta viscosidade. Essa técnica não prevê a substituição futura das restaurações de CIV realizadas sob isolamento relativo e sem anestesia, o que torna o tratamento menos incômodo e facilita a adesão do paciente infantil.

Se, após as reflexões anteriores, a decisão for pela intervenção restauradora, é necessário garantir um tratamento de alta qualidade, embasado nas melhores evidências científicas disponíveis, optando pelo modelo minimamente invasivo, preservando todo o tecido dentário que for possível, sem abandonar as medidas para controle da doença, e com reavaliações periódicas, pois as circunstâncias podem mudar ao longo do tempo.

A remoção de tecido cariado que precede a restauração deve se restringir ao estritamente necessário, pois ainda não foi desenvolvido nenhum material restaurador capaz de substituir a estrutura dentária com precisão. A dentística operatória tradicional preconizava a extensão do preparo cavitário para além das margens da lesão cariosa, para atingir critérios de resistência e retenção do material e extensão preventiva. Com isso, a estrutura dentária hígida era desnecessariamente removida, e o dente era enfraquecido.

O condicionamento ácido, juntamente com o desenvolvimento e o aprimoramento de materiais restauradores adesivos, permitiu o uso de técnicas restauradoras mais conservadoras, com o mínimo desgaste dental, restrito ao tecido cariado, por não requererem preparos cavitários tradicionais, o que diminui também a sensibilidade e o desconforto do ato operatório, por vezes eliminando a necessidade de anestesia local e prolongando a vida útil do dente e da restauração.

Não há evidência de que restaurações realizadas após a remoção total de tecido cariado tenham uma longevidade maior e sejam menos propensas ao aparecimento de lesões secundárias de cárie do que aquelas realizadas após a remoção parcial. Esse fato, aliado à proteção pulpar obtida com a manutenção da camada mais interna de dentina, tem tornado a remoção parcial a técnica de escolha para o tecido cariado em odontopediatria, não somente no caso de restaurações provisórias, mas também previamente a restaurações definitivas em dentes com lesões de cárie profundas. Entretanto, enquanto na parede pulpar a remoção é parcial, a dentina cariada das paredes laterais da cavidade deve ser totalmente removida para possibilitar um adequado selamento marginal da restauração e assim obter-se sucesso nesse tipo de tratamento, principalmente no limite amelodentinário.

Na escolha do material restaurador permanente para odontopediatria, devem-se considerar fatores relacionados ao paciente, como seu risco de cárie e sua capacidade de cooperar, e fatores relacionados ao elemento dental, como dente decíduo ou permanente, o grupo dental a que pertence, a fase em que se encontra no ciclo de vida, as superfícies envolvidas e as condição de isolamento.

De maneira geral, dá-se preferência aos materiais adesivos que permitem restaurações mais conservadoras, como as resinas compostas associadas aos sistemas adesivos, os CIVs de alta viscosidade e os CIVs modificados por resina.

As **resinas compostas fotopolimerizáveis** vêm apresentando grandes avanços em suas propriedades e, associadas à técnica de condicionamento ácido e a sistemas adesivos, têm sido empregadas em praticamente todos os tipos e tamanhos de cavidades de dentes decíduos, que, por apresentarem uma vida útil menor, exigem uma menor longevidade das restaurações. O menor tempo de permanência do dente decíduo em boca também permite que os cimentos ionoméricos apresentem indicação como material restaurador definitivo em odontopediatria, pois fica minimizado o efeito das propriedades mecânicas e estéticas desfavoráveis desses materiais.

Assim, os CIVs podem ser empregados em situações que contraindiquem o uso das resinas compostas, como quando o término cervical da cavidade estiver abaixo da margem livre da gengiva ou quando não for possível a utilização de isolamento absoluto (durante o período eruptivo, por exemplo). Infelizmente, há ainda contraindicações para que os CIVs sejam utilizados em reconstruções extensas e em regiões submetidas a grandes esforços oclusais. Em cavidades maiores, os CIVs podem ser usados em associação às resinas compostas, funcionando como base para elas, tanto em dentes decíduos como em dentes permanentes (técnica do sanduíche).

Os **CIVs de alta viscosidade** apresentam boa resistência ao desgaste e à fratura, podendo inclusive ser utilizados em locais submetidos a cargas mastigatórias, e os CIVs modificados por resina, além de serem mais resistentes, proporcionam melhor estética inicial e melhor controle do tempo de presa/polimerização, uma vez que esta é iniciada por fotoativação, quando comparados aos CIVs convencionais. Por outro lado, os CIVs convencionais proporcionam uma maior liberação de fluoretos, auxiliando na proteção das margens da restauração.

Embora não atenda aos princípios básicos da mínima intervenção, por não ser um material com características adesivas, em algumas situações o **amálgama de prata** ainda é empregado para restaurar dentes posteriores de crianças. Não se pode negar que este material apresente vantagens, como facilidade de manipulação, baixo custo e evidências científicas de bons resultados em longo prazo, responsáveis por sua ampla utilização em odontopediatria no passado. Contudo, atualmente essas vantagens não mais justificam o desgaste de estrutura dental exigido por este material.

Por fim, é preciso lembrar que, em algumas situações extremas, a restauração pode estar contraindicada em função da incapacidade de manutenção posterior do dente. Assim, o cirurgião-dentista pergunta-se: **"O elemento dental, após receber tratamento, poderá ser mantido em boca em condições saudáveis/funcionais?** Há um bom prognóstico para o dente a ser restaurado, ou seria melhor extraí-lo já para evitar desgaste desnecessário ao prolongar o atendimento da criança e maiores comprometimentos no futuro? Possui saúde periodontal e periapical e estrutura remanescente suficientes para suportar uma restauração definitiva e permanecer em boca? No caso de dente decíduo, apresenta-se em estágio avançado de rizólise?".

Contudo, em odontopediatria existem algumas situações que fogem a essa regra. É o caso, por exemplo, de segundos molares decíduos extremamente comprometidos em função de cárie e cuja indicação clássica seria extração. Entretanto, se o molar permanente ainda não tiver irrompido, pode-se optar por restaurar o dente decíduo, utilizando o tratamento pulpar mais conveniente, ainda que seu prognóstico seja duvidoso, apenas para estender um pouco a sua permanência em boca e permitir que este exerça seu papel guiando a irrupção do molar permanente. São decisões que devem ser tomadas individualmente, na avaliação de cada caso particular. O profissional também deve considerar o que há de evidência na literatura para a situação clínica específica e a expectativa do paciente. A decisão final deve ser construída junto ao núcleo familiar.

# ABORDAGEM CLÍNICA DE LESÕES DE EROSÃO EM CRIANÇAS

Uma condição clínica que tem sido observada com frequência nos últimos anos em crianças e adolescentes é a erosão dentária. Essa condição pode ser definida como perda mineral gradual e progressiva resultante de dissolução ácida. A condição, diferentemente da cárie dentária, não é relacionada a bactérias.

A etiologia da erosão dentária pode estar associada a fatores intrínsecos e extrínsecos, sendo o refluxo gastroesofágico a causa mais comum dentre os fatores intrínsecos, e o consumo de alimentos ácidos dentre os extrínsecos. Entende-se por alimentos ácidos todos aqueles que tenham baixo pH, sendo que sucos de frutas, refrigerantes e isotônicos lideram essa lista.

Os sítios onde as lesões erosivas são mais observadas correspondem a locais expostos aos ácidos, ou seja, a porção palatina de dentes anterossuperiores, assim como as superfícies oclusais de dentes posteriores, nas quais se somam à exposição ácida os esforços mastigatórios, podendo ocorrer também a atrição. Normalmente, somente a porção superficial do esmalte é comprometida, podendo perder as "periquimatas", e ficar ligeiramente fosco no início da desmineralização. Porém, se os hábitos não forem alterados, ou se não houve resolução para o problema gastroesofágico, a lesão pode progredir, atingindo a dentina. Desse modo, dependendo da gravidade do caso, pode ser necessário restaurar algumas superfícies que foram previamente acometidas pela erosão. Esse substrato não apresenta as mesmas características que a dentina sadia, sendo então considerado um substrato alterado.

O desafio erosivo reduz a dureza superficial e o conteúdo de hidroxiapatita e de cálcio na dentina. Como os CIVs dependem desses íons para poder aderir à superfície dentária, é de se esperar que a adesão de materiais ionoméricos seja prejudicada pelo processo erosivo. Um recente estudo mostrou que o substrato não teve influência na adesão dos materiais; porém, o sistema adesivo associado à resina composta promoveu maiores valores de resistência adesiva quando comparados a CIVs de alta viscosidade e modificados por resina. Por essa razão, a resina composta pode ser considerada o material de escolha para o substrato dentinário pós-erosão.

Sempre que pensamos em adesão, além de verificar o substrato dentinário, é imperativo considerar o esmalte dentário ao redor da lesão, que também será utilizado como substrato para adesão. Para o esmalte, a lógica é a mesma, sendo o uso de sistema adesivo e resina composta a abordagem mais duradoura em quadros de erosão dentária.

Em alguns casos, enquanto o paciente não alterou os hábitos dietéticos e ainda apresenta o desafio erosivo sem controle, pode-se realizar a restauração dessas superfícies com CIV, que atuará como uma restauração provisória para posteriormente ser substituída por resina composta. Esse CIV, pela sua liberação e reincorporação de flúor, auxiliará a minimizar os problemas do desgaste dental.

Foi lançado recentemente, no mercado interno, um verniz protetor para reduzir a perda mineral de pacientes que apresentam erosão dentária, o qual forma uma película protetora sobre o dente que foi levemente acometido pela erosão, ou mesmo para ser aplicado de forma preventiva, em dentes permanentes de pacientes que já apresentam a lesão erosiva em dentes decíduos. O nome comercial é Clinpro XT Varnish (3M ESPE), e o fabricante relata que a durabilidade na superfície do dente fica em torno de 6 meses. Seu mecanismo de ação pode ser explicado de duas maneiras: pela liberação de flúor, cálcio e fosfato; e pela sua ação mecânica, formando uma barreira contra a ação dos ácidos na superfície dos dentes. Esse mesmo material pode auxiliar no controle da sensibilidade dentinária, com o mesmo mecanismo de ação. Infelizmente, as pesquisas com o material ainda são escassas.

As lesões erosivas de baixa gravidade, que correspondem às lesões mais comumente encontradas, têm demonstrado baixo impacto negativo na qualidade de vida de adolescentes. O mais importante ao cirurgião-dentista é alertar o núcleo familiar para a resolução dos problemas relacionados à etiologia da doença, para que esta não se agrave a ponto de causar desconforto e problemas de resolução mais complexa, com necessidades reabilitadoras.

# ABORDAGEM CLÍNICA DE LESÕES TRAUMÁTICAS EM CRIANÇAS

Os traumatismos dentários são muito prevalentes na clínica de odontopediatria, e vários são os fatores etiológicos relacionados. Nas crianças de menor idade, são influenciados pela falta de habilidade motora quando iniciam a andar; nas crianças mais velhas, os traumatismos estão mais associados com atividades físicas e de lazer (uso de patins, *skates*, entre outros). Já está descrito na literatura que os traumatismos mais graves apresentam impacto negativo na qualidade de vida de crianças e adolescentes.

Na dentição decídua, é mais comum que os traumatismos acometam os tecidos de suporte (periodontais), devido à maior maleabilidade do tecido ósseo alveolar do que os tecidos dentários. Assim, são muito prevalentes os casos de luxação, luxação lateral, intrusão ou até mesmo avulsão.

Como o foco deste capítulo é a abordagem restauradora, a seguir vamos discorrer a respeito de intervenções sobre as lesões que acometem os tecidos dentários. As descrições dos tratamentos se aplicam tanto para dentes decíduos como permanentes.

Independentemente do tipo de estrutura lesada e do tratamento imediato requerido, é de extrema importância o acompanhamento clínico e radiográfico dos casos pós-traumatismo, pois algumas sequelas são esperadas. Caso ocorra qualquer problema, o cirurgião-dentista poderá intervir o mais rapidamente possível.

**LEMBRETE**

O cirurgião-dentista que atende crianças deve estar capacitado para prestar um pronto-atendimento resolutivo nos casos de traumatismo, o que aumentará a chance de sucesso.

## FRATURA DE ESMALTE

Casos que apresentem somente fratura em esmalte podem sofrer alisamento das bordas cortantes e receber uma aplicação tópica de flúor; o veículo de escolha pode ser o verniz. Caso a fratura seja maior e haja algum comprometimento estético, pode-se restaurá-la com aplicação de sistema adesivo e resina composta, preferencialmente os que empregam o condicionamento ácido seguido de lavagem (ácido fosfórico de 35 a 37%), os quais têm maior eficácia no esmalte dentário, se comparados aos autocondicionantes.

## FRATURA DE ESMALTE E DENTINA

Quando a dentina também for acometida, mas sem exposição pulpar, o ideal é a restauração do remanescente dental. Caso o paciente tenha em mãos o fragmento do próprio dente, este poderá ser colocado em posição e aderido por meio de sistema adesivo associado a cimento resinoso. Faz-se então o condicionamento ácido com ácido fosfórico (35 a 37%), por 15 segundos, no remanescente e no fragmento, seguido de lavagem, secagem leve e aplicação do sistema adesivo. Em seguida, aplica-se o cimento resinoso e coloca-se o fragmento em posição, seguido de fotopolimerização do cimento. Ajustes oclusais podem ser necessários, principalmente em movimento de protrusão, para que o risco de deslocamento seja reduzido.

Se o fragmento dental não estiver disponível, realiza-se uma restauração de resina composta. Pode-se utilizar, como alternativa, um guia palatino para a confecção da restauração, assim como coroas de acetato específicas para os dentes decíduos.

É importante salientar que, caso a fratura esteja muito próxima à polpa, sendo possível inclusive visualizá-la por transparência, o ideal é aplicar material biocompatível, com o objetivo de protegê-la das agressões dos polímeros presentes no sistema adesivo e na resina composta. Nessas situações, pode-se aplicar uma fina camada de cimento de hidróxido de cálcio ou mesmo de CIV para posteriormente realizar a restauração ou colagem do fragmento. Se este passo operatório for realizado antes da colagem, será necessário também um pequeno desgaste compensatório na face interna do fragmento para acomodar o cimento.

## FRATURA DE ESMALTE E DENTINA ACOMETENDO A POLPA

> **ATENÇÃO**
> É necessário fazer acompanhamento clínico e radiográfico em caso de fratura que acometa a polpa de dentes decíduos para observar a rizólise e a irrupção do sucessor permanente.

Nos casos em que a polpa foi acometida, primeiro deve-se realizar a terapia pulpar adequada. A restauração será confeccionada nas sessões posteriores. Dependendo da extensão da fratura, pode ser necessária a colocação de pinos ou retenções intrarradiculares. Esses podem ser de fibra de vidro, metálicos ou até feitos com dentes decíduos provenientes do banco de dentes, devidamente esterilizados. Os pinos podem ser cimentados com cimentos resinosos (de dupla polimerização, química e por meio de luz), ou mesmo com CIVs indicados para a cimentação.

## ABORDAGEM CLÍNICA DOS DEFEITOS DE DESENVOLVIMENTO DO ESMALTE EM CRIANÇAS

Defeitos de desenvolvimento do esmalte estão associados ao desenvolvimento de lesões de cárie. Sua intervenção clínica é difícil, pois essas alterações variam na forma, na coloração, na extensão, na localização e na gravidade. Tradicionalmente, sua abordagem discute apenas os aspectos da reabilitação dental e aqueles relativos à própria patologia. No entanto, é fundamental compreender que, durante a infância, uma boa técnica reabilitadora pode não ter nenhum impacto positivo sobre a saúde da criança. Isso ocorre porque esta fase apresenta uma especificidade biopsicossocial intimamente ligada ao momento de crescimento e desenvolvimento e é extremamente dinâmica, com profundas transformações em um curto período.

Essa especificidade deve nortear a decisão clínica, considerando, sempre, que o objetivo é a manutenção do máximo de estrutura dental e saúde pulpar, o que pode ser fundamental para permitir a adequada reabilitação futura. Além disso, o planejamento deve incluir o controle dos efeitos secundários associados, como sensibilidade e alterações oclusais, gengivais ou psicológicas.

De forma geral, os defeitos de desenvolvimento do esmalte podem ser classificados em três grandes grupos: hipoplasias, hipocalcificações e hipomaturação.

Na **hipoplasia** (etapa de formação da matriz do esmalte), tem-se uma deposição defeituosa da matriz do esmalte. Clinicamente, observa-se uma quantidade menor de esmalte, embora estejam mantidas a qualidade e a cor normal, com ausência de sensibilidade.

Na **hipocalcificação** (etapa de mineralização da matriz), em uma quantidade normal de matriz do esmalte, a mineralização é defeituosa. Assim, o esmalte apresenta espessura normal na irrupção, mas tem baixa qualidade, apresentando clinicamente uma superfície amolecida de cor castanho-amarelada facilmente removida. A hipocalcificação frequentemente está associada a grande sensibilidade, dificultando a higiene e aumentando o risco de alterações periodontais.

Na **hipomaturação** (etapa de maturação do esmalte), em uma quantidade normal de matriz, ocorre uma formação defeituosa dos cristais de esmalte. Clinicamente, apresenta esmalte fosco com aspecto manchado, branco-amarelado, de dureza reduzida e espessura normal na irrupção.

Genericamente, a hipoplasia, por apresentar um esmalte de boa qualidade, mas em menor quantidade, aceita bem técnicas que utilizem adesivos e restaurações com resina composta (Fig. 5.1). Na hipomaturação e na hipocalcificação, quando a lesão já está estabilizada e seus limites estão bem estabelecidos, a definição do material restaurador e do desenho do preparo deve seguir os preceitos gerais. No entanto, quando os limites da lesão não estão bem estabelecidos (por exemplo, em dentes semi-irrompidos) ou quando a alteração ainda apresenta possibilidade de perda de estrutura, uma estratégia que utilize materiais liberadores de flúor associado a higiene bucal, controle da dieta e aplicação tópica de flúor parece ser a abordagem que tem mais possibilidades de sucesso em longo prazo (Fig. 5.2).

Em dentes jovens que apresentem defeitos de desenvolvimento do esmalte na superfície oclusal sem perda de estrutura, deve-se considerar o selamento das fóssulas e fissuras com material ionomérico (Fig. 5.3). Em casos mais graves, quando a perda de estrutura é muito rápida e com grande exposição de dentina, a sensibilidade pode ser muito evidente, dificultando a abordagem restauradora e a higiene bucal. Nessa situação, o ART é a primeira opção.

Didaticamente, podemos descrever as ações clínicas em quatro etapas, de acordo com o estágio de irrupção dental, estabilização da perda de estrutura e delimitação dos limites da lesão.

**ETAPA 1 – PROTEÇÃO** (dente em fase inicial de irrupção, com os limites da alteração indefinidos): nesta etapa, as ações preventivas devem ser intensas, com controle do biofilme, orientação e adequação da dieta e utilização de flúor tópico em nível domiciliar e profissional. Algumas vezes, após a irrupção do dente, fica evidenciado que a alteração apresenta localização, extensão e gravidade que não requerem procedimentos restauradores – uma pequena alteração hipomaturada na superfície vestibular de molares inferiores, por exemplo. Nesses casos, apenas esta etapa será desenvolvida.

**ETAPA 2 – MANUTENÇÃO TRANSITÓRIA** (dente ainda em irrupção, com perda de estrutura e os limites da alteração indefinidos): nesta etapa, mantêm-se as ações preventivas intensas e, nas áreas onde

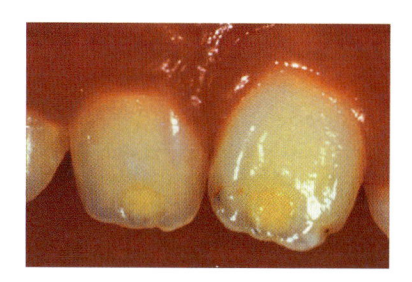

*Figura 5.1 – Hipoplasia de esmalte em incisivos permanentes superiores, exigindo restauração estética.*

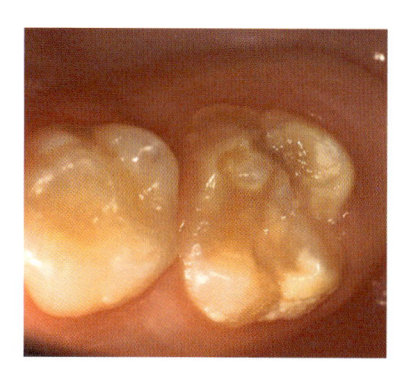

*Figura 5.2 – Molar permanente com defeito de desenvolvimento de esmalte, perda de estrutura e acúmulo de biofilme, indicando procedimento restaurador.*

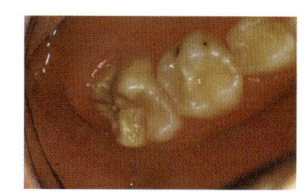

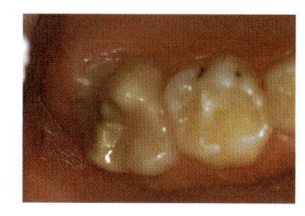

*Figura 5.3 – (A) Hipomaturação em molar permanente sem perda de estrutura. (B) Dente após selante ionomérico e verniz com flúor.*

> **LEMBRETE**
>
> Até a estabilização das lesões, o paciente e seu núcleo familiar devem ser alertados para a necessidade de **acompanhamento**, pois são muito frequentes os defeitos nas restaurações ocasionados pela perda de estrutura dental.

ocorreu a perda de estrutura, utiliza-se um material restaurador liberador de flúor (ionômero de vidro). Em dentes com hipoplasia, é possível a utilização de resina composta e adesivos em dentes anteriores, mesmo nessa fase; no entanto, considera-se como uma restauração transitória, já que ainda existe indefinição dos limites.

**ETAPA 3 – RECUPERAÇÃO MORFOFUNCIONAL** (dente em oclusão, com lesão estável e definição dos limites): as ações preventivas devem ser mantidas, e a recuperação morfofuncional dos dentes deve utilizar os recursos protéticos e restauradores adequados a cada caso.

**ETAPA 4 – MANUTENÇÃO** (dentes já recuperados morfofuncionalmente): como em qualquer intervenção restauradora, são necessários o acompanhamento preventivo e a avaliação clínica periódica para verificar desgastes, perda de material e alterações associadas.

A variedade de manifestações clínicas relacionadas aos defeitos de desenvolvimento do esmalte é ampla. Pode-se ter desde uma pequena hipomaturação em incisivos permanentes, proveniente de trauma na dentição decídua e que normalmente não necessita de qualquer intervenção, ou situações em que a microabrasão pode ser suficiente, e até o envolvimento de toda a dentição, como é o caso da amelogênese imperfeita, em que as ações devem ser intensas, e provavelmente serão necessários procedimentos amplos de reabilitação.

Em todas as etapas, o profissional deve estar atento à necessidade de controle das intercorrências clínicas associadas, como sensibilidade e alterações oclusais ou periodontais. Além disso, se a alteração estética for muito importante, na fase transitória, pode ser necessário apoio psicológico, já que nem sempre é possível alcançar um grau satisfatório de resolução estética.

Deve-se considerar que nem todos os defeitos de desenvolvimento do esmalte requerem intervenção restauradora. Como já foi comentado, a decisão de adotar ou não uma estratégia reparadora deve considerar os aspectos biológicos (extensão, gravidade, localização, ciclo biológico do dente) e o risco de desenvolvimento de alterações associadas (pulpares, periodontais e oclusais). Além disso, devem-se respeitar os anseios do paciente e de seu núcleo familiar, principalmente com relação à estética, e considerar o potencial de colaboração do paciente.

Embora seja um desafio para o clínico, uma intervenção oportuna e adequada pode minimizar as consequências dos defeitos de desenvolvimento do esmalte, melhorando a qualidade de vida da criança e viabilizando uma abordagem reabilitadora futura menos complexa e mais resolutiva.

# ACOMPANHAMENTO CLÍNICO DE RESTAURAÇÕES EM CRIANÇAS

O ideal é que a restauração realizada em um dente decíduo permaneça até a sua esfoliação. Isso significa um tempo de vida de até 10 anos, já que o primeiro molar decíduo irrompe com 16 meses e esfolia entre 9 e 11 anos, ao passo que o segundo molar decíduo irrompe por volta dos 2 anos e esfolia entre 11 e 13 anos. Além disso, nem sempre a restauração é realizada no ano em que o dente irrompeu (a tabela de cronologia dentária encontra-se no Capítulo 4, referente à estomatologia aplicada à odontopediatria).

Muitas vezes, no entanto, a restauração é realizada fora das condições ideais, como pouca colaboração infantil e/ou alta atividade de cárie. Assim, falhas são esperadas nas restaurações, e é importante observar se estas são clínica e radiograficamente aceitáveis, necessitando apenas de controle e monitoramento (Fig. 5.4), ou se o reparo ou a substituição devem ser realizados. Na dúvida, devemos optar por monitoramento e supervisão.

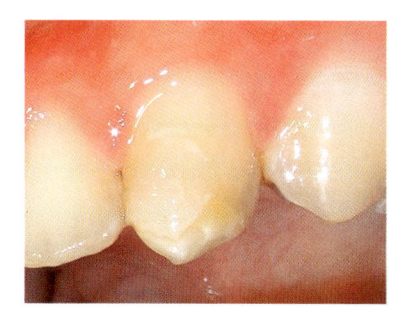

*Figura 5.4 – Dente com defeito de esmalte e perda parcial da resina composta, em controle.*

Os seguintes aspectos clínicos indicam a **necessidade de reintervenção operatória** nas restaurações:

- lesões de cárie cavitada adjacentes às margens das restaurações, sem capacidade de paralisação;
- evolução radiográfica de lesão cariosa na margem cervical de restaurações proximais;
- defeitos marginais que levam à perda significativa da função;
- defeitos que causem inflamações gengivais ou complicações pulpares;
- restaurações que não recuperam adequadamente os contatos proximais, podendo levar à perda de espaço no arco dental;
- perda de forma ou desgaste da restauração, com comprometimento funcional;
- excessos ou defeitos cervicais;
- fratura de cúspide adjacente às restaurações;
- fratura parcial ou total do material restaurador, com consequente perda da restauração;
- razões estéticas;
- durabilidade do próprio material restaurador.

Diante do diagnóstico de falha na restauração, a decisão clínica sobre o melhor procedimento a ser adotado para cada situação deve considerar os seguintes fatores:

- tempo de permanência do dente na cavidade bucal (ciclo de vida do dente decíduo);
- qualidade clínica e radiográfica do restante da restauração;
- presença de lesões cariosas e seu potencial de inativação;
- nível de dificuldade do procedimento e risco de complicações;
- consentimento do paciente e de sua família, incluindo os aspectos médicos, comportamentais, funcionais e estéticos.

**ATENÇÃO**

Definir o motivo correto pelo qual ocorreu a falha da restauração é fundamental para sua solução e para a prevenção de novos problemas. Quase um terço das restaurações em dentes decíduos apresentam falhas, sendo a principal delas a ocorrência de uma nova lesão de cárie ao redor da restauração, seguida da fratura da restauração.

**LEMBRETE**

O ciclo de vida do dente decíduo influencia na escolha do material e da intervenção necessária diante de uma constatação clínica de falha. Dentes que permanecerão na boca por pouco tempo, de 6 meses a 1 ano, permitem maior monitoração ou pequenos reparos.

Sendo necessária a reintervenção, é preferível realizar um reparo, já que a substituição da restauração existente resulta em tratamento mais invasivo, provocando maior desgaste de estrutura dental, com consequente aumento do tamanho do preparo e do risco de complicações. Assim fica ampliada a possibilidade de insucessos, podendo levar, até mesmo, à perda dental no futuro. Essa consideração é ainda mais relevante quando se trata de um dente permanente jovem, que está apenas iniciando seu ciclo de vida.

O reparo prevê a preparação e o preenchimento da parte defeituosa do dente e/ou restauração, diminuindo a quantidade de estrutura dental a ser desgastada. É um procedimento mais simples, que reduz o risco de complicações pulpares, além de ser de menor custo e maior aceitação por parte do pequeno paciente.

A **longevidade das restaurações** depende de vários fatores, relacionados com as características do material e a técnica adotada, incluindo experiência e conhecimento profissional, além de aspectos associados ao paciente e à própria restauração. Os seguintes fatores influenciam a qualidade e a longevidade da restauração:

- tipo de material restaurador, sua correta manipulação, inserção e características adesivas;
- extensão e localização da margem cervical;
- número de superfícies restauradas e tamanho da cavidade;
- estresse oclusal;
- experiência do profissional;
- controle de umidade durante a intervenção restauradora;
- características do dente a ser restaurado;
- idade da criança e sua colaboração.

Margens proximais cervicais abaixo da junção esmalte-dentina apresentam maior risco de falhas. A restauração subgengival tem um pior prognóstico, devido à dificuldade em manter o controle de umidade, além da possibilidade de injúria pulpar pela proximidade com o corno pulpar. Um maior número de superfícies envolvidas na restauração também diminui a longevidade.

Em média, as restaurações oclusais e oclusoproximais apresentam uma durabilidade de 4 anos, sendo a maior longevidade observada em restaurações que envolvem apenas a superfície oclusal. Para as restaurações de dentes anteriores, é estimado um tempo médio de 3,5 anos de sobrevida. O tipo de material também interfere na longevidade das restaurações. Contudo, a literatura não tem demonstrado diferença na longevidade de restaurações oclusais ou oclusoproximais realizadas com CIV de alta viscosidade e amálgama, após um período de 2 anos de acompanhamento.

O CIV tem sido amplamente utilizado na odontopediatria, principalmente por meio da técnica do ART, por facilitar o controle do comportamento da criança, especialmente as mais jovens. Para os bebês, o ART é a melhor opção, já que nessa idade é normal o comportamento pouco colaborador. Como essas restaurações são feitas em crianças muito jovens e com comportamento difícil, é de se esperar que venham a apresentar falhas.

É encontrada uma alta variação nas taxas de sucesso das restaurações de ART, já que estas são influenciadas por diversos fatores, como a

**LEMBRETE**

A escolha do melhor material para restauração de dentes decíduos fica a critério da avaliação e preferência do profissional, levando em conta principalmente o momento de vida da criança e suas implicações comportamentais, a atividade de cárie dentária e as expectativas da família.

experiência de cárie da criança, o tipo de CIV utilizado e as superfícies dentais restauradas. Assim como para as restaurações realizadas com outros materiais e técnicas, a sobrevivência de uma restauração de ART em dente decíduo é bem maior quando esta envolve apenas a superfície oclusal, sendo, nesses casos, de cerca de 90% nos primeiros 2 anos.

A decisão a respeito do momento adequado para reparar ou substituir ou ainda remover parte do ionômero para restaurar com resina (técnica do sanduíche) deve ser tomada considerando os aspectos clínicos, a colaboração da criança aos procedimentos e o controle de sua atividade de cárie, sendo as restaurações avaliadas a cada consulta de manutenção preventiva. As intervenções em restaurações falhas só devem ser realizadas quando realmente forem necessárias.

Ao realizar restaurações de ART, a família deve estar ciente de que, em algum momento posterior, pode ser necessário repará-las ou substituí-las. Cabe lembrar que, muitas vezes, com supervisão regular e controle dos fatores etiológicos, o material suporta muitos anos, e nem sempre é necessária nova intervenção.

As restaurações de CIV falham principalmente devido a fraturas, defeitos marginais grosseiros e perda parcial ou total do material; a observação de sinais clínicos de lesões cariosas recorrentes nas margens dessas restaurações é menos frequente. As lesões de cárie recorrentes e a descoloração marginal são mais comuns em restaurações de resina composta (Fig. 5.5). Entretanto, a degradação da interface restauração-dente ou sua descoloração não são tão comprometedoras nas restaurações em dentes decíduos, pelo seu menor tempo de permanência na cavidade bucal.

A resina tem sido o material de eleição para reparar pequenas falhas em restaurações adesivas, apesar de o CIV também ser uma opção de reparo em casos selecionados (Fig. 5.6).

O reparo utilizando material adesivo é considerado um protocolo minimamente invasivo, com as vantagens adicionais de ser uma alternativa de baixo custo e necessitar menos tempo de cadeira.

Ao realizar reparo em restaurações com compósitos, as condutas clínicas são semelhantes às das restaurações iniciais. O tratamento da superfície tem um papel importante na força de união do antigo material com o novo. Qualquer tipo de asperização produzida, ou pela abrasão de ar ou por broca diamantada, seguida de ataque ácido e sistema adesivo aumenta a força de adesão no reparo.

O reparo pode aumentar a longevidade da restauração, mas não evita que os mesmos tipos de imperfeição ocorram novamente, nem que novas lesões cariosas se desenvolvam. Como vem sendo discutido ao longo do capítulo, as intervenções restauradoras por si só não são suficientes para controlar a atividade de cárie.

Atualmente, o conhecimento acumulado e o desenvolvimento tecnológico permitem que o cirurgião-dentista que atende crianças ofereça ao seu paciente um tratamento com menor desgaste emocional. Trabalhando dentro dos conceitos de mínima intervenção, a relação entre criança e odontologia é muito mais agradável, além de aumentar a chance de sucesso clínico.

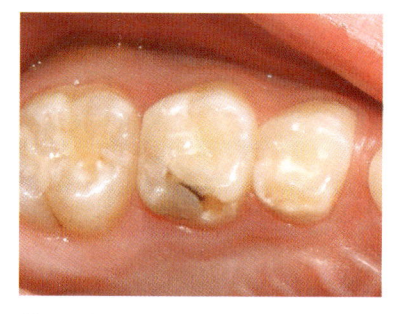

Figura 5.5 – Falha da restauração de resina composta em molar decíduo de paciente de 11 anos, com descoloração marginal e perda parcial do material, sem lesão cariosa associada.

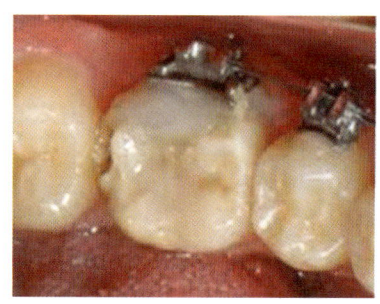

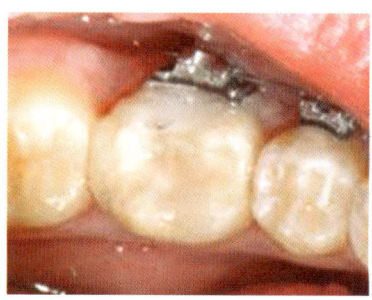

Figura 5.6 – (A) Dente permanente jovem com defeito de esmalte e fratura da restauração. (B) Optou-se por reparo com CIV modificado por resina até a remoção do aparelho ortodôntico, quando será possível realizar o procedimento com isolamento absoluto.

**LEMBRETE**

A abordagem minimamente invasiva apresenta as seguintes vantagens:
- maior conservação de tecido dental;
- redução do risco de iatrogenias;
- diminuição da necessidade de uso da anestesia local;
- oportunidade de melhorar a experiência odontológica do paciente;
- menor tempo e custo.

# 6

# Terapia pulpar em dentes decíduos

*MARIA DE LOURDES DE ANDRADE MASSARA*
*MILENE TORRES MARTINS*

**OBJETIVOS DE APRENDIZAGEM:**

- Revisar o conhecimento atual existente sobre o complexo dentinopulpar
- Identificar os aspectos clínicos e radiográficos para diagnóstico de alterações pulpares
- Conhecer os diferentes métodos de tratamento dessas complicações e sua indicação para dentes decíduos

A conservação dos dentes decíduos com alterações pulpares em função de lesão cariosa e trauma é um dos grandes desafios da odontopediatria. A perda prematura desses dentes pode deixar muitas sequelas, entre elas a perda do espaço necessário para os permanentes substitutos.

Muitos métodos conservadores têm sido utilizados há mais de um século, mas apenas com base clínica empírica. Foi principalmente na década de 1970 que as investigações científicas começaram a fornecer uma base experimental para a terapêutica pulpar.

Numerosos estudos clínicos e laboratoriais têm sido cuidadosamente desenvolvidos para orientar a conduta profissional. Apesar desse esforço, a tendência entre os dentistas ainda é eleger uma técnica favorável ou um medicamento para ser colocado sobre a polpa, sem que seja estabelecido um diagnóstico pré-operatório para determinar a verdadeira condição pulpar, e sem o conhecimento preciso da ação farmacológica ou da reação da polpa aos diferentes fármacos.

## CONSIDERAÇÕES SOBRE O COMPLEXO DENTINOPULPAR

Do ponto de vista embriológico, histológico e funcional, dentina e polpa são duas fases de um mesmo tecido, respectivamente o conjuntivo mineralizado e o conjuntivo frouxo. Considera-se, portanto, uma única entidade funcional denominada complexo dentinopulpar, que possui reações de defesa específicas à agressão externa. Assim, qualquer estímulo que afete a dentina dará origem a uma reação de defesa no órgão dentinopulpar.

A dentina é um tecido avascular especializado, acelular, poroso, composto basicamente por cristais de hidroxiapatita. A matriz orgânica da dentina tem dois componentes: o fibrilar, constituído pelas fibrilas colágenas, e a substância fundamental interfibrilar. O colágeno é o principal componente da matriz, seguido pelas proteínas não colagenosas.

O aspecto mais característico da estrutura dentinária é a sua permeação por túbulos em forma de cone invertido (base voltada para a polpa), intimamente agrupados, que atravessam toda a sua espessura e contêm, em seu interior, os prolongamentos citoplasmáticos dos odontoblastos.

Nos dentes decíduos, a dentina tem menor espessura em toda a sua extensão. O assoalho da câmara pulpar de molares temporários se mostra mais fino do que os de molares permanentes (espessura média de 1,71mm na área de furca), além de exibir foraminas externas e internas.

Graças à permeabilidade dentinária e às características morfológicas citadas, estímulos químicos aplicados à dentina podem alcançar rapidamente a polpa e a área de furca. Por isso, é necessária uma seleção cuidadosa dos medicamentos a serem utilizados na terapia pulpar de dentes temporários.

Os estudos relacionados às características do complexo dentinopulpar de dentes decíduos revelam que este é estruturalmente semelhante ao dos permanentes. Os últimos trabalhos histoquímicos também demonstram semelhança nas reações pulpares entre ambos, devido aos graus de vascularização e angiogênese relacionados ao ataque carioso, o que ocorre predominantemente na região de cornos pulpares.[1]

Até dois terços do processo de rizólise, as células pulpares não mostram alterações estruturais significativas suficientes para perderem sua capacidade reacional ou sua atividade metabólica. Pelo contrário, na fase inicial de reabsorção, a polpa dos dentes temporários apresenta uma situação de grande subsistência, expressa pela ativação de reações compensatórias, como hiperemia e infiltrado de linfócitos e macrófagos.[2] Recentemente, foi observado que o fluxo sanguíneo pulpar de molares decíduos tende a aumentar com a evolução do processo de reabsorção fisiológica.[3]

Alterações regressivas e comprometimento da capacidade formativa no tecido pulpar são observados somente na fase final da reabsorção fisiológica, ou seja, quando dois terços radiculares já foram reabsorvidos. Nessa fase do ciclo vital, há evidência de reação inflamatória associada ao trauma mecânico causado pela mobilidade, por facilitar a penetração de microrganismos e toxinas oriundas da cavidade bucal. Observa-se também a regressão dos fibroblastos, caracterizada por mudanças citoplasmáticas, modificações no citoesqueleto e dissociação das células e fibras, mostrando envelhecimento celular.[4]

O conhecimento atual sobre o complexo dentinopulpar de decíduos contribui para a compreensão de que terapias conservadoras podem e devem ser realizadas, utilizando-se medicamentos que estimulem e favoreçam a regeneração tecidual,[5] respeitando a condição pulpar avaliada nas fases pré e transoperatórias, para definição do diagnóstico. As respostas indesejáveis estariam relacionadas à presença de alterações pulpares patológicas, e não fisiológicas.

# DIAGNÓSTICO CLÍNICO E RADIOGRÁFICO

⚡ **Grande parte dos insucessos correntes no tratamento dos dentes decíduos é motivada por erros de diagnóstico.** Não existe um método clínico capaz de diagnosticar o verdadeiro quadro histopatológico da polpa dental antes de uma intervenção. Os sinais e os sintomas clínicos, bem como os achados radiográficos, são limitados e apenas sugerem uma condição patológica. Muitas vezes, o diagnóstico é definido na fase transoperatória, durante a remoção da dentina cariada em uma lesão cariosa profunda ou durante a amputação da polpa coronária, ao se fazer uma pulpotomia, por exemplo. Em certos casos, o plano de tratamento é modificado em função dos novos achados.

Considerando que a escolha da terapêutica endodôntica correta está subordinada a um diagnóstico seguro, torna-se indispensável fazer uma avaliação criteriosa dos achados colhidos por meio de exame clínico e radiográfico. A colaboração dos pais é fundamental na coleta de dados, em virtude das informações insuficientes ou incorretas por parte do pequeno paciente. Com habilidade, cabe ao profissional avaliar o estado geral de saúde e a presença de dor, com suas características: se é persistente ou ocasional; se é provocada pelo frio, pelo calor ou à mastigação; ou, ainda, se ocorre durante a noite.

⚡ **A ausência de dor em um dente decíduo não constitui sintoma seguro para o diagnóstico da condição pulpar.** É frequente observarmos dentes decíduos com alterações pulpares irreversíveis, ou mesmo com polpa necrótica, sem queixa de dor. Os testes pulpares (térmicos e elétricos) não são recomendados, especialmente em crianças de pequena idade, pois requerem muita colaboração do paciente e sua capacidade de verbalizar os reais sintomas, a partir do estímulo dado durante o exame. Portanto, os possíveis dados colhidos após um teste não são confiáveis, além de constituírem mais um procedimento a ser executado, prolongando a consulta.

O exame clínico bucal deve ser iniciado pelos tecidos moles, a fim de verificar alterações de cor ou de volume, típicas dos estados inflamatórios, e presença de abscessos ou parúlides relacionados com problemas dentários. Em relação aos dentes, devem-se considerar fatores como a presença ou não de mobilidade, alteração da cor da coroa, a extensão e a profundidade das lesões de cárie, a exposição clínica e a vitalidade da polpa, bem como a ocorrência de hiperplasia pulpar. A palpação e a percussão dos dentes poderão fornecer dados úteis à avaliação do estado do ligamento periodontal no nível do periápice.

A imagem radiográfica é um meio auxiliar valioso, como complementação dos recursos para o diagnóstico, pois pode registrar a existência de reabsorção interna na câmara pulpar ou no canal radicular, a formação de massas amorfas mineralizadas ou grandes cálculos pulpares. As radiografias permitem ainda observar a presença de fratura radicular, o grau de reabsorção radicular, se essa reabsorção é fisiológica ou patológica e se existe reabsorção óssea periapical ou inter-radicular (muito frequente para os molares decíduos).

# TERAPIA PULPAR INDIRETA

Na perspectiva atual, a terapia pulpar indireta pode ser conceituada como uma abordagem de **mínima intervenção**, baseada no **princípio da remoção parcial da dentina cariada**. Está indicada para dentes com lesões cariosas ativas profundas (ou seja, que envolvem o terço interno da espessura da dentina) e sem comprometimento pulpar irreversível. Tem por objetivo paralisar o processo de progressão da desmineralização, criando um microambiente favorável à remineralização dentinária e à reparação pulpar.

Durante muito tempo, a terapia pulpar indireta despertou controvérsias quanto à sua indicação para dentes temporários, talvez em função do desconhecimento acerca da histofisiologia do complexo dentinopulpar desses dentes. No entanto, como comentado anteriormente, os dentes decíduos possuem intensa capacidade de se reparar, desde que não sejam submetidos a estímulos que interfiram negativamente com seu potencial, de forma semelhante ao que acontece com os dentes permanentes. Dentes decíduos submetidos à terapia pulpar indireta apresentam aumento na dureza da dentina, sugerindo ganho mineral depois do tratamento.[6,7]

A abordagem de lesões cariosas em dentina deveria concentrar-se na **criação de condições mais favoráveis** para esse processo de cura, ou seja, a utilização de procedimentos e materiais que possam estimular e fortalecer o organismo do paciente. Dito de outra forma, a terapia a ser praticada deveria ser **não invasiva** para evitar interferência no processo natural de defesa e para não acrescentar mais estímulos agressivos ao complexo dentinopulpar.

A lesão de rápida progressão ou ativa apresenta três zonas ou camadas:

- **Zona infectada** – primeira camada, composta por um tecido decomposto ou necrótico, altamente infectado, com um teor muito baixo de cálcio e ausência de processos odontoblásticos. Apresenta ligações cruzadas intermoleculares de colágeno, irreversivelmente quebradas. Clinicamente, o tecido apresenta-se muito amolecido, sendo de fácil remoção com instrumento manual, e insensível à instrumentação.
- **Zona afetada** – segunda camada, que se apresenta organizada, por ter um maior percentual de cálcio (está apenas parcialmente desmineralizada), prolongamentos de odontoblastos e ligações intermoleculares de colágeno mantidas. É pouco infectada, com cerca de apenas 0,1% do número de bactérias encontradas na primeira zona. Clinicamente, exibe uma dentina mais firme, podendo ser retirada em forma de lascas ou escamas com instrumento manual. Por vezes, pode ser dolorosa à remoção. É passível de remineralização,[6,8] devendo, portanto, ser mantida.
- **Zona de dentina "intacta"** – terceira camada. A alteração tecidual precede a penetração microbiana, a partir da liberação de toxinas e ácidos.

Tradicionalmente, o capeamento indireto deveria ser realizado sob anestesia local e isolamento absoluto, com utilização de instrumentos rotatórios (alta e baixa rotação), retirando-se todo o tecido infectado e afetado das paredes circundantes e deixando-se apenas uma delgada camada de dentina afetada no assoalho da cavidade, sobre o tecido pulpar.

Após um período de 45 a 60 dias, o dente seria reaberto para a reavaliação da dentina do assoalho da cavidade. Somente após a confirmação do endurecimento do tecido dentinário a restauração seria realizada.

Entretanto, por tudo que já foi exposto, os estudiosos concluíram que é no primeiro *habitat* bacteriano que se encontra a concentração da biomassa microbiana cariogênica, responsável pela destruição progressiva e pela ampliação gradual da cavidade, como resultado da produção contínua de ácido. Assim, a abordagem do complexo dentinopulpar não precisa mais ter como limite o tecido completamente hígido, especialmente no caso de lesões cariosas profundas. O limite seria a zona afetada.

De acordo com as técnicas minimamente invasivas, a remoção parcial do tecido cariado com instrumento manual tem como objetivo a retirada do tecido amolecido, necrótico e desorganizado, presente na zona infectada, mantendo-se ainda o tecido desmineralizado, identificado clinicamente por apresentar-se mais resistente à instrumentação e em forma de lasca, escama ou couro.[9] Essa curetagem restrita à dentina amolecida superficial provavelmente permite a remoção da matriz de colágeno, cujas ligações intermoleculares se encontram irreversivelmente quebradas, conservando-se a da camada mais interna, que formaria um arcabouço em cujas ligações os íons cálcio se unem.[9]

Com o selamento das cavidades, após essa curetagem, "sepultam-se" as bactérias remanescentes. O microambiente é modificado em função da ação antimicrobiana do material utilizado e da dificuldade de se obter o substrato, vindo do meio bucal. Como consequência, fica significativamente reduzida a produção de ácido, paralisando-se a desmineralização e controlando-se a progressão da lesão. Ocorre então a redução quantitativa ou mesmo a eliminação dos microrganismos e a diminuição da sua virulência, além de alteração na textura, na cor e na umidade do tecido dentinário.[6,9,10]

O aspecto (como couro, saindo em forma de lasca ou escama) e a textura (mais resistente à instrumentação) do tecido dentinário parecem ser critérios clínicos confiáveis para limitar a curetagem da lesão cariosa de dentina. De acordo com esse raciocínio, fica claro que as terapias pulpares indiretas dispensam a aplicação de produtos químicos, como corantes e solventes, sobre o tecido dentinário, para guiar a curetagem.

As recentes técnicas propostas para a remoção químico-mecânica de dentina cariada requerem mais estudos *in vivo*, com animais experimentais, antes de serem aplicadas em seres humanos, pois não apresentam, até o momento, resultados esclarecedores relativos ao seu mecanismo de ação, à sua biocompatibilidade, à sua confiabilidade e às suas vantagens.

Algumas técnicas, baseadas nos princípios biológicos da mínima intervenção, têm sido recomendadas para a realização da terapia pulpar indireta para dentes decíduos: escavação gradativa, tratamento restaurador atraumático (ART) e capeamento indireto em sessão única. Destas, apenas a primeira é realizada em duas sessões.

**LEMBRETE**

Vários estudos demonstraram que, em lesões profundas, é preferível a remoção parcial de tecido cariado, uma vez que ocorre redução altamente significativa no risco de exposição pulpar, tanto em dentes decíduos quanto em dentes permanentes.[11,12]

# TÉCNICAS PARA TERAPIA PULPAR INDIRETA

## Escavação gradativa

Também conhecida como tratamento expectante, a escavação gradativa está indicada para lesões profundas, nos casos de pacientes que ainda não apresentam adaptação comportamental para se submeterem a procedimentos mais complexos ou quando há dificuldade de estabelecer o diagnóstico pulpar. Nessa técnica, a cavidade é selada provisoriamente com um material restaurador intermediário, preferencialmente óxido de zinco e eugenol reforçado (tipo II), e o dente é posteriormente reavaliado.

O cimento de óxido de zinco e eugenol (ZOE) é um material já consagrado na odontologia. Sua ação bactericida tem sido reportada por inúmeros pesquisadores, sendo efetivo não só na redução de microrganismos remanescentes na dentina, mas também na esterilização do tecido. Essa ação antimicrobiana pode ser explicada pela alta afinidade do eugenol pela membrana plasmática (solubilidade lipídica) e pela sua capacidade de inibir a respiração e a divisão celulares.

Outra propriedade relevante desse material diz respeito à sua ação higroscópica. Ao ser aplicado sobre a dentina, após a curetagem da lesão, exibe uma capacidade de retirar a umidade excessiva presente nos túbulos, vinda do edema causado pela inflamação pulpar subjacente à área lesada. Tem também capacidade de inibir a síntese de prostaglandina, importante mediador do processo, e de inibir a quimiotaxia de leucócitos, responsáveis pela liberação de superóxidos, substâncias capazes de lesar o tecido.[13] Permite, então, que o processo inflamatório regrida e que o tecido pulpar recupere sua capacidade de defender-se diante do dano causado pelo ataque carioso.

Deve ser ressaltada, também, a facilidade de manipulação e de inserção desse material na cavidade e sua baixa sensibilidade à umidade, o que o torna indispensável na abordagem de lesões de média e grande profundidade, em dentes posteriores de crianças não cooperativas, na fase de adequação do paciente.

## Tratamento restaurador atraumático (ART)

Entre os profissionais que já utilizavam terapias menos invasivas, como o capeamento pulpar indireto convencional e a escavação gradativa, o ART foi imediatamente compreendido como uma releitura das referidas abordagens,[6] com a vantagem de poder ser realizado sem anestesia e isolamento absoluto, em sessão única, não necessitando de nova intervenção. Portanto, em lesões ativas profundas, o ART passou a ser aplicado também como uma importante terapia pulpar indireta, sustentada pelos mesmos princípios biológicos.

O material restaurador de eleição é o **cimento ionomérico**, capaz de criar condições favoráveis para a remineralização da dentina, em função de suas propriedades biológicas. Evidencia-se sua ação antimicrobiana, atribuída principalmente ao flúor liberado pelo material,[14,15] em altas taxas especialmente nas primeiras 24 horas. Esse flúor liberado também potencializa a remineralização da estrutura dental, promovendo um endurecimento da camada de dentina desmineralizada deixada após a curetagem da lesão.[6,16] O esmalte presente em contato com o material, nas bordas da cavidade, também apresenta-se mais ácido-resistente, trazendo maior dificuldade para a ocorrência de lesões secundárias.

Além disso, sua capacidade de adesão físico-química à dentina permite intervenções conservadoras, restritas à área afetada pela doença cárie, e também dificulta a percolação bacteriana pela interface dente-restauração, por apresentar um adequado vedamento marginal. Assim, de acordo com diversos estudos,[14,17-19] lesões secundárias adjacentes a esse material restaurador são raras, o que possivelmente diminui de forma sensível a necessidade de substituição de restaurações ou retratamento de dentes já restaurados.

Na odontopediatria, a aplicação do ART como terapia pulpar indireta se torna valiosa, pois tem contribuído sobremaneira para a adaptação comportamental da criança, principalmente de bebês e de crianças não cooperativas, desajustadas ou com comprometimento sistêmico. Isso se deve ao fato de o ART ser indolor e dispensar anestesias, isolamento absoluto e instrumentos rotatórios (a não ser para remoção de esmalte sem sustentação, na ampliação de lesões socavadas), além de não exigir uma segunda intervenção. Um dente submetido a essa terapia pode ser controlado até que a criança esteja adaptada para receber um tratamento restaurador definitivo, se isso for requerido.

### Capeamento pulpar indireto em sessão única

Esta técnica é uma abordagem de mínima intervenção modificada do capeamento indireto tradicional, que era realizado em duas sessões. Está indicada para lesões cariosas profundas de dentina, com alterações pulpares reversíveis (hiperemia e inflamação suave), nos casos de pacientes com adaptação comportamental para receberem anestesia, se essa for requerida.

O tratamento é dado como definitivo, não necessitando de segunda sessão para reabertura e reavaliação da dentina do assoalho da cavidade. No entanto, reavaliações clínicas e radiográficas periódicas devem ser realizadas por, no mínimo, 2 anos.

## TERAPIA PULPAR DIRETA (CAPEAMENTO)

O capeamento pulpar direto ou proteção pulpar direta consiste na aplicação de um agente protetor em uma exposição do tecido pulpar, a fim de promover o restabelecimento da polpa e protegê-la de irritação adicional, mantendo sua vitalidade. Objetiva selar a área da exposição pulpar por meio da formação de uma barreira mineralizada, sob a qual a polpa seja conservada dentro de suas características normais. Essa barreira pode ser constatada radiograficamente, e é considerada um sinal de sucesso nos tratamentos pulpares conservadores.

Esta terapia, de forma semelhante ao que acontece para dentes permanentes, está indicada somente nos casos de pequenas exposições traumáticas ou mecânicas acidentais, decorrentes de preparos cavitários convencionais e traumatismos. O dente deve se apresentar sem alteração de cor, sem mobilidade, com tecido pulpar vital e em condições de normalidade, ou seja, devem-se observar um sangramento de coloração normal e uma facilidade de hemostasia na área de exposição, que deverá ser de pequena extensão e isenta de dentina cariada. Tecidos moles adjacentes devem se apresentar sem alterações de cor ou de volume, característicos de abscessos. Radiograficamente, o elemento dental deverá apresentar sinais de normalidade, ou seja, ausência de reabsorção interna e externa patológica, bem como áreas radiolúcidas inter e/ou perirradiculares sugestivas de reabsorção óssea.

CONTRAINDICAÇÃO: Por todas as razões apresentadas no início do capítulo, o capeamento direto está contraindicado apenas nos dentes em estágio final de rizólise, quando não seria mais necessária sua manutenção no arco. Não é o processo fisiológico de reabsorção radicular que afeta a formação de dentina reparadora, na terapia pulpar direta, mas sim a condição do tecido pulpar.[20]

O **hidróxido de cálcio** é o medicamento de eleição para proteger o tecido pulpar nessa técnica. Inúmeras investigações efetuadas em dentes de ratos, cães, macacos e humanos demonstraram que o hidróxido de cálcio é capaz de induzir a reparação pulpar, entendida como ausência de reação inflamatória e formação de uma estrutura mineralizada, como novo teto para a polpa da câmara ou do canal radicular.

Colocado em contato direto com o tecido pulpar, o hidróxido de cálcio promove desnaturação proteica superficial. Reagindo com o gás carbônico do tecido, ocorre precipitação de granulações superficiais grosseiras de carbonato de cálcio. Essas granulações estimulam o tecido pulpar a depositar granulações mais finas e mais profundas de sais de cálcio. Posteriormente, ocorre a formação da barreira mineralizada.

Alguns **cuidados técnicos** precisam ser tomados. Assim como na pulpotomia, irrigações abundantes devem ser realizadas com solução fisiológica na área da exposição do tecido pulpar. Pelo fato de o hidróxido de cálcio atuar exclusivamente por contato direto, raspas ou fragmentos de dentina devem ser removidos para não interferirem nesse contato, o que poderia propiciar resultados indesejáveis. Além disso, a irrigação permite uma melhor observação da hemostasia, uma vez que a solução fisiológica não é capaz de interferir negativamente na avaliação da condição pulpar.

A secagem é feita com mechas estéreis de algodão, sem, no entanto, pressioná-las na cavidade, seguida da colocação da pasta composta por hidróxido de cálcio P.A. e soro fisiológico ou água destilada. Restaurações provisórias ou definitivas são realizadas, conforme a necessidade, tomando-se o cuidado de fazer um vedamento adequado da cavidade, para evitar a contaminação da área exposta a partir de infiltração bacteriana.

Na busca pelo melhor tratamento com base nos fundamentos biológicos na linha de substâncias biocompatíveis, novos materiais vêm sendo estudados. Dentre eles, destacam-se as proteínas ósseas morfogenéticas (BMPs), as proteínas osteogênicas (OPs), os fatores de crescimento transformador beta (TGF-), o agregado de trióxido mineral (MTA) e o colágeno. Os estudos desenvolvidos mostram resultados superiores aos obtidos com o hidróxido de cálcio. Entretanto, precisam

**LEMBRETE**

Em função do uso rotineiro da curetagem das lesões cavitadas de dentina e da terapia pulpar indireta, o capeamento pulpar direto está sendo pouco utilizado, pois a exposição pulpar dificilmente acontece nessas condições. A técnica de proteção direta tem sido necessária apenas nos casos de traumatismo, em fraturas complicadas de coroa, quando o atendimento é imediato.

ser aprofundados, para a confirmação de que esses materiais possam ser disponibilizados e indicados para aplicação em seres humanos.

A proservação é feita a partir das avaliações periódicas clínicas e radiográficas por, no mínimo, dois anos. O tratamento é considerado bem-sucedido se, ao exame clínico, não forem observados alteração na cor do dente, mobilidade patológica e se houver integridade dos tecidos moles adjacentes, além de ausência de sintomatologia dolorosa.
Está contraindicada a reabertura do dente para a verificação clínica da formação de barreira de tecido duro. Ao exame radiográfico, consideram-se a integridade dos tecidos periapicais e inter-radiculares, a ausência de reabsorção interna e/ou externa patológica e a integridade da lâmina dura em torno do saco folicular do germe do permanente sucessor.

# PULPOTOMIAS

A pulpotomia (remoção de toda a polpa coronária) é um método conservador indicado em dentes com grandes exposições acidentais e exposição por lesão cariosa. Apesar de ser um procedimento realizado há mais de um século, continua causando muitas controvérsias e discussões, especialmente no que se refere ao medicamento a ser utilizado sobre o tecido pulpar remanescente.

# PULPOTOMIA COM FORMOCRESOL

O formocresol, introduzido empiricamente por Buckley, em 1904, começou a ser utilizado em função da inexistência de técnicas anestésicas adequadas e da necessidade eliminar a sintomatologia dolorosa. Durante muito tempo, sua aceitação baseou-se em resultados de trabalhos quase exclusivamente clínicos e com alto índice de sucesso,[21] e tem sido indicado por diversos autores de tratados de odontopediatria.

A partir da década de 1970, começou-se a especular sobre os efeitos do formocresol no organismo. Vários estudos mostraram as seguintes consequências:

- citotoxicidade – bloqueio da síntese de proteínas e RNA, com supressão da atividade de enzimas respiratórias;
- alterações no sucessor permanente;
- absorção e distribuição sistêmica e lenta excreção;
- formação de lesoes císticas de caráter imunogênico;
- aceleração do processo de rizólise dos dentes decíduos.

Além disso, foi observado que não havia controle da penetração do formocresol no tecido pulpar radicular, e que sempre havia um grau de inflamação nesse tecido, que geralmente se estendia apicalmente.

Devido ao seu potencial tóxico e altamente irritante, foram ocorrendo mudanças no protocolo do uso do formocresol ao longo do tempo. Passou-se de um procedimento de visitas múltiplas para uma única aplicação de 5 minutos, e sua concentração original foi diluída a um quinto,[21] que também se mostrou capaz de apresentar efeitos indesejáveis. Recentemente, houve sugestão da aplicação do formocresol em sua concentração original por apenas 1 minuto, com tendência a uma esfoliação precoce do dente decíduo.[22]

O potencial imunogênico, tóxico, mutagênico e carcinogênico do formocresol e o consequente risco potencial de seu uso para a saúde humana já são bastante conhecidos e reconhecidos por várias instituições, dentre elas a Organização Mundial de Saúde[23] e a International Agency for Research in Cancer (IARC).[24] No entanto, o tratamento com esse medicamento muito raramente causa sintomas subjetivos ou objetivos, sendo esse fato mais um agravante da sua utilização.

Estudos mais recentes mostram altas taxas de sucesso com o uso do formocresol, após avaliações clínicas e radiográficas, mas esse "silêncio clínico" nem sempre é acompanhado por polpas e reações periapicais histologicamente normais. Intensa inflamação pulpar radicular, necrose tecidual, áreas de hemorragia ou de reabsorção interna foram observadas, exibindo resultados desfavoráveis,[25,26] além de permanecer o questionamento quanto ao seu possível potencial mutagênico.[27,28] Portanto, a ausência de sinais clínicos não é o parâmetro mais confiável para concluir que houve sucesso no tratamento.

**CONTRAINDICAÇÃO:** Diante de todas as evidências apresentadas, enfatiza-se a contraindicação do uso do formocresol como medicamento de escolha em pulpotomias de dentes decíduos.

## PULPOTOMIA COM HIDRÓXIDO DE CÁLCIO

Sabe-se que a utilização de hidróxido de cálcio em pulpotomias exige **critérios muito bem definidos**, não só para a seleção do dente, mas também para o diagnóstico da condição pulpar. Essa técnica conservadora está indicada para dentes decíduos que apresentem ausência das seguintes patologias:

- fístula;
- mobilidade;
- edema;
- alteração de cor;
- lesões periapicais;
- lesões inter-radiculares.

No transoperatório, devem ser avaliados sinais clínicos como sangramento de coloração normal, consistência tecidual no momento da amputação e facilidade de hemostasia. A ausência dessas evidências clínicas de normalidade já indica a necessidade de uma terapia endodôntica mais radical.

Com relação ao diagnóstico pulpar, a revisão dos estudos envolvendo dentes decíduos mostrou que poucos são os autores que consideraram os sinais clínicos como a consistência do tecido no momento da amputação da polpa coronária, a coloração do sangramento e o grau de dificuldade de hemostasia. Assim, os índices de insucesso obtidos com esses estudos seguramente não se devem à utilização do hidróxido de cálcio, e sim a possíveis erros de diagnóstico. Além disso, vários pesquisadores utilizaram medicamentos como epinefrina, adrenalina e "leite de cal", dentre outros, para a limpeza da câmara pulpar ou para a hemostasia; tais medicamentos são considerados inadequados por interferirem na avaliação transoperatória da condição pulpar.

O sucesso do tratamento com hidróxido de cálcio depende da capacidade de reação do tecido, e ele não age sobre polpa inflamada; assim, os resultados desfavoráveis obtidos nos referidos estudos foram erroneamente atribuídos ao medicamento.

A **reabsorção interna** é o achado mais comumente relatado nos casos de insucesso, mas sua ocorrência apresenta uma relação estatística altamente significativa com a presença de inflamação pulpar. Assim, a ocorrência de reabsorção interna em dentes decíduos se deve ao uso inadequado de hidróxido de cálcio diretamente sobre o tecido pulpar já inflamado, em decorrência de erro no diagnóstico e de falhas na técnica cirúrgica. Além disso, pode ocorrer em função de falta no controle da prevenção de infecção secundária, a partir de restaurações insatisfatórias ou mesmo de perdas totais ou parciais do material restaurador.[29]

Outro aspecto a ser considerado é que, de forma semelhante ao que acontece em dentes permanentes, o corte do tecido pulpar no momento da amputação da polpa coronária possivelmente desencadeará uma reação inflamatória intensa. Embora seja uma reação de defesa do organismo, essa reação, quando ocorre na polpa dentária, provoca estrangulamento dos vasos sanguíneos pelo aumento de pressão interna. A câmara pulpar está delimitada por paredes dentinárias rígidas, as quais impedem o aumento de volume da polpa pelo exsudato inflamatório. Justifica-se, portanto, o uso do curativo de corticosteroide e antibiótico, antes do emprego do hidróxido de cálcio, nas primeiras 48 horas, para minimizar essa reação e para impedir a proliferação bacteriana. A associação entre corticosteroide e antibiótico é desnecessária nos casos de pulpotomia em dentes com exposição pulpar por fratura coronária, em decorrência de traumatismo. Nesses casos, a pulpotomia com hidróxido de cálcio é realizada em sessão única.

Durante o procedimento de pulpotomia, o campo deve ser irrigado de forma abundante com soro fisiológico, para não alterar a reatividade tecidual, melhorar a visualização do campo operatório, evitar a formação de coágulo e remover raspas de dentina no local da amputação. O coágulo evita o contato do hidróxido de cálcio com o tecido, interferindo na sua ação; além disso, pode agir como substrato para a proliferação bacteriana, em decorrência de sua necrose, tornando-se um agente irritante. As raspas de dentina, por sua vez, podem funcionar como corpo estranho, induzindo uma reação inflamatória localizada, o que dificulta o processo de cura.

As evidências de sucesso da pulpotomia não estão limitadas à formação de ponte de tecido duro verificada radiograficamente. É considerada principalmente a ausência de sintomatologia dolorosa, de alterações de cor ou de alterações de tecidos moles adjacentes ao dente, bem como imagem radiográfica compatível com a normalidade. Ausência de ponte de dentina não significa necessariamente fracasso do tratamento executado.

Os receios à utilização de hidróxido de cálcio em dentes decíduos precisam ser revistos, e mais estudos com os novos materiais biocompatíveis precisam ser realizados, para que possamos eliminar a utilização de medicamentos tóxicos em crianças.

## PULPOTOMIA COM AGREGADO DE TRIÓXIDO MINERAL (MTA)

Desde o final dos anos 1990, o campo da pulpotomia vem sofrendo novas mudanças em seus conceitos e objetivos, buscando cada vez mais materiais e procedimentos que visem a uma cicatrização mais natural e biológica. Surgiram materiais mais biocompatíveis, capazes de estimular a recuperação tecidual, como as BMPs e o MTA.

O MTA é apresentado na forma de cimento composto de micropartículas hidrófilas de vários óxidos minerais, que se geleifica em presença de água e solidifica-se em menos de 4 horas após sua manipulação, criando uma barreira praticamente impermeável. Possui baixa solubilidade, radiopacidade satisfatória e alta alcalinidade, devido ao cálcio, seu principal componente químico. O pH inicial do MTA é de 10,2, elevando-se para cerca de 12,5 após a presa. Outra vantagem é que, durante a reação de presa, o MTA apresenta uma expansão significativa, contribuindo para um importante vedamento marginal e dificultando, por conseguinte, a penetração de bactérias e seus produtos para o interior da polpa.

Vários estudos buscaram conhecer seu mecanismo de ação, bem como a reação pulpar, comparando-os com o hidróxido de cálcio e observando semelhança entre os dois.[30,31] O MTA tem a capacidade de induzir a formação completa de tecido duro quando colocado diretamente sobre polpas expostas. Além disso, apresenta a grande vantagem de não afetar o tecido radicular remanescente.[32] Os estudos que comparam o MTA ao formocresol têm demonstrado a superioridade do primeiro, apontando-o inclusive como substituto do segundo.[33-36]

## PULPECTOMIA (TRATAMENTO ENDODÔNTICO RADICAL)

O tratamento endodôntico, que consiste na pulpectomia, no preparo biomecânico e na obturação dos canais radiculares, tem indicação quando as alterações pulpares degenerativas estão avançadas ou levaram a polpa à necrose total.

De forma semelhante ao que ocorre nos dentes permanentes, a morfologia dos canais radiculares dos molares decíduos deve ser considerada no tratamento endodôntico. Estudos têm mostrado, logo após a completa formação do dente, um canal para cada raiz. Com a continuidade da formação de dentina (dentina secundária), altera-se a morfologia interna, com o aparecimento de variações, especialmente em molares decíduos, relativas ao número, ao comprimento e à angulação de raízes, ao número de canais secundários ou acessórios, às ramificações apicais e até a uma rede de intercanais.[37]

Os molares decíduos superiores apresentam mais frequentemente canais acessórios, mas nos molares decíduos inferiores, esses canais, quando presentes, têm maior calibre.[38] Essa complexidade topográfica, entretanto, não contraindica os procedimentos endodônticos. Os molares decíduos apresentam também menor espessura e maior porosidade do assoalho da câmara pulpar, já demonstradas experimentalmente. Essas características provavelmente podem explicar a destruição óssea inter-radicular, relacionada frequentemente com dentes despolpados e evidenciada radiograficamente.

CONTRAINDICAÇÃO: A contraindicação do tratamento de canais em dentes decíduos está mais subordinada a outros fatores, entre eles:

- reabsorção radicular superior à metade do comprimento da raiz;
- grande destruição coronária impedindo o isolamento do campo e qualquer trabalho restaurador;
- lesão de cárie destruindo o assoalho da câmara pulpar na área de bifurcação ou trifurcação radicular;
- lesões periapicais ou inter-radiculares extensas, acompanhadas de grande mobilidade dental;
- descontinuidade da lâmina dura do saco folicular do sucessor permanente;
- abscessos volumosos e alveólise.

Atualmente, parece haver consenso na literatura quanto à necessidade de intervenção no sistema de canais radiculares. No entanto, constatam-se diferentes propostas relativas às técnicas a serem utilizadas para dentes decíduos. Essa variação se dá fundamentalmente quanto à odontometria e aos medicamentos a serem empregados na desinfecção do canal, destacando-se aqueles indicados para curativo de demora ou para obturação dos canais radiculares.

## ODONTOMETRIA E PREPARO BIOMECÂNICO

Por possuírem raiz única e um canal com grande diâmetro, os dentes decíduos anteriores favorecem o tratamento endodôntico. Entretanto, não se pode esquecer que eles têm sua rizólise fisiológica iniciada pela superfície lingual ou palatina, de forma oblíqua; portanto, têm uma reabsorção menor por vestibular, fato nem sempre perceptível nas radiografias periapicais (as radiografias são vestibulolinguais).

As tomadas radiográficas feitas com limas dentro do canal não poderão orientar o clínico ou informá-lo sobre os exatos limites da instrumentação e da obturação. Além disso, elas prolongam a duração da sessão de tratamento, o que constitui um fator complicador para o atendimento odontopediátrico, principalmente se for um paciente com necessidades especiais e bebês – esses últimos frequentemente acometidos por lesões traumáticas. O mesmo raciocínio se aplica para os molares decíduos, que têm entre suas raízes o germe do dente permanente correspondente.

Como o processo de rizólise fisiológica se inicia pelas faces internas, a imagem radiográfica obtida após a colocação de limas endodônticas não é suficientemente confiável para definir a odontometria.

Após a definição do comprimento de trabalho, o preparo biomecânico deve ser feito com limas tipo Kerr de 21 mm, para maior conforto da criança, em função da menor abertura da boca. Os cursores devem ser posicionados na mesma medida para todas as limas. Para os dentes anteriores, utilizam-se as limas da segunda série (números 45 a 80); para os dentes posteriores, são utilizadas as da primeira série (números 15 a 40). No caso de canais atrésicos, limas 8 ou 10 poderão ser utilizadas no início do preparo. A instrumentação deve ser acompanhada de irrigação e aspiração com detergente aniônico, água de hidróxido de cálcio ou soro fisiológico, quando a polpa radicular tiver vitalidade, ou com líquido de Milton (hipoclorito de sódio a 1%) nos casos de polpa necrótica. Essa irrigação deve ser feita a cada troca de lima.

## CURATIVOS DE DEMORA

**INDICAÇÕES:** A indicação de uma medicação intracanal entre sessões se dá somente nos casos de necrose pulpar associada à lesão peri e/ou inter-radicular, diagnosticada radiograficamente, como nos quadros de abscesso periapical crônico. O intervalo deve ser de 30 dias entre a primeira e a segunda consultas, como será explicado no tópico seguinte.

## FUNDAMENTOS BIOLÓGICOS PARA A ESCOLHA DO HIDRÓXIDO DE CÁLCIO COMO MEDICAÇÃO PARA O CURATIVO DE DEMORA

A microbiota do sistema de canais radiculares de dentes decíduos se assemelha à de dentes permanentes,[39] inclusive nos casos de necrose pulpar associada à presença de lesões peri e inter-radiculares. Assim, sabendo-se dessa semelhança e que o hidróxido de cálcio [$Ca(OH)_2$] é o medicamento escolhido para curativo de demora em dentes permanentes, justifica-se a sua eleição também para dentes temporários.

Apesar do menor número de investigações envolvendo a utilização de materiais à base de hidróxido de cálcio como curativo de demora para dentes temporários, é inquestionável a sua superioridade na atividade antimicrobiana, fundamental na terapia endodôntica. Sabe-se que, com seu pH altamente alcalino (em torno de 12,6), o hidróxido de cálcio atua contra todos os agentes envolvidos nos processos patológicos presentes no sistema de canal radicular e nas regiões inter-radicular e periapical, tanto por meio da inativação dos sistemas enzimáticos da membrana celular e pela consequente alteração dos mecanismos biológicos dependentes da membrana quanto por meio da alteração no metabolismo celular, causando a destruição da parede das bactérias pela desintegração dos fosfolipídeos. Além disso, o hidróxido de cálcio compete com o gás carbônico que será utilizado por algumas das bactérias anaeróbias, que são as mais prevalentes em polpas necróticas de molares decíduos.[40]

Outra vantagem relativa ao alto pH do hidróxido de cálcio merece ser evidenciada. Inúmeras vezes nos deparamos com crianças portadoras de dentes decíduos com reabsorção óssea peri e inter-radicular. A reabsorção óssea só ocorre em meio ácido, condição que favorece a destruição do colágeno e da hidroxiapatita pela ação de enzimas, como a fosfatase ácida, desidrogenases, colagenases e hialuronidases. O hidróxido de cálcio modifica o pH do meio, pela liberação de íons OH-, que atravessam a espessura da dentina e atingem sua superfície externa peri e inter-radicular. Assim, neutraliza o meio ácido promovido pela atividade osteoclástica, criando um ambiente propício para a reparação. Além disso, esse medicamento promove a redução de exsudato pela sua ação higroscópica, reduzindo as reações inflamatórias e estimulando o reparo periapical, sem desconforto.[41]

Outra ação importante do hidróxido de cálcio diz respeito ao seu efeito nos lipopolissacárides, componentes da membrana externa da parede celular de bactérias gram-negativas. Quando liberados, esses lipopolissacárides ficam envolvidos no processo de indução de inflamação e reabsorção óssea periapical, tendo, portanto, um papel fundamental na gênese e na manutenção de lesões periapicais.[42]
O hidróxido de cálcio é o único medicamento capaz de promover a hidrólise desses lipopolissacárides residuais presentes no sistema de canais radiculares, modificando sua estrutura e causando sua inativação.[42,43]

Por outro lado, a ação mineralizadora do hidróxido de cálcio se deve provavelmente à ativação da fosfatase alcalina, que parece agir sobre o pirofosfato, quebrando-o e consequentemente impedindo que ele exerça sua atividade inibitória do processo de mineralização.

Outra propriedade considerável do hidróxido de cálcio é sua habilidade de desnaturar tecido orgânico, tornando-o mais suscetível à dissolução de material necrótico, por exemplo, pelo hipoclorito de sódio a 1%, solução irrigadora de eleição para dentes decíduos. Assim, a combinação de hipoclorito de sódio e hidróxido de cálcio pode promover um ótimo efeito na remoção de debris de tecido mole nas paredes do canal radicular.

A pasta composta por hidróxido de cálcio P.A. e soro fisiológico é a escolhida para medicação intracanal, após o preparo biomecânico. Essa escolha se baseia no fato de que a dissolução imediata de íons hidroxila e cálcio em meio aquoso os torna disponíveis em grandes concentrações e, consequentemente, proporciona um maior efeito antibacteriano sobre a superfície dentinária. Quanto maior a liberação de OH-, maior o ataque às enzimas da membrana citoplasmática das bactérias, que não resistem ao pH de 12,6 da pasta. Isso se torna importante nessa primeira fase do tratamento, quando o objetivo central é remover a causa do processo patológico, a partir da desinfecção do sistema de canais radiculares, preparando-o para receber a medicação definitiva na segunda sessão.

Veículos oleosos levam a uma liberação mais lenta dos íons, mantendo-os por mais tempo na área desejada, prolongando sua ação. Isso é requerido na segunda fase do tratamento, quando a pasta obturadora deverá manter as condições intracanais e perirradiculares favoráveis ao processo de reparação, com a liberação iônica contínua e mais lenta.

Pelo exposto, o hidróxido de cálcio parece ser, até o momento, o melhor medicamento disponível para ser utilizado em um organismo jovem. Torna-se desnecessária inclusive sua associação a outros medicamentos antimicrobianos. A regressão do edema e da mobilidade, o desaparecimento de fístulas, a ausência de sintomatologia dolorosa, a reparação de reabsorções ósseas nas áreas inter-radiculares e periapicais observadas radiograficamente e a possibilidade de manutenção de dentes decíduos no arco até a sua esfoliação fisiológica têm sido os resultados constantes mais gratificantes colhidos com essa terapia.

## AGENTES FENÓLICOS

Por vezes, alguns estudiosos recomendam a utilização de outros agentes antimicrobianos para medicação intracanal, associados ou não ao hidróxido de cálcio. Dentre eles, merece destaque o **paramonoclorofenol canforado**, utilizado tanto como curativo de demora quanto como componente de pasta obturadora.

Tanto estudos *in vivo* quanto *in vitro* demonstram que os agentes fenólicos, da mesma forma que os aldeídos, são geralmente potentes medicamentos citotóxicos. Eles provocam a ruptura da parede celular, levando à precipitação de proteínas, à coagulação e à perda das funções celulares. Como consequência, os efeitos indesejáveis mais observados são inflamação grave e necrose tecidual. Outro ponto relevante relativo à ação do paramonoclorofenol canforado se refere à sua capacidade de interferir na fagocitose, durante o processo de defesa do organismo. Essa interferência leva à diminuição da capacidade de adesão dos macrófagos ao substrato, retardando o processo de reparação.[44]

Deve ser enfatizado que o efeito antimicrobiano dos agentes fenólicos não tem longa duração. Sua inativação se dá muito rapidamente, dentro de 24 horas, o que nos leva a questionar sua incorporação em uma pasta obturadora, que idealmente deve permanecer nos condutos e acompanhar a rizólise fisiológica.

O paramonoclorofenol canforado poderia ser um medicamento recomendado em odontopediatria caso seus efeitos fossem restritos à célula bacteriana. No entanto, de forma semelhante ao que ocorre com o formocresol, sua vaporização leva ao descontrole da concentração liberada e da sua difusão para além do sistema de canais radiculares, pois tem um pronto acesso aos tecidos periapicais e até mesmo à circulação sistêmica. Os perigos dessa distribuição sistêmica são desconhecidos, e o uso de substâncias químicas potentes, que não tenham demonstrado efeitos benéficos, é questionável.

## PASTA OBTURADORA

Várias pastas obturadoras foram propostas para dentes decíduos, sendo que o cimento à base de óxido de zinco e eugenol (ZOE) foi, durante muitos anos, o mais amplamente utilizado. Descrita por Sweet, em 1930, a indicação dessa pasta começou a ser reavaliada a partir do conhecimento de suas **propriedades desfavoráveis**, como:

- a ação irritante do eugenol, que desencadeia reação de corpo estranho e reações inflamatórias crônicas intensas nos tecidos periapicais;
- a ocorrência de necrose do cemento, do ligamento periodontal e do osso;
- a baixa capacidade de ser reabsorvida.

Pastas iodoformadas também foram recomendadas, em função de sua ação antimicrobiana, pois o iodofórmio é um bactericida potente,[45] sendo a pasta Guedes-Pinto a mais usada no Brasil, que associa o iodofórmio ao paramonoclorofenol canforado e ao riforcort. No entanto, as pastas iodoformadas apresentam uma rápida reabsorção pelo organismo, deixando espaços vazios no interior dos canais radiculares. Além disso, não devem ser colocadas em contato com os tecidos vivos, por poderem desencadear intoxicação e manifestações alérgicas.

Com o desenvolvimento de novos estudos sobre a pasta mais usada no Brasil, verificou-se que esta desencadeia reações indesejáveis nos tecidos periapicais, como inflamação crônica e reabsorções apicais e ósseas. Esses achados foram atribuídos especialmente ao paramonoclorofenol canforado, considerado o componente mais citotóxico da pasta e responsável pelo número reduzido de fibras, fibroblastos e vasos sanguíneos observados na região periapical.[44]

Apesar de não haver um material que possa preencher completamente todos os requisitos essenciais a uma pasta obturadora, aquelas **à base de hidróxido de cálcio** têm sido consideradas as que apresentam as melhores propriedades biológicas. Atualmente, investigações envolvendo a utilização desses materiais em dentes temporários têm sido desenvolvidas,[44] e seu emprego na obturação de canais radiculares tem comprovado que o hidróxido de cálcio é um material que preserva a vitalidade dos cotos pulpares e estimula a deposição cementária, induzindo às maiores porcentagens de selamento biológico e reparação tecidual após obturação de canais.

Dentre as pastas obturadoras compostas por hidróxido de cálcio, recentemente uma tem merecido especial atenção: a pasta Calen espessada com óxido de zinco. O espessamento da pasta reduz a sua reabsorção, com o objetivo de que esta acompanhe a rizólise do dente decíduo tratado, além de conferir radiopacidade satisfatória ao material. Esse espessamento deve ser feito por meio do acréscimo de 1g de óxido de zinco a 1g da pasta Calen, espatulando-os em placa de vidro.

Pesquisas recentes têm confirmado a semelhança[46] ou superioridade da pasta Calen espessada, quando comparada à pasta de óxido de zinco e eugenol e à pasta iodoformada.[44]

# 7

# Traumatismo em dentes decíduos

PATRICIA MARIA ZARZAR
MIRIAM PIMENTA VALE
KELLY OLIVA JORGE
EFIGENIA FERREIRA E FERREIRA

O traumatismo dentário é definido como uma lesão de extensão, intensidade e gravidade variáveis, de origem acidentária ou intencional, causada por forças que atuam no órgão dentário decorrentes de acidentes, espancamento e outros fatores. A ocorrência de lesões traumáticas nos dentes decíduos e tecidos periodontais de suporte representa um grave problema em odontopediatria devido às repercussões biológicas, funcionais e estéticas, podendo gerar também impacto emocional e na qualidade de vida das crianças e seus responsáveis.

Neste capítulo, serão abordados os conhecimentos básicos sobre o traumatismo dentário em dentes decíduos que podem contribuir para a formação e a capacitação do profissional, de forma que ele esteja apto a estabelecer um diagnóstico correto e um tratamento adequado, transmitindo segurança e tranquilidade ao paciente e seus familiares.

As seções apresentam:
- Epidemiologia dos traumatismos na dentição decídua
- Diagnóstico e exame clínico do paciente
- Classificação, descrição e tratamento dos traumatismos dentários
- Reações ao traumatismo dentário nos dentes decíduos
- Consequências do traumatismo na dentição permanente

**OBJETIVOS DE APRENDIZAGEM:**

- Conhecer a epidemiologia e como é feito o diagnóstico dos traumatismos na dentição decídua
- Identificar os tipos de traumatismo em dentes decíduos, com sua classificação e formas de tratamento
- Compreender as possíveis reações ao traumatismo dentário nos dentes decíduos e suas consequências na dentição permanente

## EPIDEMIOLOGIA DOS TRAUMATISMOS NA DENTIÇÃO DECÍDUA

De acordo com a literatura, **mais de um terço das crianças** na fase da dentição decídua sofre algum tipo de traumatismo na região bucal. No Quadro 7.1, estão descritos alguns dados epidemiológicos de base populacional sobre a prevalência de traumatismos dentários em crianças brasileiras.

A faixa etária de 1 a 3 anos é a mais atingida, pois é o momento em que a criança começa a explorar o meio ambiente, tentando levantar-se sozinha, andar e correr, mas ainda não conta com coordenação motora suficiente para iniciar seus movimentos independentes. Na dentição decídua não foram encontradas diferenças significativas entre os gêneros masculino e feminino, provavelmente porque, na idade pré-escolar, ambos os gêneros possuem comportamento e atividades semelhantes.

As lesões em tecido periodontal são mais frequentes devido à maior plasticidade e flexibilidade do osso alveolar e também pelas menores dimensões dos dentes decíduos e pelo formato cônico das raízes, favorecendo os deslocamentos dentários. As fraturas radiculares são incomuns.

A prevalência dos tipos de trauma, em diferentes estudos, varia de acordo com a metodologia empregada para a coleta de dados. Em estudos epidemiológicos de prevalência, alguns tipos de traumatismos são subnotificados, o que pode ser devido a sinais de severidade e sintomas presentes no momento do exame clínico. A hipótese é de que crianças que tenham sofrido lesões dentárias nos tecidos de suporte sejam classificadas como "sem traumas", pois os ferimentos podem não deixar sinais ou sintomas detectáveis durante o exame clínico.

Lesões frequentemente encontradas em tais estudos incluem fraturas de esmalte e esmalte-dentina. Por outro lado, é possível registrar um traumatismo dentário no momento em que ocorre em centros de referência odontológica ou em centros de emergência, como universidades, hospitais e clínicas. Isso pode explicar a maior prevalência de trauma para os tecidos de suporte encontrados nesses estudos.

Há um consenso na literatura de que o incisivo central superior é o elemento mais acometido pelos traumatismos dentários, devido à sua posição protrusiva e vulnerável, seguido pelo incisivo lateral superior e pelos incisivos inferiores, sem diferença entre os lados direito e esquerdo.

Muitas são as causas associadas ao traumatismo dentário; no entanto, quedas e colisões com objetos rígidos são consideradas as mais comuns. Atividades físicas de lazer em casa, como correr e brincar, e também nos jardins de infância e em *playgrounds* representam uma proporção significativa dos fatores causais de traumatismos dentários em crianças pequenas.

## QUADRO 7.1 — Frequências relatadas de traumatismos na dentição decídua

| Autor | Ano | Local | Amostra | Faixa etária | Prevalência (%) |
|---|---|---|---|---|---|
| Kramer e colaboradores[1] | 2003 | Canoas/RS | 1.545 | 1-6 anos | 36,0 |
| Robson e colaboradores[2] | 2009 | Belo Horizonte/MG | 419 | 0-5 anos | 39,1 |
| Jorge e colaboradores[3] | 2009 | Belo Horizonte/MG | 519 | 1-3 anos | 41,6 |
| Wendt e colaboradores[4] | 2010 | Pelotas/RS | 571 | 1-6 anos | 36,6 |
| Dutra e colaboradores[5] | 2010 | Matozinhos/MG | 407 | 1-4 anos | 47,0 |

Outros fatores que podem ser considerados para a ocorrência do traumatismo são acidentes de trânsito, lesões durante a prática esportiva e violência física. Além desses aspectos, há particularidades faciais da criança que predispõem à ocorrência de traumatismos dentários, como o trespasse horizontal (*overjet*) acentuado e o selamento labial inadequado. A capacidade dentária de suportar as forças causadas pelo traumatismo pode ser diminuída pela presença de hipoplasias, amelogênese imperfeita, dentinogênese imperfeita, lesões cariosas ou restaurações extensas.

Estudos analisando a relação entre nível socioeconômico e traumatismo dentário ainda são pouco frequentes na literatura, e muitas vezes apresentam resultados antagônicos. Alguns autores mostram associação entre condições de vida e traumatismo. Um estudo epidemiológico representativo de Belo Horizonte (MG), desenvolvido por Jorge e colaboradores[3] com 519 crianças entre 1 e 3 anos de idade, concluiu que crianças com maior vulnerabilidade social e cujas mães apresentaram baixa escolaridade apresentaram maior prevalência de traumatismos dentários.

Outros estudos não observaram tal associação. Viegas e colaboradores,[6] em estudo transversal desenvolvido também em Belo Horizonte, com 388 crianças entre 5 e 6 anos de idade, observaram ausência de associação entre prevalência de traumatismos dentários e o número de pessoas residentes no domicílio, renda familiar, escolaridade dos responsáveis e índice de vulnerabilidade social.

A inconsistência desses resultados precisa ser esclarecida e pode estar sendo influenciada pela escassez de estudos, pela diferença nos critérios de classificação das lesões traumáticas ou pela utilização de metodologias muito diversificadas.

## DIAGNÓSTICO E EXAME CLÍNICO DO PACIENTE

O exame clínico do paciente consiste no recolhimento de informações por meio de anamnese, exame físico e exames complementares, para compor o diagnóstico e auxiliar na decisão de tratamento.

Apesar de o traumatismo dentário ser considerado uma urgência odontológica, o profissional deve avaliar a necessidade e a viabilidade de uma intervenção imediata ou em uma consulta posterior. Além das condições clínicas observadas, o aspecto psicológico da criança e da família deve ser levado em consideração.

Para qualquer tipo de criança a ser atendida, o cirurgião-dentista deve observar não somente sua idade cronológica, mas também seu nível de desenvolvimento mental e emocional, para que se reconheçam suas necessidades psicológicas. O profissional deve tranquilizar a família e, se necessário, estabelecer breves medidas de adaptação comportamental do paciente. A abordagem da criança para adaptação comportamental em odontopediatria pode ser dividida em três etapas, de acordo com Kramer e Feldens:[7]

- abordagem linguística – comunicação não verbal, reforço positivo, falar-mostrar-fazer, distração, controle da voz;
- abordagem física – contenção física, mão-sobre-boca;
- abordagem farmacológica – sedação consciente, anestesia geral.

A anamnese deve ser realizada com ênfase para a história médica e odontológica, como mostrado no Quadro 7.2. A pesquisa do traumatismo requer um questionamento básico por parte do profissional: como, onde e quando?

## EXAME FÍSICO

Para a realização do exame físico, primeiramente devem-se limpar as regiões extrabucal (com detergente neutro) e intrabucal (com soro fisiológico ou solução à base de clorexidina) para um melhor acesso à

## QUADRO 7.2 – Exame do paciente

| Anamnese | Objetivos | Observações |
|---|---|---|
| História médica | Avaliar o estado de saúde geral, alergias e uso de medicamentos | A condição sistêmica pode interferir na recuperação da área lesada, bem como na escolha da solução anestésica, da antibioticoterapia e do controle cuidadoso de hemorragia em procedimentos cirúrgicos |
| Experiência odontológica | Como e quando foi essa experiência | Indica o tipo de comportamento que pode ser esperado do paciente. A qualidade emocional das visitas anteriores tem maior importância do que o número de visitas realizadas. Crianças que viveram experiências médicas e odontológicas positivas são mais propensas a cooperar com o dentista |
| Idade do paciente | Sugere o ciclo biológico em que o dente decíduo se encontra | O processo de formação do dente decíduo e de sua reabsorção influencia na escolha do tratamento |
| Atendimento do traumatismo e uso de medicamento | Avaliar o tratamento odontológico realizado e os medicamentos administrados | Intervenções anteriores, como imobilização, redução ou reimplante de dentes, podem mascarar a gravidade do traumatismo dentário |
| Como ocorreu o traumatismo? | Deve-se investigar a história do traumatismo com os achados clínicos | Devido à possibilidade de maus-tratos, o profissional deve suspeitar da direção e da intensidade do traumatismo. Por exemplo, o impacto no mento pode causar fraturas coronárias em dentes posteriores ou fratura no côndilo |
| Onde ocorreu o traumatismo? | Avaliar se o traumatismo ocorreu em área contaminada ou não | Indica se há necessidade de antibioticoterapia e/ou de vacina antitetânica, no caso de sua validade estar vencida |
| Quando ocorreu o traumatismo? | Avaliar o tempo decorrido e as possíveis sequelas sem o tratamento adequado | Além de influir na escolha do tratamento (mais ou menos conservador), esse fator pode ser decisivo no prognóstico. Quanto maior o tempo entre o momento do trauma e o atendimento, pior o prognóstico |
| Houve traumatismo anterior? | Analisar a capacidade da resposta biológica da região a ser reparada | Pode explicar achados radiográficos como obliteração do canal radicular e formação incompleta da raiz |
| Sintomatologia dolorosa | Dor espontânea, provocada ou à mastigação | Auxílio no diagnóstico de concussão, de fratura radicular e de lesão pulpar |
| Outros sintomas | Verificar sinais e sintomas de severidade do acidente que indiquem encaminhamento médico imediato, como irritabilidade, vômito, tonturas, desequilíbrio e letargia | Verificar se existe a possibilidade de comprometimento neurológico |

lesão. Esse procedimento facilita o diagnóstico e diminui a contaminação da área traumatizada.

## Exame extrabucal

Tecidos moles: avaliar possíveis ferimentos em tecidos moles, como lacerações, contusões, abrasões. Também se devem observar edema, dor, presença de corpos estranhos e hematoma. Se houver lesão no mento, devem-se investigar fratura do côndilo e/ou fraturas em dentes posteriores.

Tecido ósseo: por meio de palpação, observar degrau e deslocamentos, pois são sugestivos de fraturas ósseas.

Articulação temporomandibular (ATM): observar limitação dos movimentos de abertura e fechamento mandibular ou desvios, que indicam a possibilidade de fratura dos maxilares.

## Exame intrabucal

Tecidos moles: observar lacerações, contusões ou abrasões, presença de corpos estranhos e hematoma submucoso que pode indicar fratura mandibular.

Dentes: avaliar coloração, mobilidade patológica, presença de fraturas coronárias e deslocamentos dentários.

Tecido ósseo: palpar o osso alveolar para avaliar degraus indicativos de fratura ou exposição óssea, além de desvios ou anormalidades que possam indicar penetração de uma raiz através da cortical.

## Exame radiográfico

As radiografias são consideradas exames complementares, mas essenciais diante de qualquer tipo de traumatismo dentário. O exame radiográfico tem por objetivo possibilitar a avaliação do dano inicial e, posteriormente, a comparação com novas tomadas radiográficas de controle.

A técnica de escolha para radiografia de traumatismos dentários em dentes decíduos na região anterior é a tomada oclusal modificada, com filme periapical adulto número 2. A criança pode ser posicionada na cadeira. Nos casos em que a criança não possui um comportamento positivo ou apresenta dificuldade em segurar firmemente o filme em posição por meio de preensão, o responsável pode auxiliar, ficando por trás do paciente e mantendo a sua cabeça em posição com as mãos e o filme com os dedos indicadores (Fig. 7.1).

Outro artifício seria a tomada radiográfica realizada na MACRI, ou maca de criança, que mantém o bebê contido, quando necessário, não sendo preciso que ele fique no colo da mãe. Se houver lesão penetrante nos lábios, a radiografia dos tecidos moles é indicada, colocando-se o filme entre os lábios e a arcada, com um tempo de exposição de 0,1 segundo, o que corresponde a um quarto do tempo de exposição normal (0,4 segundo). No caso de luxação intrusiva, pode ser utilizada a técnica lateral com filme oclusal ou periapical adulto.

Embora o objetivo do exame do paciente e da utilização de exames complementares seja o diagnóstico da extensão de lesões às estruturas

**ATENÇÃO**

O teste de vitalidade pulpar não é realizado na dentição decídua, pois geralmente não há cooperação da criança, os dentes decíduos não respondem de forma confiável ao exame, e existe a possibilidade de causar dor. O teste de percussão também não deve ser realizado, devido à inconsistência dos resultados.[8]

**SAIBA MAIS**

As soluções indicadas para a limpeza da mucosa e/ou da pele lesadas são soro fisiológico, clorexidina a 0,12% e sabonete antisséptico.

**LEMBRETE**

Além da radiografia inicial, é aconselhada a realização de tomadas radiográficas de controle 1, 2, 3, 6 e 12 meses após o acidente. Depois, avalia-se anualmente até que o dente permanente irrompa e tenha sua rizogênese completa.

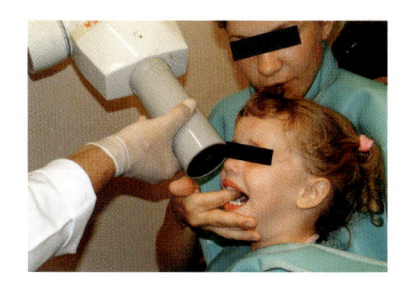

Figura 7.1 – Auxílio da mãe/responsável para manter o filme em posição.

dentárias e periodontais, há situações em que isso não é possível, devido ao abalo emocional e à ansiedade da criança, impedindo um exame que proporcione um diagnóstico preciso. Nesses casos, a radiografia pode ser deixada para uma consulta posterior, quando a situação física e emocional da criança esteja estabilizada. Assim, devem-se enfocar primeiramente a detecção e o tratamento dos sinais e sintomas que devem ser atendidos em caráter de urgência.

Outras tomadas radiográficas extrabucais podem ser necessárias para traumatismos mais complexos, com possível envolvimento da maxila, mandíbula ou ATM. Nesses casos, são utilizadas, por exemplo, radiografias panorâmicas e laterais de mandíbula.

O exame radiográfico permite observar deslocamentos dentais, fraturas radiculares, grau de rizólise, extensão das fraturas coronárias e sua proximidade com a câmara pulpar, radiolucência periapical, relação do dente decíduo com o dente sucessor permanente e alterações decorrentes de traumatismos anteriores.

# CLASSIFICAÇÃO, DESCRIÇÃO E TRATAMENTO DOS TRAUMATISMOS DENTÁRIOS

**ATENÇÃO**

A detecção de fraturas radiculares é dificultada pela sobreposição dos germes dos dentes permanentes e pelo processo de rizólise das raízes dos dentes decíduos. Várias tomadas radiográficas em diferentes angulações devem ser realizadas para a correta detecção da linha da fratura.

Existem na literatura várias propostas de classificação dos traumatismos dentários. Usaremos a classificação proposta por Andreasen e Andreasen,[9] baseada na classificação adotada pela OMS no seu Sistema de Classificação Internacional de Doenças na Odontologia e Estomatologia, mas com alguns acréscimos de tipos de trauma para uma abordagem mais completa (Quadros 7.3 e 7.4).

Feliciano e Caldas Jr.[10] realizaram uma revisão sistemática de critérios de diagnóstico para traumatismos dentários e detectaram que a classificação de Andreasen e Andreasen[9] foi a mais utilizada em estudos epidemiológicos.

## QUADRO 7.3 – Classificação dos traumatismos dentários em tecidos moles e tratamento

| Tipo de lesão | Descrição | Tratamento |
|---|---|---|
| Contusão | Ferimento causado por impacto com objeto sem corte, causando edema e hemorragia sob a pele ou mucosa | Não necessita de tratamento, pois o sangramento é reabsorvido localmente |
| Abrasão | Escoriação ou remoção superficial de uma camada da pele provocada por raspagem tecidual | O tratamento baseia-se na limpeza do local com solução de clorexidina a 0,12% |
| Laceração | Corte no tecido com solução de continuidade | Após a limpeza e a remoção de corpos estranhos, faz-se o debridamento (remoção de tecido desvitalizado presente na ferida), o reposicionamento do retalho e a sutura, se necessário. A utilização de solução à base de clorexidina a 0,12% pode auxiliar no reparo tecidual. Cobertura antibiótica e profilaxia antitetânica são indicadas quando o ferimento está contaminado; quando o debridamento da lesão não é favorável ou foi retardado; e se o sistema imunológico do paciente estiver comprometido |

## QUADRO 7.4 — Classificação dos traumatismos dentários e tratamento

| Tipo de lesão | Descrição | Tratamento |
|---|---|---|
| Trinca de esmalte | Fratura incompleta do esmalte, sem perda de estrutura dentária. Clinicamente são identificadas como fissuras ou rachaduras na coroa dentária, perpendiculares ou paralelas ao longo eixo do dente. Para facilitar o diagnóstico, devem-se variar a intensidade e a direção da iluminação | Não requer tratamento específico. O acompanhamento clínico e radiográfico deve ser realizado nas consultas de manutenção do paciente, principalmente para observar a presença de outros tipos de lesões associadas, como necrose pulpar, alteração de cor da coroa e calcificação pulpar |
| Fratura de esmalte | Perda de estrutura dentária restrita apenas ao esmalte. Geralmente atinge o ângulo dos dentes anteriores. Clinicamente se observa perda do esmalte sem exposição da dentina | Dependendo do local e da extensão da fratura, o arredondamento das bordas cortantes e a aplicação de flúor a 2% pelo profissional são indicados. Quando há maior comprometimento estético, pode-se realizar restauração com resina composta ou com ionômero de vidro fotopolimerizável. O acompanhamento clínico e radiográfico é preconizado devido às possíveis lesões aos tecidos de sustentação e à polpa |
| Fratura de esmalte e dentina sem exposição pulpar | Perda de estrutura dentária limitada ao esmalte e à dentina, sem exposição do tecido pulpar. Como os túbulos dentinários ficam expostos, estímulos térmicos e químicos e contaminação bacteriana podem atingir a polpa, causando sensibilidade e respostas inflamatórias | Proteção do complexo dentinopulpar, restauração da coroa com resina composta ou ionômero de vidro fotopolimerizável, de acordo com o protocolo recomendado por Malmgren e colaboradores.[8] Menos frequentemente, realiza-se a colagem do fragmento dentário. O acompanhamento clínico e radiográfico é preconizado devido às possíveis lesões aos tecidos de sustentação e à polpa |
| Fratura de esmalte e dentina com exposição pulpar | Perda de estrutura dentária envolvendo esmalte e dentina, com exposição do tecido pulpar. Ao exame clínico, uma pequena hemorragia no local da exposição pode ser verificada. Sensibilidade térmica e dor à mastigação podem estar presentes | A decisão por um tratamento conservador (capeamento pulpar direto, pulpotomia) ou radical (pulpectomia, extração) depende da extensão da exposição pulpar, da idade da criança e do tempo decorrido após o traumatismo |
| Fratura coronorradicular | Fratura que envolve esmalte, dentina e cemento. Quando restrita a esses tecidos, é considerada não complicada; quando acomete a polpa, é considerada complicada. Clinicamente, observa-se sua extensão além do limite gengival. Dor e mobilidade durante a mastigação são sintomas comuns. O exame radiográfico tem valor limitado, pois a linha da fratura raramente pode ser detectada, por localizar-se perpendicularmente ao feixe central | Quando a lesão se estender a até 2 mm do limite gengival, sem exposição pulpar, pode-se optar por proteção do complexo dentinopulpar e restauração com resina composta ou ionômero de vidro fotopolimerizável. Porém, se houver exposição pulpar, a endodontia e a restauração podem ser consideradas. Já no caso de a linha da fratura se estender 4 a 5 mm da margem gengival, o tratamento mais usual é a exodontia |
| Fratura radicular | Fratura da raiz caracterizada por envolvimento de dentina, cemento e polpa. Pode seguir uma orientação longitudinal, transversal ou oblíqua, acometendo o terço radicular apical, médio ou cervical. Clinicamente, o elemento dentário traumatizado pode apresentar-se levemente extruído, com deslocamento para palatino ou lingual. Hemorragia no sulco gengival, contato oclusal prematuro e queixa de dor ao toque são sinais e sintomas frequentes. Devem ser feitas várias tomadas radiográficas de diferentes angulações para um correto diagnóstico, com a incidência do feixe principal de raios X paralelamente à linha da fratura | Nos casos de fraturas transversais no terço cervical, fraturas longitudinais ou oblíquas, indica-se a exodontia. Isso devido à extensão da linha de fratura, que dificulta o reparo e a imobilização, além da maior contaminação pela comunicação como meio bucal no caso das fraturas transversais no terço cervical. As fraturas transversais no terço apical normalmente não necessitam de tratamento. Porém, em bebês (1-3 anos) que possuem hábito de sucção de chupeta com alta frequência, a imobilização semirrígida pode proporcionar um maior conforto ao paciente. Quando o tratamento é instituído, assim como para fraturas transversais no terço médio, a aproximação e o reposicionamento dos fragmentos são realizados, sob anestesia local e pressão bidigital, desde que o atendimento seja rápido (inferior a 2 horas) e não haja formação de coágulo entre os fragmentos, o que contraindicaria a reaproximação. Se, no momento do exame clínico, os fragmentos estiverem afastados por mais de 1 ou 2 mm, o tratamento recomendado é a exodontia. A contenção semirrígida por 15-21 dias é necessária quando o terço médio estiver envolvido e o dente apresentar mobilidade moderada. Recomenda-se o acompanhamento clínico e radiográfico 1, 3, 6 e 12 meses após o traumatismo, e posteriormente, nas consultas de manutenção do paciente |

**SAIBA MAIS**

Concussão e subluxação são tipos de traumatismo que podem ter como consequências a alteração de cor da coroa e a obliteração do canal radicular, com pequeno risco de necrose pulpar e reabsorção externa. Recomenda-se controle clínico e radiográfico 1 e 4 meses após o traumatismo e nas consultas de manutenção do paciente.

**ATENÇÃO**

Devido à dificuldade em determinar a relação do dente decíduo com o germe do sucessor permanente, uma tomada radiográfica lateral com filme periapical pode ser realizada.

Critérios a serem observados para a decisão a respeito do tipo de tratamento:

- Capeamento pulpar direto – pouco tempo decorrido do trauma, pequena exposição, tempo de hemostasia inferior a 5 minutos, baixo grau de contaminação, sinais de vitalidade, pacientes jovens.
- Pulpotomia – tempo de exposição superior a 1 hora, pólipo pulpar, hemostasia inferior a 5 minutos, grandes exposições, sinais de vitalidade, pacientes jovens.
- Pulpectomia ou tratamento endodôntico – sinais clínicos e radiográficos de alteração pulpar irreversível.
- Materiais obturadores –hidróxido de cálcio, pasta Guedes-Pinto, pasta Maisto, pasta Vitapex.

A **exodontia** tem sido o procedimento mais instituído no caso de fraturas transversais com deslocamento, como preconizado pelas diretrizes da Associação Internacional de Traumatologia. No entanto, abordagens conservadoras, como a redução bidigital dos fragmentos seguida da contenção semirrígida, podem permitir a manutenção do dente decíduo, prevenindo distúrbios funcionais e comprometimento estético, minimizando assim os custos financeiros e psicossociais, os quais resultariam na necessidade de confecção de mantenedor de espaço. Ao final do capítulo, descrevemos um caso clínico em que se observou sucesso da escolha por um tratamento conservador.

O Quadro 7.5 apresenta a classificação das lesões de traumatismo aos tecidos periodontais.

O Quadro 7.6, a seguir, apresenta a classificação dos traumatismos dentários em tecidos ósseos. Em seguida, o Quadro 7.7 traz as recomendações de cuidados para a recuperação do tecido periodontal. Os Quadros 7.8 e 7.9 apresentam as reações ao traumatismo dentário nos dentes decíduos e nos dentes permanentes em desenvolvimento, com as opções de tratamento correspondentes.

## QUADRO 7.6 – Classificação dos traumatismos dentários em tecidos ósseos

| Tipo de lesão | Descrição | Tratamento |
|---|---|---|
| Fratura cominutiva da cavidade alveolar | Compressão e esmagamento da cavidade alveolar, que normalmente ocorre em casos de luxação intrusiva ou lateral | Em casos de fraturas menores, realiza-se o reposicionamento do fragmento ósseo, sutura do tecido mole e contenção de 14-21 dias. A contenção de fraturas do processo alveolar deve ser feita por um período de 30-45 dias. Normalmente, os dentes em um fragmento alveolar solto são extraídos após a cicatrização óssea. Deve-se orientar os pais quanto às recomendações descritas no Quadro 7.7. Em casos de lesões de maior gravidade, o dentista deve atuar em conjunto com o cirurgião bucomaxilofacial |
| Fratura da parede alveolar | Ocorre na parede alveolar vestibular ou palatina | |
| Fratura do processo alveolar | Pode ou não envolver a cavidade alveolar | |
| Fratura de maxilar | A fratura da maxila ou da mandíbula envolve a base desses ossos e, muitas vezes, o próprio processo alveolar.[7] À palpação, pode-se observar um degrau nos contornos ósseos. A manipulação bimanual geralmente revela mobilidade entre os fragmentos, com uma crepitação associada. Técnicas radiográficas intrabucais raramente revelam a linha da fratura, sendo indicada, portanto, uma radiografia extrabucal lateral | |

## QUADRO 7.5 – Classificação dos traumatismos dentários aos tecidos periodontais

| Tipo de lesão | Descrição | Tratamento |
| --- | --- | --- |
| Concussão | Traumatismo de pequena intensidade sobre as estruturas de sustentação dos dentes. Caracteriza-se por hemorragia e edema do ligamento periodontal, mas sem rompimento de suas fibras. Clinicamente não se observam sangramento no sulco gengival, mudança de posição ou mobilidade à estrutura dentária. No entanto, há sensibilidade ao toque e aos movimentos de mastigação | A concussão não requer tratamento específico imediato. Para permitir uma rápida cicatrização dos tecidos e maior conforto à criança, devem-se orientar os pais a seguir as recomendações básicas contidas no Quadro 7.7 |
| Subluxação | Traumatismo de intensidade baixa a moderada nas estruturas de sustentação dos dentes. Há rompimento das fibras periodontais, e pode haver sangramento visível no sulco gengival. Ocorre mobilidade dentária sem haver mudança de posição | A subluxação geralmente não requer tratamento. No entanto, em caso de mobilidade acentuada ou alta frequência de hábitos de sucção pela criança, uma contenção semirrígida pode ser indicada. Orienta-se seguir o protocolo de recomendações básicas (Quadro 7.7) |
| Luxação lateral | Traumatismo que consiste no deslocamento do dente no sentido palatino, vestibular, mesial ou distal. Ocorre ruptura das fibras do ligamento periodontal, podendo causar sangramento, mobilidade, fratura da parede alveolar, ruptura do feixe vasculonervoso e laceração dos tecidos adjacentes. Radiograficamente observa-se aumento do espaço do ligamento periodontal e relação do dente decíduo traumatizado com o germe do dente permanente | Em caso de deslocamento sem comprometimento do germe do sucessor permanente, tendo decorrido pouco tempo do trauma, realiza-se a reposição bidigital do dente decíduo, após anestesia local. A contenção semirrígida por 14-21 dias é feita para manter o dente em posição e em repouso. Em caso de fratura alveolar, possibilidade de lesão do permanente, deslocamento dentário acentuado e atendimento após 2 horas de corridas do trauma, usualmente é indicada a exodontia. O acompanhamento clínico era diográfico deve ser realizado 15 dias, 1, 2 e 4 meses após o traumatismo, e durante as consultas de manutenção do paciente. Orienta-se quanto ao seguimento das recomendações básicas (Quadro 7.7) |
| Luxação extrusiva | Deslocamento parcial do dente para fora do seu alvéolo, pouco comum em dentes decíduos. O dente extruído fica em desnível oclusal em relação ao homólogo e com grande mobilidade. Há ruptura total de grande parte das fibras periodontais levando a uma hemorragia proporcional à gravidade do traumatismo. É comum o dente ficar preso somente pela mucosa palatina. Radiograficamente há aumento do espaço do ligamento periodontal e desnível da borda incisal em relação aos outros dentes | Para a decisão do tratamento, devem-se observar fatores como a gravidade da lesão e o estágio de desenvolvimento do dente sucessor. O dente extruído pode ser reposicionado, e pode ser feita a contenção semirrígida por 14 a 21 dias, caso o atendimento seja feito com urgência (inferior a 2horas). Isso porque, se um coágulo já estiver se formado dentro do alvéolo, essa manobra está contraindicada devido ao risco de lesão do sucessor permanente. Por outro lado, a exodontia é o tratamento de escolha se houver risco de lesão do germe do dente permanente durante o reposicionamento, em caso de fratura alveolar ou rizólise avançada. Recomenda-se controle clínico e radiográfico 15 dias, 1, 2 e 4 meses após o traumatismo, e o acompanhamento posterior nas consultas de manutenção do paciente |
| Luxação intrusiva | Traumatismo em que ocorre o deslocamento parcial ou total do dente para dentro do seu alvéolo, podendo estar acompanhado de esmagamento e ruptura das fibras do ligamento periodontal e do feixe vasculonervoso. Pode estar associado à compressão ou à fratura do processo alveolar e das lesões mucosas. A palpação da área traumatizada pode demonstrar abaulamento na tábua óssea vestibular, mas o diagnóstico conclusivo só é considerado com a visualização radiográfica do dente decíduo no alvéolo. O exame radiográfico também permite definir a direção do deslocamento do dente decíduo em relação ao germe do dente permanente. Se a imagem do dente traumatizado estiver alongada em relação ao seu homólogo, o dente decíduo tem grandes chances de ter atingido o germe do sucessor permanente. Se, ao contrário, a imagem do dente luxado se apresentar mais curta do que a do seu homólogo, a raiz provavelmente se deslocou para vestibular, distanciando-se do germe do dente permanente | O tratamento dos dentes intruídos deve considerar a direção do deslocamento e a ocorrência de fratura óssea alveolar. Em casos de menor gravidade, em que o dente tenha intruído com a raiz para a vestibular, sem fratura da tábua óssea, aguarda-se a reirrupção do dente decíduo, que em 95% dos casos ocorre em até seis meses.[11] A exodontia é o tratamento de escolha nos casos em que há comprometimento do germe do sucessor permanente, fratura da tábua óssea, falha na reirrupção, fístula ou radiolucidez periapical e reabsorção severa do decíduo após a reirrupção. O acompanhamento clínico e radiográfico deve ser realizado com 7 dias, 1, 2 e 4 meses após o traumatismo, e posteriormente durante as consultas de manutenção do paciente. Recomendam-se os cuidados descritos no Quadro 7.7 |
| Avulsão | Deslocamento total do dente para fora do seu alvéolo. Ocorre a ruptura total das fibras do ligamento periodontal e do feixe vasculonervoso. Pode haver fratura do tecido ósseo, e geralmente o germe do dente permanente é atingido. O exame radiográfico é fundamental para descartar a possibilidade de intrusão total. Além da perda de espaço, a perda precoce de um dente decíduo pode levar a prejuízos na estética e a desvios funcionais, como mastigação, fonação e a instalação de hábitos indesejáveis, podendo repercutir na deglutição | Andreasen e Andreasen[9] e Malmgren e colaboradores[8] contraindicam o reimplante do dente decíduo devido ao risco de dano ao germe do permanente durante o reposicionamento, além dos riscos de aspiração, retenção prolongada, formação de abcesso e reabsorção inflamatória. Se o trauma ocorrer antes da irrupção dos caninos, indica-se a colocação de mantenedor de espaço para não haver diminuição do comprimento da arcada devido à mesialização dos dentes decíduos adjacentes ao espaço. O acompanhamento clínico e radiográfico deve ser realizado nas consultas de manutenção do paciente |

## QUADRO 7.7 – Recomendações básicas para a reparação do tecido periodontal (10-14 dias)

| | |
|---|---|
| Higienização da área lesada | Controle mecânico e químico da placa bacteriana. Deve-se utilizar gaze embebida em solução de clorexidina a 0,12%, 2 vezes ao dia, durante o processo de cicatrização ou até que se consiga novamente realizar a higienização com a escovação convencional |
| Repouso do dente | Cuidados com a dieta – líquida ou pastosa nas primeiras 48 horas<br>Evitar uso de chupeta e mamadeira |
| Prescrição medicamentosa | Analgésico em caso de dor |
| Acompanhamento | Reforçar a importância dos retornos para controle clínico e radiográfico para diagnóstico e tratamento das sequelas nos dentes decíduos e acompanhamento da formação do germe do dente permanente até a sua irrupção |

## QUADRO 7.8 – Consequências do traumatismo aos dentes permanentes em desenvolvimento

| Reações do dente permanente ao traumatismo | Considerações |
|---|---|
| Hipoplasia do esmalte | Alteração estrutural do esmalte que envolve a fase de aposição e mineralização da matriz. Clinicamente se observa um esmalte com descoloração branca ou amarelo-acastanhada associada. Ocorre por traumatismo na dentição decídua que gera deslocamento do tecido duro já formado em relação aos tecidos moles em desenvolvimento ou como sequela de inflamação periapical dos dentes decíduos decorrente de necrose pulpar. O tratamento consiste na recuperação estética e funcional do elemento dentário afetado |
| Duplicação radicular | Formação de duas raízes separadas no dente em desenvolvimento. Origina-se da divisão da alça cervical no momento do trauma. A coroa do dente com duplicação radicular se apresenta parcialmente formada e com hipoplasia. Radiograficamente se observa uma raiz mesial e uma distal. O tratamento é o acompanhamento clínico e radiográfico |
| Dilaceração radicular | Desvio no eixo de formação da raiz para mesial ou distal. Os dentes com dilaceração radicular que irromperem devem ser acompanhados. Os dentes que não conseguem irrupcionar espontaneamente podem passar por tratamento cirúrgico e ortodôntico e até por exodontia, dependendo do grau de dilaceração e da época em que é feito o diagnóstico |
| Suspensão da rizogênese | Interrupção na formação radicular do dente em desenvolvimento. Clinicamente, em dentes irrompidos, pode-se observar mobilidade. O tratamento limita-se ao acompanhamento clínico e radiográfico. No entanto, a exodontia é indicada nos casos em que os dentes com suspensão da rizogênese não conseguem irromper |
| Malformações semelhantes a odontoma | Estruturas mineralizadas com localização intraóssea. Radiograficamente se observa uma massa radiopaca. Normalmente essas estruturas não irrompem, por isso o tratamento consiste na remoção cirúrgica das malformações semelhantes a odontoma |

Cortesia do Prof. Dr Ricardo Mesquita

## QUADRO 7.9 — Reações nos dentes decíduos ao traumatismo dentário

| Reações do dente decíduo ao traumatismo | Considerações e tratamento |
|---|---|
| Hiperemia pulpar | Resposta inicial da polpa às lesões traumáticas. Ocorre aumento da vascularização e pequena infiltração celular, podendo ser reversível ou não. Normalmente não apresenta manifestações clínicas. O tratamento deve ser o acompanhamento clínico-radiográfico |
| Hemorragia pulpar | Extravasamento de sangue devido à ruptura de pequenos vasos sanguíneos pulpares. Devido à desintegração de eritrócitos e à formação de sulfeto de ferro, há alteração da cor da coroa, que pode ser reversível (regredindo em 3-4 meses) ou permanente. A alteração de cor por si só não indica a necessidade de tratamento endodôntico. O tratamento deve ser o acompanhamento clínico-radiográfico e, se necessário, a realização de faceta estética. O tratamento endodôntico é indicado quando for possível identificar aumento do espaço do ligamento periodontal e/ou lesão periapical, indicativos de necrose pulpar |
| Obliteração pulpar/calcificação pulpar | Depósito progressivo de tecido duro em que a câmara e o canal radiculares são obliterados. O aspecto clínico característico é a alteração da cor da coroa para amarelo. Normalmente não há interferência no processo fisiológico de reabsorção radicular do dente decíduo afetado e na irrupção do seu sucessor permanente. O tratamento deve ser o acompanhamento clínico-radiográfico |
| Necrose pulpar | Caracteriza-se pela morte do tecido pulpar por rompimento do feixe vasculonervoso ou por hiperemia, que comprime os vasos apicais. A fístula é o sinal clínico indicador da necrose pulpar. Além disso, podem ser observadas alteração de cor da coroa, mobilidade dentária, edema e dor espontânea. Radiograficamente há aumento do espaço do ligamento periodontal, reabsorção radicular externa ou interna e radiolucidez periapical. O tratamento endodôntico deve ser realizado desde que haja pelo menos dois terços de raiz não reabsorvida e não se observe infecção periapical envolvendo a cripta do dente sucessor |
| Reabsorção dentinária interna | Processo destrutivo que se inicia pelas paredes dentinárias internas, na câmara ou no canal radicular, podendo levar à perfuração da coroa ou raiz. Clinicamente, a reabsorção dentinária interna localizada no canal radicular não apresenta manifestação clínica. No entanto, radiograficamente, observa-se um aumento da luz do canal, de forma ovalada. No caso da reabsorção iniciada na coroa, uma mancha rósea pode ser vista, acompanhada radiograficamente por um aumento nas dimensões da câmara pulpar. O tratamento recomendado é o endodôntico, desde que não haja risco de perfuração da raiz. Caso contrário, a exodontia é indicada |
| Reabsorção dentinária externa | Reabsorção progressiva da porção externa da raiz. O diagnóstico é radiográfico, com aumento do espaço do ligamento periodontal, podendo ocorrer rarefação óssea. O tratamento de escolha é a endodontia, desde que haja pelo menos dois terços da raiz não comprometida. Nos casos de reabsorção dentinária externa não inflamatória ou em teto de igreja, como são chamadas, há formação de tecido ósseo compensando a região reabsorvida, por isso não necessita de tratamento |
| Alteração de cor da coroa | Mudança na coloração natural da coroa dentária para amarelo ou cinza, dependendo da condição que a origina: hemorragia, obliteração ou necrose pulpar. Pode ocorrer dias, semanas ou até anos após o traumatismo, podendo se modificar com o tempo. Pode ser reversível ou não. Não se indica tratamento para alteração de cor na ausência clínica ou radiográfica de sinais de necrose pulpar. Entretanto, o acompanhamento clínico e radiográfico é importante. |

## MEDIDAS DE PREVENÇÃO AOS TRAUMATISMOS DENTÁRIOS

Os traumatismos dentários representam um problema de saúde pública em nossa sociedade e atinge parcelas cada vez maiores da população, causando diversos danos aos atingidos, além de altos custos com a reabilitação bucal. No entanto, os traumatismos podem ser evitados com a implantação de estratégias de promoção de saúde, como programas preventivos/educativos com pais e professores, que geralmente estão presentes no momento do trauma.

O esclarecimento sobre as possíveis consequências que os traumatismos dentários podem causar na dentição decídua e na permanente deve motivar pais/responsáveis a procurar um atendimento de serviço de urgência para a criança.

Algumas medidas gerais de prevenção:

- Orientação de responsáveis e professores com relação aos fatores determinantes dos traumatismos em crianças pequenas;
- Cuidado com móveis que possam ser escalados e com quinas;
- Cuidado para que a criança não ande de meia em pisos escorregadios;
- Cuidado para não deixar a criança sozinha perto de escadas e janelas;
- Cuidado com as crianças ao brincarem em *playgrounds* e piscinas;
- Utilização de dispositivos de segurança (p. ex., cintos de segurança, capacete) (Fig. 7.2);
- Utilização de protetores bucais durante as práticas esportivas.

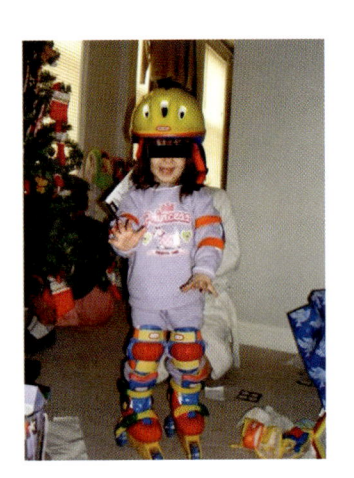

*Fig. 7.2 – Equipamentos de segurança.*

## CASO CLÍNICO

Uma menina de 3 anos de idade compareceu, acompanhada por sua mãe, à Clínica de Traumatismos em Dentes Decíduos da Universidade Federal de Minas Gerais. A mãe explicou que, no dia anterior, enquanto a criança pulava do sofá de casa, o incisivo central esquerdo foi atingido. Nenhum sintoma físico foi mencionado pela responsável, mas a criança tinha dificuldade durante a alimentação. Com o consentimento da mãe, a criança foi submetida a um exame clínico, que revelou deslocamento vestibular do fragmento coronal do dente 61. Mobilidade e dor à mastigação foram observados.

A radiografia oclusal maxilar confirmou a presença de uma fratura radicular no terço apical de dente 61, com deslocamento dos fragmentos (Fig. 7.3A).

Decidiu-se executar um tratamento odontológico conservador, caracterizado por redução do fragmento com pressão bidigital, seguido por contenção semirrígida com um fio ortodôntico 0,5 afixado com resina fotopolimerizável (Filtek Z350, 3M ESPE) por um período de 21 dias. Os dentes 51, 53 e 63 foram utilizados para ancoragem (Fig. 7.3B).

A contenção foi necessária porque a criança tinha hábito de sucção não nutritiva. A mãe da criança foi instruída quanto à higienização da região afetada e aconselhada a limitar a dieta da criança a uma alimentação de consistência pastosa por duas semanas.

O acompanhamento clínico e radiográfico foi realizado com 15 dias, 1 mês, 3 meses, 6 meses e 1 ano após a o traumatismo.

A criança foi examinada tanto clínica como radiograficamente (Fig. 7.3C) durante o período de acompanhamento. Não houve relatos de dor ou sinais de fístula e/ou mobilidade dentária durante esse tempo.

Após 1 ano de acompanhamento, os tecidos moles mantiveram-se saudáveis, sem nenhum sinal de inflamação ou descoloração dentária. O exame radiográfico demonstrou ausência de lesão periapical e ligamento periodontal íntegro (Fig. 7.3D).

Após a irrupção dos dentes permanentes, observou-se hipoplasia de esmalte no elemento 11, ao passo que o sucessor do dente 61, o qual havia sofrido o trauma, encontrava-se íntegro. Isso provavelmente se explica pelo fato de a força do impacto do trauma ter sido minimizada pela fratura radicular do dente 61 (Fig. 7.3E).

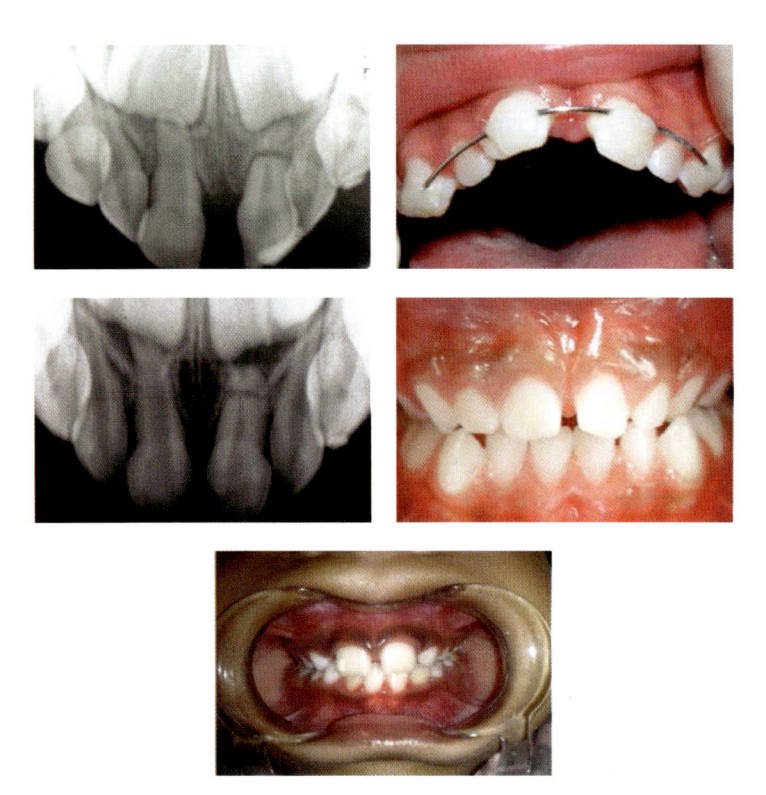

*Figura 7.3 – (A-E) Caso clínico apresentando uma paciente de 3 anos de idade com fratura radicular.*

# 8

# Atenção à saúde bucal de bebês

*LUIZ R. F. WALTER*
*ANTONIO FERELLE*

## HISTÓRICO

**OBJETIVOS DE APRENDIZAGEM:**

- Compreender os princípios relacionados à prevenção de doenças dentárias na infância
- Conhecer os programas educativo-preventivos relacionados à odontopediatria

De acordo com uma revisão da literatura, a necessidade de atenção odontológica aos bebês vem do início do século passado, em 1912, com Evangeline Jordon nos Estados Unidos, seguida por Baptista Pereira, no Brasil, em 1929, com o livro *Educação Dentária da Criança*.[1] Esse livro enfatizava a necessidade de começar a atenção odontológica pela limpeza da boca e dos dentes e nunca deixar que o bebê dormisse com a boca com resíduos alimentares. Adicionalmente, Baptista Pereira recomendava que a boca do bebê fosse limpa toda a vez que ele fosse amamentado, usando água bicarbonatada e gaze estéril. Todavia, esse processo era de difícil aplicação e acabou sendo deixado de lado pelos pediatras e dentistas, que passaram a não recomendar mais tal procedimento.

Nos anos 1930, a odontopediatria começou a ter como princípio o atendimento à criança a partir de 2 anos e meio a 3 anos de idade, momento em que ela já estaria apta para receber atenção completa devido ao seu desenvolvimento físico, social e mental amadurecido, favorecendo as relações entre paciente e profissional. Porém, mais de 50% dessas crianças já tinha cárie quando iam ao dentista. Assim, as crianças iam à consulta para realizar tratamento curativo pela presença de cárie ou de dor, e quase nunca para prevenção da cárie dentária.

**LEMBRETE**

O grande objetivo da odontologia para bebês é educar pais, profissionais da saúde, líderes comunitários e políticos para fornecer subsídios capazes de transformar a educação em prevenção.

Nos anos 1970, início da era da prevenção, e nos anos 1980 – era da educação e da prevenção –, surgiram os primeiros programas de atenção aos bebês, iniciando com os programas educativos e posteriormente os preventivos. Dentre estes, destacam-se:

- "Age 3 caries 0" – Programa sueco de educação aos pais de bebês sobre higiene e dieta aos 6, 18 e 36 meses de idade. Adicionalmente, o bebê recebia a primeira atenção odontológica após os 18 meses.

- "An infant oral program" (Iowa, Estados Unidos) – Atendimento e avaliação das necessidades dos bebês desde o primeiro ano de vida, observando suas necessidades e as reações dos pais. Durou de 1984 a 1986.
- "Plano de atendimento odontológico no primeiro ano de vida" Universidade Estadual de Londrina (UEL)/FINEP, Londrina, Paraná – Tinha como objetivos básicos conhecer o bebê e suas necessidades; desenvolver equipamentos, métodos e técnicas para o atendimento aos bebês; e transferi-los para os serviços públicos e privados (Fig. 8.1). Como projeto, teve duração de 7 anos. Dele surgiu a Bebê Clínica, a primeira a ser instalada no Brasil, que se transformou no Núcleo de Odontologia para Bebês e, hoje, é a Clínica de Especialidades Infantis – Bebê Clínica da UEL.

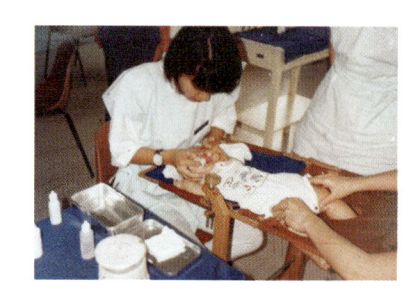

Figura 8.1 – Atendimento na Bebê Clínica no final da década de 1980.

# PROGRAMA EDUCATIVO-PREVENTIVO

## "EDUCAR PREVENINDO – PREVENIR EDUCANDO"

Toda a prática da odontologia para bebês está fundamentada na aplicação do conceito de que a educação gera a prevenção, tanto quando se tenta manter a saúde do bebê ou prevenir a cárie dentária ou mesmo quando ela já está instalada, na realização de tratamento curativo precoce.

Para a realização de tal prática, é importante trabalhar com o conceito de risco de cárie para os pacientes não portadores da doença, e fatores da doença nos portadores dela, com a finalidade de intervir sobre eles antes de qualquer ação direta sobre o bebê. Isso significa que **a primeira fonte de atenção são os pais**, que, no processo de educação, devem ser conscientizados das necessidades odontológicas de seus filhos, entender e aprender como controlá-las, assim como aplicar as medidas preventivas que deverão usar em casa, diariamente, em seus filhos.

Assim, a odontologia para bebês é a prática da odontopediatria precoce com a participação dos pais para a realização de uma odontologia coparticipativa e solidária, ao contrário do que ocorre na odontologia convencional, que é individualista e solitária.

**Pontos consensuais** da odontologia para bebês (Fig. 8.2):
- atenção no primeiro ano;
- educação direcionada aos pais;
- limpeza e/ou escovação a partir da irrupção dos primeiros dentes;
- atenção baseada na avaliação dos riscos.

**Pontos não consensuais**:
- uso de água oxigenada;
- uso de agentes químicos (clorexidina);
- uso de selantes;
- controle da amamentação materna após os 6 meses de idade e desmame por volta de 1 ano;
- atenção na MACRI.

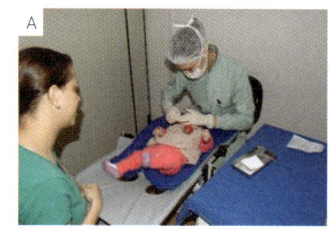

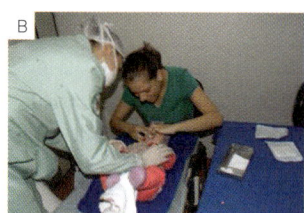

Figura 8.2 – Na odontologia para bebês, além dos cuidados preventivos e de tratamento, é fundamental educar os pais para que eles transformem a educação em prevenção. Em (A), a odontopediatra ensina a mãe como proceder e, em (B), a mãe repete o que aprendeu.

## TRATAMENTO EDUCATIVO

O tratamento educativo é realizado por meio de ações coletivas e individuais.

**Ações coletivas:**
- sensibilizar a comunidade;
- expor sobre temas predeterminados;
- discutir interativamente os problemas bucais da população participante.

As **ações educativas coletivas expositivas e interativas** trabalham com conceitos gerais sobre:
- quando, como e por que iniciar a atenção odontológica;
- medidas de higiene bucal e prevenção;
- amamentação – mães e bebês saudáveis;
- controle da alimentação noturna e do consumo de sacarose;
- conhecimento da dentição decídua.

As ações coletivas expositivas e interativas divergem entre si apenas na forma de apresentação, e não no conteúdo.

**Ações coletivas interativas**: estabelecem interação entre os participantes mediante a supervisão de um apresentador sobre o tema a ser desenvolvido.

**Ações educativas individuais** (Figs. 8.3 e 8.4):
- definem o risco inicial de cárie do bebê;
- estabelecem o plano de tratamento específico;
- analisam as correlações das eventuais dificuldades ou falhas dos procedimentos caseiros;
- readéquam os tratamentos;
- delimitam as responsabilidades dos pais e dos profissionais.

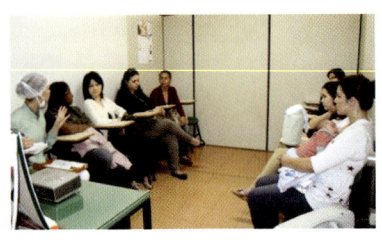

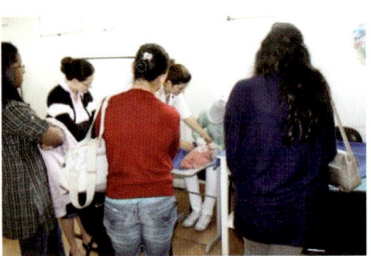

*Figura 8.3 – As ações educativas individuais dizem respeito às necessidades odontológicas do bebê e são realizadas junto à criança e direcionadas aos pais ou responsáveis.*

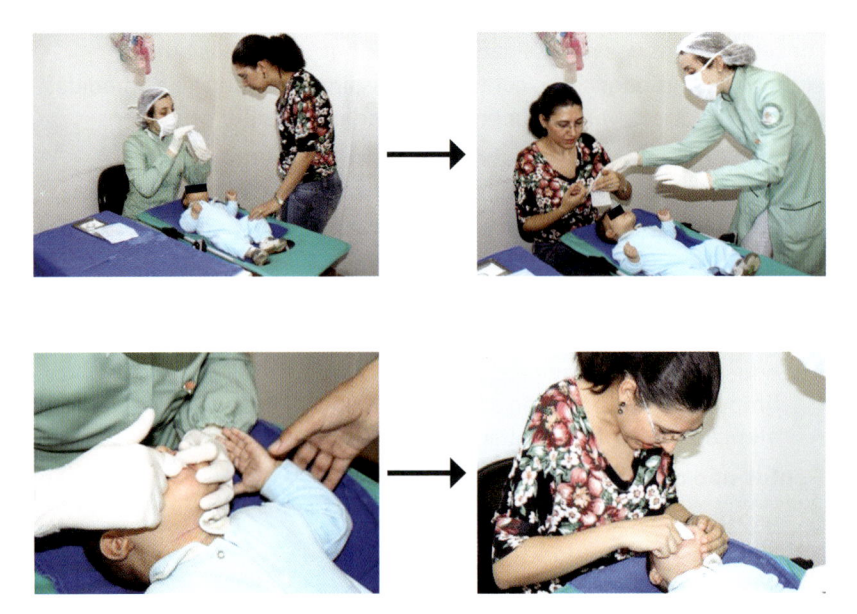

*Figura 8.4 – Na primeira consulta, a mãe recebe orientação profissional de como deve higienizar a boca do seu bebê. Depois disso, ela executa a tarefa sob o olhar da profissional que corrige eventuais procedimentos incorretos.*

# EDUCAÇÃO PROFISSIONAL: PROTOCOLO MÉDICO ODONTOLÓGICO

Para uniformizar as condutas de pediatras e odontopediatras, foi desenvolvido o "Guia de Orientação para a Saúde Bucal dos Bebês".[2]

## GUIA DE ORIENTAÇÃO PARA SAÚDE BUCAL NOS PRIMEIROS ANOS DE VIDA

### Aleitamento materno

**Aleitamento materno exclusivo:** deve ser realizado até os 6 meses (sem água, chá ou qualquer outro tipo de alimento), de acordo com os seguintes órgãos: Ministério da Saúde, Fundo das Nações Unidas para a Infância (UNICEF), OMS e Sociedade Brasileira de Pediatria.

**Desmame**: deve ocorrer de forma lenta e gradativa a partir do sexto mês. A partir do quarto mês, o bebê não deve mais mamar durante a madrugada.

**Aleitamento materno complementado**

**Alimentos complementares:** a partir dos 6 meses, inicia-se a introdução de água tratada, filtrada ou fervida e dos chamados alimentos complementares. No almoço, legumes com consistência de purê e frutas como sobremesa, na forma de suco ou de papa, e mingau de cereais ou fruta no lanche.

**Sugestão de cardápio:**
- Primeira grande refeição: leite materno
- Demais refeições:
  - 9h: todas as frutas, mas é comum iniciar com maçã e banana-maçã
  - 11h: almoço – papa de legumes
  - 13h ou 14h: leite materno
  - 15h ou 16h: lanche – mingau de cereais ou fruta
  - 17h ou 18h: leite materno
  - 20h ou 21h: leite materno
- Segunda grande refeição: jantar

Após o sétimo mês, introduz-se o jantar, diminuindo uma refeição de leite materno. A alimentação é semelhante à da família.

Entre 10 e 12 meses de vida, os alimentos preparados para a refeição da família – como arroz, feijão, cozidos de carne ou legumes – podem ser oferecidos à criança. Os alimentos devem estar levemente amassados, procurando deixar pedaços mais inteiros ou desfiados. A comida não deve ser preparada com muito sal, óleo ou com condimentos picantes.

> **ATENÇÃO**
>
> As frutas devem ser oferecidas em forma de suco ou papa (amassadas com garfo ou raspadas), sem adição de açúcar ou adoçante. Nas papas de legumes, deve-se evitar o uso de temperos industrializados.

**Aleitamento artificial:**

Fórmulas infantis: somente se orienta o uso de fórmulas infantis (apropriadas a cada faixa etária) quando não é possível a prática do aleitamento materno. A ingestão das fórmulas infantis deve ser realizada preferencialmente por meio de copos e, quando não for possível, por meio de mamadeira. Não é necessária a introdução de mucilagem (mucilon, maisena, aveia, etc.). Não se recomenda adição de adoçantes e/ou açúcar.

**Aleitamento artificial como complementação do aleitamento materno:** nos primeiros 6 meses de vida, se houver necessidade de complementação do aleitamento materno com aleitamento artificial, é contraindicado o uso da mamadeira. Sempre que for necessária a complementação, esta deve ser feita com o uso de copinho.

**Uso da mamadeira**: não se recomenda o uso da mamadeira. Se esta for utilizada, deve ser limitada ao primeiro ano de vida.

**Mamadeira como veículo para líquidos:** o uso da mamadeira deve ser limitado apenas como veículo para o aleitamento artificial. Outros líquidos, como água, suco e chá, devem ser oferecidos no copo.

**Mamadeira associada ao horário do sono**: o uso da mamadeira não deve ser associado com o horário em que a criança dorme e nem durante o sono.

**Alimentos com potencial cariogênico:**

Açúcar: deve ser evitada a utilização do açúcar nos 2 primeiros anos.

Mel: o uso do mel não é indicado para bebês até 2 anos, devido ao risco de botulismo e de alergias e por ser cariogênico.

**Atitudes educativas para a formação de bons hábitos alimentares**: a criança não deve "experimentar" todos os alimentos consumidos pelo restante da família, como iogurte industrializado, macarrão instantâneo, frituras, salgadinhos, refrigerantes ou bebidas alcoólicas, café, enlatados e guloseimas. Nessas situações, deve-se procurar oferecer à criança frutas, sucos naturais ou cereais. Membros da família devem ser orientados a não oferecer doces, sorvetes ou refrigerantes à criança. É importante que aqueles que participam das refeições diárias estejam conscientes de que uma alimentação saudável deve ser mantida por todos, na medida do possível.

**Escovação dos dentes:**

Higiene bucal: Após a irrupção do primeiro dente, deve-se iniciar a higienização bucodentária – com gaze, tecido macio umedecido, dedeira de borracha ou silicone – duas ou três vezes ao dia. Nessa fase, a mãe deve já estar orientada e preparada para realizar a higienização bucal no bebê.

Início do uso de escova dental: Deve ser introduzida por volta dos 14 meses, época que corresponde à irrupção do primeiro molar decíduo.

Escova dental infantil: Deve apresentar boa empunhadura, ter cerdas macias com extremidades arredondadas e uma cabeça de tamanho compatível com a cavidade bucal da criança.

Início do uso do fio dental: Os pais/responsáveis devem iniciar o uso do fio dental na criança quando houver contato entre os dentes.

Quem deve realizar a escovação e o uso do fio dental: Os pais/responsáveis devem realizar a escovação dental e o uso do fio dental na

## QUADRO 8.1 – Doses diárias para suplementação de flúor em crianças

| Idade | Nível de flúor na água de abastecimento (ppm) | | |
|---|---|---|---|
| | < 0,3 | 0,3 – 0,6 | > 0,6 |
| 0-6 meses | 0 | 0 | 0 |
| 6 meses a 3 anos | 0,25 | 0 | 0 |
| 3-6 anos | 0,5 | 0,25 | 0 |
| 6-16 anos | 1,0 | 0,5 | 0 |

Fonte: Adaptado de American Academy of Pediatric Dentistry.[3]

criança até que ela apresente coordenação motora adequada para efetuar esses procedimentos. A partir desse momento até a adolescência, é necessária a complementação e/ou supervisão dos pais.

Creme dental: Não se recomenda o uso de creme dental fluoretado em crianças com menos de 24 meses. Entre 3 e 6 anos, indica-se o creme dental com concentração reduzida de flúor – 500ppm. A quantidade de creme dental utilizada deve ser pequena.

Uso suplementar de flúor: Seguir o indicado no Quadro 8.1.

**Chupeta:** Não se recomenda o uso da chupeta, pois o aleitamento materno supre todas as necessidades da fase oral. No entanto, se for utilizada, deve ser limitada até os 18 meses.

**Recomendação final:** A criança deve ser encaminhada para um serviço odontológico nos primeiros 6 meses de vida.

**LEMBRETE**

Decisões com relação à administração de flúor suplementar devem ser baseadas na necessidade individual de cada criança. Recomenda-se o uso suplementar de flúor somente para crianças entre 6 meses e 16 anos de idade que moram em áreas de água de consumo não fluoretada.

# TRATAMENTO PREVENTIVO

Todo o processo de prevenção e manutenção da criança nas condições ideais, de baixo risco, assim como a remoção e o controle ou adequação dos fatores de risco identificados nos pacientes de médio e alto risco é conseguido por meio da **conscientização da comunidade**. Essa conscientização faz parte do aconselhamento aos pais, realizado antes e depois de cada atendimento clínico, na sala de aconselhamento.

No aconselhamento prévio, o profissional deve estudar com os pais as dificuldades encontradas, em casa, para pôr em prática as medidas educativas e preventivas recomendadas. Os aconselhamentos, após o atendimento, têm por finalidade analisar com os pais as dúvidas originadas da atenção realizada ao bebê, naquele momento.

Esse aconselhamento é, na realidade, um círculo em que a **educação** é o objetivo maior; por meio da ação contínua, os pais aderem ao *compliance*. Esse termo, segundo Nakama,[4] não tem equivalência em português e poderia ser traduzido como "adesão ao tratamento". Segundo Shein e colaboradores,[5] essa atitude compreende cumprir consultas, aceitar e manter o tratamento preventivo, bem como retirar o comportamento não saudável (risco). Em síntese, pode-se afirmar que o *compliance*, na odontologia para bebês, ocorre quando os pais são educados, aprendem e se conscientizam, e quando aplicam os conhecimentos recebidos.

> **ATENÇÃO**
>
> O programa preventivo ocorre pela prática da educação somada e coadjuvada pela ação do profissional. Este é o ponto essencial da atenção preventiva aos bebês: transformar educação em prevenção.

> **LEMBRETE**
>
> O atendimento no programa preventivo é realizado em crianças classificadas por **risco de cárie**, ou seja, que não apresentam a doença.

O *compliance*, segundo Nakama,[4] é positivo (adesão da comunidade) nos aspectos da educação odontológica nas questões de limpeza após a última mamada (em que ele atinge 100%), como também no uso diário de flúor caseiro; é negativo (quando a adesão é parcial) em relação ao consumo exagerado do açúcar e amamentação durante a noite. Esse fato chama a atenção, pois consumir açúcar em excesso e mamar durante a noite passam a ser tópicos de maior importância na abordagem educativa.

Walter e Nakama[6] mostraram que esse fato é real, pois a média de redução da prevalência da cárie nas crianças cujos pais aderiram ao tratamento, iniciando com baixo risco ou revertendo o risco encontrado, é de cerca de 95%, contra 83% naquelas crianças cujos pais referidos não conseguiram reverter o risco, e, portanto, foram, em parte, negativos quanto ao *compliance*.

Finalizando, Nakama[4] afirma que, para que a adesão ocorra, a informação a ser transmitida deve ser simples, prática e aceitável, mas não autoritária. Educar para prevenir é a base, mas isso somente ocorre em amplitude maior quando os resultados da prevenção se tornam claros e evidentes, de modo que retornam como educação (reforço).

Nessa fase de atendimento, o profissional, por meio da anamnese e do exame, tem de conhecer a criança no seu aspecto social e familiar, assim como suas condições bucais. Nesse conhecimento e em sua aplicação é que o programa preventivo está fundamentado.

## PROGRAMA PREVENTIVO

O programa preventivo é consequência do tratamento educativo e subsequente a ele. Em resumo, o programa preventivo é a aplicação prática do educativo (Fig. 8.5).

O programa preventivo abrange as seguintes ações:

- abordar fatores de risco;
- remover, controlar e/ou adequar os fatores de risco por meio da educação;
- interpor ações e procedimentos de prevenção específicos.

Todo paciente, em todos os atendimentos, antes de entrar na clínica, passa pela "sensibilização", momento em que os pais/responsáveis expõem suas dúvidas e/ou dificuldades, para que sejam esclarecidas. Na clínica, durante o atendimento, são esclarecidas as dúvidas das práticas do atendimento caseiro para que ele se torne mais simples, prático e efetivo.

Após o atendimento clínico, volta-se para a sala de "sensibilização", onde, por meio de processo de *feedback*, revisa-se todo o processo de ensino-aprendizagem pela técnica de aprender e fazer.

### Risco

A prevenção da cárie dentária pela determinação e controle dos fatores de risco está relacionada com a definição de risco proposta por Krasse:[7] "uma possibilidade maior ou menor de uma pessoa adquirir uma enfermidade devido a fatores ambientais, congênitos ou genéticos".

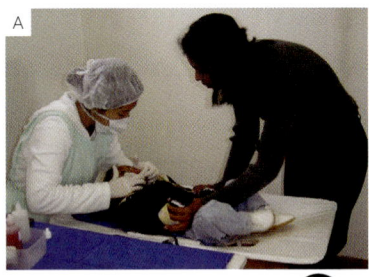

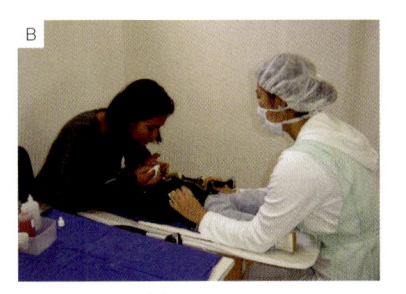

Figura 8.5 – (A) Ensinando e educando; (B) Aplicando e prevenindo.

**Fatores identificadores de risco** (Figs. 8.6 e 8.7): de acordo com a proposta de Newbrun,[8] microrganismos, hospedeiro, substrato e tempo são considerados fatores etiológicos da doença cárie dentária. Walter e colaboradores[9] estabeleceram um esquema de risco em que transmissibilidade, aleitamento noturno, higiene/escovação, flúor sistêmico, defeitos congênitos/morfologia, consumo de carboidratos e hospedeiro são considerados fatores de risco.

De acordo com o conceito de Bratthall,[10] o risco é composto dos seguintes fatores:

- dieta + bactérias = placa;
- suscetibilidade do hospedeiro;
- condições circunstanciais.

Cada fator de risco tem peso diferente, e as variações são temporais, devendo ser reavaliadas anualmente, no mínimo. Por meio desses fatores pode-se estabelecer um **cariograma individualizado**. Tais fatores podem ser:

- anamnésicos – saúde geral, cuidados caseiros (higiene bucal e escovação), rotina de atendimento odontológico, exposição ao flúor, presença de aparelhos; condições socioeconômicas e exposição aos carboidratos;
- clínicos – placa visível, inflamação gengival, manchas brancas, defeitos de esmalte, sulcos e fissuras profundas;
- suplementares – radiografias, níveis de microrganismos *Streptococcus mutans*, lactobacilos e genética molecular, quando necessário.

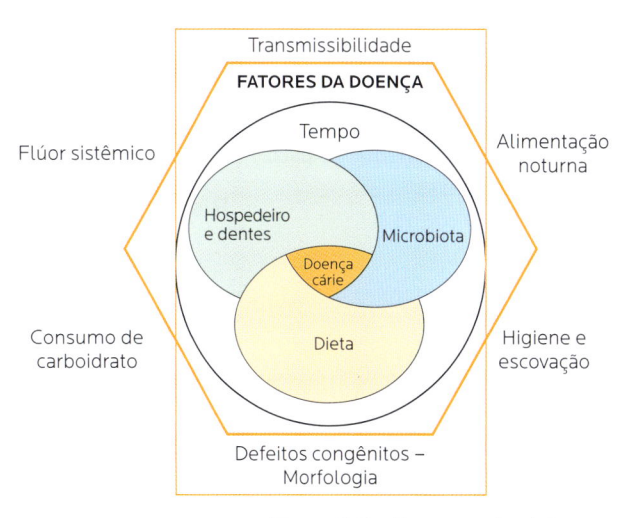

*Figura 8.6 – Esquema dos fatores determinantes do risco.*

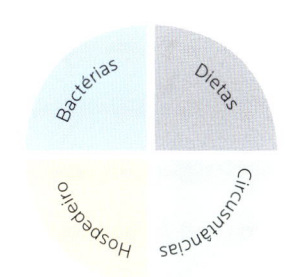

*Figura 8.7 – Fatores de risco: conceito geral baseado nos indicadores, segundo a American Academy Pediatric Dentistry.[3]*

**Transmissibilidade x contaminação (Fig. 8.8)**

- A contaminação da boca da criança ocorre com maior frequência após os 12 meses.[11]
- A contaminação ocorre mais a partir dos 17 meses, de acordo com os hábitos, os costumes e o grau de contaminação cariogênica da família.[12]
- O *status* da saúde bucal da família é importante para definir a possibilidade, maior ou menor, de haver transmissão de bactérias cariogênicas.[7]
- A população adquire *Streptococcus mutans* precocemente, iniciando-se aos 10 meses (6,7%), 12 meses (25%) e 15 meses (69%).[13]
- É importante orientar os pais sobre os meios de infecção da doença cárie, sugerindo que as medidas preventivas adotadas refletirão no retardo da infecção pelos *Streptococcus mutans*.[14]
- A transmissibilidade ocorre da mãe para o filho mediante contato físico direto. A colonização do *Streptococcus mutans* é proporcional ao nível de microrganismos da saliva materna.

**ATENÇÃO**

A contaminação é primária; a transmissão é secundária.

**Aleitamento noturno x substrato**

- 83% dos bebês com aleitamento noturno apresentam cárie dentária.[15]
- 87,5% dos bebês de 7 a 30 meses que fazem aleitamento na cama apresentam cárie dentária.[16]

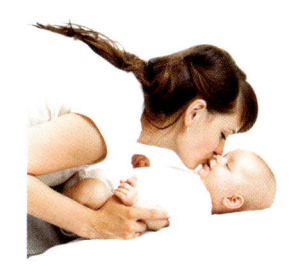

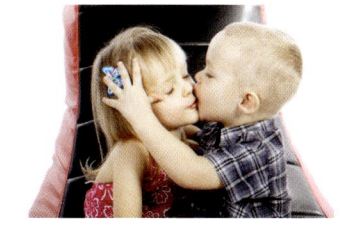

*Figura 8.8 – Formas mais frequentes de transmissibilidade e de bactérias cariogênicas.*

> **LEMBRETE**
>
> Deve-se usar o Guia de Orientação para Pediatras e Dentistas para orientar os pais.

- Crianças que utilizavam mamadeira associada ao sono apresentaram maior experiência de cárie.[17]
- O aleitamento nos primeiros 6 meses de vida deve ser materno, sob livre demanda e sem restrições.

### Risco – hospedeiro: flúor sistêmico

- A presença de flúor na água de abastecimento reduz a possibilidade de cárie dentária em 50%. A presença de flúor é um fator antirrisco, e sua ausência é considerada fator de risco.[18]
- O flúor sistêmico complementar não deve ser usado em gestantes e em crianças menores de 6 meses de idade.[19]

### Risco – dieta: aconselhamento dietético

- Começar pelo histórico da dieta do paciente.
- Sugerir modificações nas refeições principais, de modo a reduzir a necessidade de comer "fora de hora".
- Dar recomendações razoáveis, possíveis e realistas aos pacientes.
- Eliminar os alimentos à base de sacarose entre as refeições.

### Risco – dieta: consumo de carboidratos

- Fatores dietéticos devem ser conhecidos, como quantidade, frequência e forma de consumo de carboidratos fermentáveis.
- Os açúcares são considerados fatores de risco quando a frequência é alta, acima de 5 vezes ao dia, segundo Thhylstrup e Fejerskop,[20] ou acima de 1 vez ao dia, de acordo com a American Academy of Pediatric Dentistry.[3]
- A Sociedade Brasileira de Pediatria não recomenda o uso de açúcar por crianças menores de 2 anos.

### Controle

Pontos a serem considerados na anamnese:

- Frequência das refeições – número de refeições e lanches que devem ser mantidos em nível baixo.
- Quantidade e concentração de sacarose nas refeições – baixo consumo de açúcar é desejável a partir do ponto de vista de prevenção da cárie dentária.

### Recomendações

- Eliminar e/ou diminuir o consumo de açúcares.
- Usar açúcares somente durante as refeições.
- Aumentar a dureza e a consistência dos alimentos.
- Usar alimentos que necessitem de mastigação mais forte, pois conduzem a uma maior salivação, o que é desejável.

Tais recomendações fazem parte do material da Cardiology Malmo Universitye da Academia Americana de Odontopediatria.

### Risco – microrganismos e placa dentária

Formas de redução:

- Eliminar áreas de retenção.
- Instruir para boa higiene bucal.

- Fazer aplicação tópica de flúor ou gel de clorexidina.
- Diminuir o consumo de açúcar.

**Risco – higiene e escovação**
- A escovação possibilita a remoção da placa bacteriana visível.
- Walter e colaboradores[9] observaram que a ausência de limpeza e escovação no primeiro ano de vida determina a possibilidade de a criança adquirir cárie dentária em 3%; após os 13 meses, essa taxa aumenta para 30%.
- Deve-se observar o estado da gengiva ou a presença de sangramento como indicativos de má higiene.
- A escovação é o método mais completo de higiene, pois interfere em todos os fatores etiológicos da cárie dentária: substrato, microrganismos, hospedeiro e tempo.

# TRATAMENTO EDUCATIVO-PREVENTIVO: ORIGENS

De acordo com pesquisas, o primeiro protocolo de ação educativa-preventiva foi elaborado por Mathewson e colaboradores.[21] Eles definiram que a atenção odontológica deveria começar na gestante e ir, depois do nascimento do bebê, até os seus 2 anos, com retornos semestrais até 1 ano e anuais a partir de então. Eles estabeleceram ainda que os retornos devem ocorrer nos períodos pré-natal; 0 a 6 meses; 6 a 12 meses; e 12 a 24 meses. Além disso, a educação e a orientação deveriam seriam genéricos e acompanhar os atendimentos.

Nowak e Casamassino[22] propuseram um guia antecipatório com atendimento ao nascimento e aos 6, aos 12, aos 24 e aos 36 meses de idade; ou seja, até 1 ano, a atenção deveria ser semestral e, a partir dessa idade, anual.

**Guia de atenção aos bebês: proposta da Bebê Clínica (1986):**
- Primeira atenção por volta de 6 meses
- Retornos trimestrais até os 3 anos
- Retornos semestrais de 3 a 5 anos

Em casos de risco alto, a atenção básica seria incrementada com uma atenção semanal durante um mês, recurso chamado de tratamento de choque. Toda vez que a criança readquirisse o risco, teria de voltar mensalmente. Esse esquema evoluiu para o primeiro protocolo de atendimento aos bebês, de 1997, descrito a seguir.

# PRIMEIRO PROTOCOLO BRASILEIRO

O primeiro protocolo brasileiro foi desenvolvido a partir do protocolo da Bebê Clínica da UEL, e posteriormente modificado, adequado e ratificado no Primeiro Encontro Nacional de Odontologia para Bebês, em Londrina (PR), em 1997. Ele definiu três diretrizes de atendimento:

- Filosóficas
- Educativas
- Clínicas

**Diretrizes filosóficas: definição das formas de atenção**
- Atenção precoce iniciada no primeiro ano de vida
- Manutenção da saúde bucal como consequência da atenção precoce
- Risco de cárie dentária: mudança de conceito
- Baixo risco tornou-se risco não identificado
- Médio e alto risco tornaram-se risco identificado

**Diretrizes educativas para conscientização:** O processo deve ser didático e pedagógico, com a educação direcionada a:
- Pais, responsáveis e filhos
- Profissionais da saúde, incluindo cirurgiões-dentistas
- Comunidade e lideranças políticas

**Diretrizes clínicas: baseadas em duas vertentes – clínica e caseira**
- Atendimento clínico: cuidados trimestrais e semestrais com cuidados específicos para superfícies oclusais dos molares
- Atendimento caseiro: dentro do princípio do autocuidado

# RELAÇÃO DO RISCO DE CÁRIE VERSUS PROCEDIMENTOS PREVENTIVOS

Na Figura 8.9 é apresentado um resumo da relação do risco de cárie *versus* procedimentos preventivos que serão descritos a seguir.

## Criança sem risco identificado

**Procedimento clínico:**
- Realizar a profilaxia com baixa rotação e pasta profilática sem flúor ou escovação com água filtrada e/ou fervida ou água oxigenada diluída e/ou dentifrício não fluoretado e fio dental.
- Aplicar diamino fluoreto de prata nos molares ou verniz com flúor.
- Agendar retorno a cada três meses para reavaliar o risco de cárie.

**Procedimento caseiro:**
- Realizar a limpeza, de preferência com gaze ou tecido macio, 2 vezes ao dia, utilizando água filtrada e/ou fervida ou água oxigenada diluída na proporção de 1:4; em seguida, utilizar fio dental.

**LEMBRETE**

Dentifrício fluoretado (500ppm) pode ser usado na quantidade de um grão de arroz (0,15g) apenas na última higiene, se a criança não fizer uso de flúor sistêmico (água de abastecimento público ou água mineral sem flúor).

Consulta Inicial 4-6 meses
- **BAIXO RISCO**: Consultas de 3/3 meses até 3 anos; Após 3 anos consultas de 6/6 meses
- **ALTO RISCO**: Atenção intensiva 4 consultas semanais durante 1 mês

a cada nova consulta reavaliar o risco

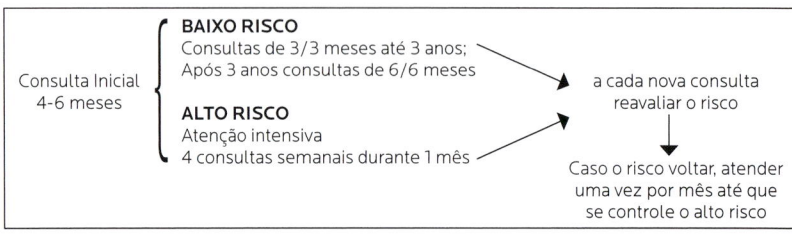

Caso o risco voltar, atender uma vez por mês até que se controle o alto risco

*Figura 8.9 – Relação do risco de cárie versus procedimento educativo/preventivo.*

- Com a irrupção dos primeiros molares, iniciar o uso da escova dental e de dentifrício não fluoretado.
- Aplicar topicamente fluoreto de sódio a 0,02%, 2 vezes ao dia (pela manhã e à noite).

## Criança com risco identificado

**Procedimento clínico:**

- Consulta inicial: profilaxia (idem ao que é feito nos casos sem risco identificado).
- Aplicar fluoreto de sódio a 0,2% nos dentes anteriores e diamino fluoreto de prata ou verniz com flúor nos posteriores; outra opção é o uso de verniz de clorexidina a 1% com tanino, em alternância semanal com verniz fluoretado.[23]

**Procedimento caseiro:**

- Manter o paciente sem os fatores de risco identificados pelo profissional.
- Aplicar todos os procedimentos usados nos pacientes sem risco identificado.

**Tratamento de choque:** aplicado nos pacientes de risco identificado nas primeiras semanas, com um atendimento semanal.

**Profilaxia (idem aos casos sem risco identificado):**

- Aplicação de fluoreto de sódio a 0,2% nos dentes anteriores e diamino fluoreto de prata ou verniz nos posteriores.
- Dar intervalo de uma semana por quatro sessões consecutivas.
- Na última sessão, aplicar selantes nos dentes posteriores.
- Fazer reforço educativo para reversão do risco (em todas as sessões).

No Quadro 8.2 são apresentados os tratamentos indicados para crianças com risco identificado.

**Prática de prevenção específica dos incisivos:**

- Medidas clínicas – aplicação de verniz fluoretado entre os incisivos (Figs. 8.10 e 8.11).
- Medidas caseiras – limpeza entre os incisivos utilizando gaze e/ou fio dental.

**Prática de prevenção específica dos molares:**

- Limpeza das superfícies oclusais e proximais e aplicação de diamino e selante, quando indicado.

**Selamento de cicatrículas e fissuras:** está indicado a partir de 2 anos, visto que mais de 50% dos primeiros molares possuem fissuras na

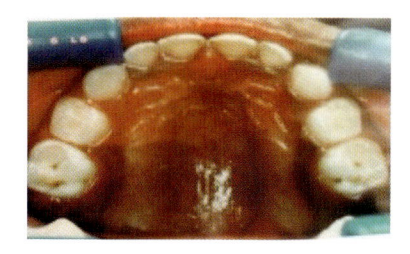

*Figura 8.10 – Os locais mais frequentes de instalação da cárie são os dentes incisivos e os molares.*

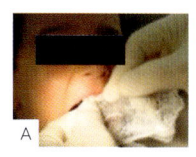

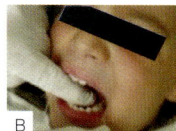

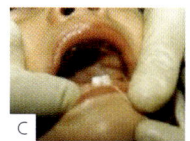

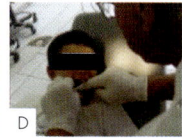

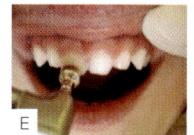

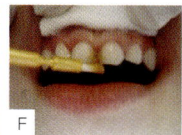

*Figura 8.11 – Prática de prevenção específica. (A, B e C) Prevenção específica dos incisivos. (D) Uso do fio dental. (E) Profilaxia. (F) Aplicação de verniz com flúor, localizado entre os incisivos.*

## QUADRO 8.2 – Orientação dos tratamentos de criança com risco identificado

| Tipo de risco | Tratamento |
|---|---|
| Com reversão | Procedimento clínico (idem aos casos sem risco identificado) |
| Sem reversão | Continuar o tratamento de choque com retorno a cada mês até que se consiga a reversão do risco |

superfície oclusal e que, nos segundos molares, elas ocorrem em mais de 80% dos casos (Figs. 8.12 a 8.15).

**Prática de prevenção específica:** imunização, segundo Garcia e colaboradores.[23]

- Clorexidina a 1%
- Timol – por exemplo: Cervitec®
- Verniz de flúor – por exemplo: Duraphat® ou Durashield®

Modo de usar:

- 1ª semana: profilaxia + timol
- 2ª semana: profilaxia + verniz de flúor
- 3ª semana: profilaxia + timol
- 4ª semana: profilaxia + verniz de flúor

Observação: repetir anualmente ou, em casos especiais (de maior risco), repetir a cada seis meses.

### Aplicação de diamino fluoreto de prata

Em todos os pacientes, deve-se fazer uma aplicação na superfície oclusal a cada consulta. Esse procedimento, segundo Rosenblatt,[24] possui uma eficácia de cerca de 75% em molares temporários, o que indica sua aplicação nos serviços. Segundo Yee e colaboradores,[25] sua aplicação é simples, mas sua eficácia se perde com o tempo, requerendo uma ou duas aplicações anuais na dependência do risco ou da gravidade das lesões.

Aplicação de diamino fluoreto de prata (Saforide®), que pode ser líquido ou seco, como mostram as Figuras 8.16 e 8.17. O líquido existe nas concentrações de 39, 30 e 12%, necessitando de isolamento relativo e proteção labial com vaselina ou manteiga de cacau. O diamino fluoreto de prata seco só existe a 30% e é a opção utilizada na Bebê Clínica. Nesta apresentação, o diamino fluoreto de prata não necessita de isolamento, pois o dente deve estar úmido para que ele faça efeito, sendo friccionado por cerca de 30 segundos em cada dente. Cada unidade seca está contida em pelete da Voco®; portanto, todos têm o mesmo tamanho e conteúdo.

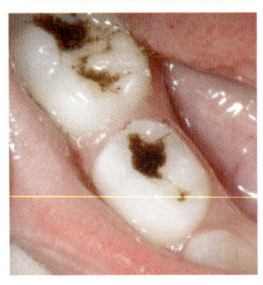

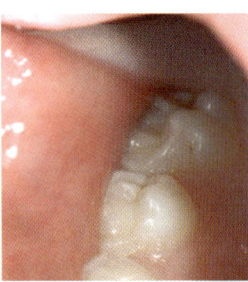

*Figura 8.12 – Resíduos alimentares em dentes com defeitos de estrutura.*

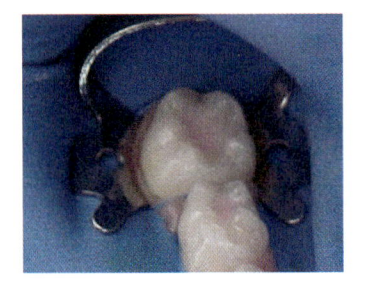

*Figura 8.13 – Aplicação de selante ionomérico.*

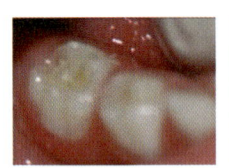

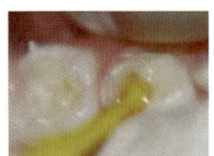

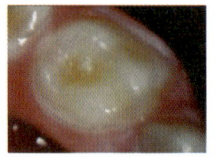

*Figura 8.14 – Selamento de cicatrículas e fissuras.*

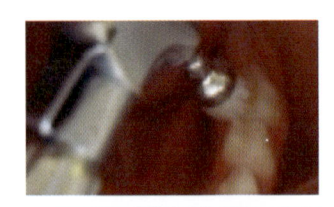

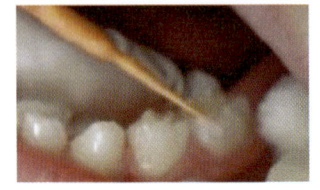

*Figura 8.15 – Exemplo de selamento com selante one step.*

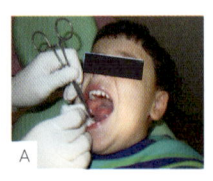

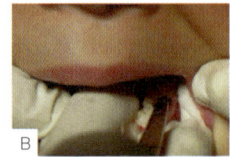

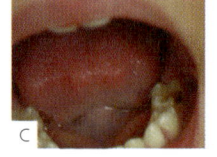

*Figura 8.16 – Aplicação de fluoreto diamino de prata em dente com defeito de estrutura.*

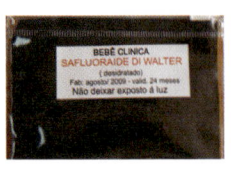

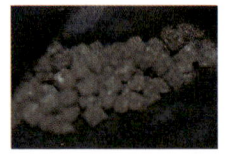

*Figura 8.17 – Apresentação do diamino fluoreto de prata desidratado (seco) usado na Bebê Clínica da UEL.*

# Bruxismo noturno na infância e na adolescência

*JUNIA SERRA-NEGRA*
*MEIRE COELHO FERREIRA*
*MARIA LETÍCIA RAMOS-JORGE*

O bruxismo noturno, hoje considerado uma desordem do sono, promove prejuízos consideráveis ao sistema estomatognático. As desordens do sono têm um impacto significativo na saúde das crianças, na aprendizagem, no desempenho escolar, na qualidade de vida e na saúde mental.[1]

Com frequência, os odontopediatras são questionados pelos pais a respeito do hábito das crianças de ranger os dentes e quanto às causas e sequelas advindas dessa parafunção. Assim, da mesma maneira que o conhecimento atualizado do profissional é de suma importância para o manejo da desordem, a avaliação regular das crianças e dos adolescentes, além de proporcionar o diagnóstico precoce e a prevenção de maiores danos ao sistema estomatognático, permite o encaminhamento do paciente para outros profissionais, quando necessário.

O bruxismo é uma atividade parafuncional caracterizada pelo ato de ranger e/ou apertar os dentes. Essa atividade é produzida por contrações rítmicas ou tônicas do masseter e de outros músculos faciais,[2] envolvendo movimentos mandibulares e ruídos desagradáveis. Segundo a Classificação Internacional de Desordens do Sono (CIDS), o bruxismo noturno é definido como uma desordem do movimento estereotipado caracterizado por ranger e/ou apertar os dentes durante o sono, sendo usualmente associado com movimentos de agitação.[3]

Na presença de desordens neurológicas, psiquiátricas ou do sono, medicações ou drogas, o bruxismo é classificado como secundário ou iatrogênico.[4-7] Em indivíduos saudáveis, o bruxismo é classificado como primário (ou idiopático).[8]

**OBJETIVOS DE APRENDIZAGEM:**

- Identificar os fatores associados às causas do bruxismo e seus métodos diagnósticos
- Conhecer as consequências do bruxismo do sono para a saúde de crianças
- Compreender os aspectos psicológicos implicados nessa desordem e suas formas de tratamento

## PREVALÊNCIA DO BRUXISMO

Há muita discrepância na literatura a respeito da prevalência do bruxismo. Percentuais que variam de 5 a 55% são descritos.[9] Essa variação se deve a diferentes metodologias para mensurá-la, bem como ao tipo de bruxismo avaliado.[10] Alguns autores avaliam o bruxismo noturno e diurno em um grupo único, ao passo que outros os separam em categorias distintas.[11]

Pode-se considerar bruxismo o ato de apertar os dentes em vigília e/ou ranger os dentes enquanto se dorme.[10] Em crianças, o apertamento de dentes é mais difícil de ser mensurado, porque elas próprias têm dificuldade de relatar o ato. Além disso, os pais, por vezes, relatam esse costume dos filhos associando-o a mímicas faciais de raiva e irritabilidade frente a contrariedades.[12]

Os pais têm facilidade de relatar a presença de bruxismo noturno dos filhos devido aos ruídos emitidos durante o ato de ranger os dentes enquanto a criança dorme.[13-15] É por isso que o relato dos pais é considerado pela American Association of Sleep Medicine (AASM) como um bom instrumento para detectar a presença de bruxismo noturno em crianças.[3]

A prevalência do bruxismo noturno em crianças aumenta com a idade. Um estudo longitudinal, desenvolvido no Canadá, demonstrou que a prevalência do bruxismo noturno na dentição decídua, em crianças de 2,5 anos, foi de 10,4%; quando elas estavam na dentição mista, com 6 anos, a prevalência foi para 45,6%.[16]

No Brasil, um estudo de base populacional, desenvolvido na cidade de Belo Horizonte, encontrou uma prevalência de 35,3% de bruxismo para escolares de 7 a 11 anos que estavam em dentição mista.[15]

Na dentição permanente, parece acontecer um decréscimo na prevalência do bruxismo noturno, em comparação com as dentições decídua e mista. Em dentição permanente há relatos de maior percentual de bruxismo diurno, com prevalência de 20%, ao passo que o noturno aparece em 8% dos casos.[10]

Quando avaliada a associação entre gênero e bruxismo noturno nas dentições decídua e mista, não é relatada significância estatística.[13-15] Entretanto, quando analisadas essas variáveis na dentição permanente, encontra-se um maior percentual de bruxismo noturno entre as mulheres.[10]

O bruxismo também é descrito em associação com paralisia cerebral e síndrome de Down. Contrações espontâneas dos músculos da face e o uso de alguns medicamentos específicos para esse grupo de pacientes podem fazer com que eles apresentem quadros de bruxismo com prevalência de 23%.[17]

# ETIOPATOFISIOLOGIA DO BRUXISMO

A etiopatofisiologia do bruxismo noturno ainda não é clara, mas existe consenso quanto à **etiologia multifatorial**. Fatores periféricos (morfológicos) e fatores centrais (patofisiológicos e psicológicos) estão envolvidos na etiologia dessa desordem.[18]

Em crianças mais jovens, evidências têm mostrado que o bruxismo pode ser uma consequência da imaturidade do sistema neuromuscular mastigatório.[19] Por se tratar de uma desordem do sono com etiologia multifatorial, o conhecimento do fator etiológico é clinicamente importante, pois capacita o clínico a escolher ou indicar o tratamento que possa influenciar ou até mesmo eliminar um ou mais fatores que perpetuam a desordem.[18]

No passado, **fatores morfológicos** como maloclusão, interferências oclusais, anomalias na articulação temporomandibular e a anatomia das estruturas ósseas da região orofacial eram considerados os principais fatores causais do bruxismo. Nos dias atuais, esses fatores desempenham somente um pequeno papel na etiologia do bruxismo.[18,20-25] Fatores psicológicos, como estresse, ansiedade e personalidade são frequentemente mencionados em relação ao bruxismo.[26]

Um dos primeiros estudos contemplando o fenômeno do bruxismo foi realizado por Ramfjord, em 1961.[27] Por meio de eletromiografia, o autor defendeu que certas características oclusais, como posições intercuspais e posições de contatos retraídos, são as principais responsáveis pela iniciação do bruxismo. Seus achados foram sustentados por suas constatações em macacos *Rhesus*, que somente pararam a atividade de bruxismo quando completaram a eliminação da parte em excesso de restauração realizada em seus primeiros molares (não publicados). O bruxismo seria, então, um instrumento por meio do qual o indivíduo esforça-se para eliminar interferências oclusais.[18] Tais conclusões tiveram impacto na odontologia clínica por muitas décadas. Uma vez que o estudo de Ramfjord não utilizou um grupo controle e que o uso de medida indireta para simular bruxismo (restaurações altas) não corresponde a uma situação natural, os resultados não são confiáveis.

Rugh e colaboradores[28] estudaram a influência de interferências oclusais artificiais incorporadas às coroas de molares na atividade muscular mastigatória durante o sono. A atividade muscular mastigatória foi quantificada por meio de registros de eletromiografia do paciente dormindo. Os autores, contrariamente aos achados de Ramfjord,[27] verificaram que as interferências oclusais artificiais causaram um decréscimo significativo da atividade muscular mastigatória relacionada ao sono em 90% dos casos. Como a atividade muscular mastigatória é associada ao ato de ranger os dentes, o decréscimo significativo dessa atividade irradia sérias dúvidas sobre o papel da oclusão na etiologia do bruxismo.

Nilner,[29] ao estudar a **relação entre fatores oclusais e bruxismo**, constatou correlação significativa entre maloclusão de classes II e

III e bruxismo. Ao comparar um grupo de meninas com oclusão normal com um grupo apresentando maloclusão de classe II, Henrikson e colaboradores[30] também constataram que o ato de ranger e apertar os dentes foi mais comum no grupo que apresentava a maloclusão. No entanto, um estudo realizado por Demir e colaboradores,[25] com crianças com média de idade de 12,8 anos, não encontrou relação estatisticamente significativa entre qualquer tipo de maloclusão e bruxismo.

Estudos controlados têm mostrado que a eliminação de interferências na oclusão não tem influência nas atividades de bruxismo.[31,32] Um ensaio clínico controlado, avaliando a relação entre bruxismo e fatores morfológicos, foi executado com o uso de polissonografia para confirmar ou refutar a presença de bruxismo. Nesse estudo, os autores compararam 26 variáveis oclusais e 25 variáveis cefalométricas entre indivíduos com bruxismo e sem bruxismo, e não encontraram nenhuma diferença entre os grupos.[33]

Chen e colaboradores[34] exploraram a influência da oclusão na incidência de bruxismo em crianças. O bruxismo foi investigado mediante um questionário enviado aos pais, e a oclusão foi avaliada por meio de um exame clínico realizado por profissionais. Constatou-se que não houve diferença entre a oclusão de crianças com bruxismo e sem bruxismo. Outro dado importante desse estudo foi que a incidência de bruxismo não aumentou em crianças na dentição mista, fase que sabidamente apresenta oclusão desorganizada.

Quanto aos **fatores patofisiológicos**, o bruxismo tem sido ligado a desordens do sono, a uma química cerebral alterada (isto é, função dopaminérgica assimétrica nigroestriatal), ao uso de certos medicamentos e drogas ilícitas, ao hábito de fumar e consumir álcool e a certos traumas e doenças.[2,35-37] Os fatores genéticos estão incluídos também entre os fatores patofisiológicos.[18]

Como o bruxismo tem sido associado ao fenômeno de resposta de estímulos, a fisiologia do sono tem sido extensivamente estudada. Um fator de estímulo é uma mudança repentina na profundidade do sono, durante a qual o indivíduo alcança um estágio do sono mais leve ou verdadeiramente acorda.[18]

Durante o sono, a mandíbula está usualmente descerrada, devido à supressão motora. O contato entre os dentes mais provavelmente ocorre em associação com níveis de alerta do sono (quando há uma alteração brusca das ondas cerebrais afetando os ciclos do sono). Isso sugere que o sistema nervoso central e/ou autônomo, muito mais do que os fatores sensoriais periféricos, tem um papel preponderante na gênese do bruxismo noturno.[38]

Registros polissonográficos de 6 indivíduos mostraram que, em 86% dos casos, os episódios de bruxismo foram associados a uma resposta de alerta do sono.[36] Uma sequência de eventos fisiológicos denominados microestímulos de alerta cerebral precede a atividade muscular mastigatória rítmica associada ao ranger dos dentes. Esses eventos se sucedem no sistema nervoso autônomo (aumento da atividade simpática cardíaca) e no córtex cerebral (aumento na atividade elétrica cerebral).[6,8,39] Vale ressaltar que a magnitude (isto é, um início mais rápido no ritmo cardíaco e um aumento na atividade eletromiográfica) de microestímulos de alerta cerebral do sono é o que parece distinguir os indivíduos com bruxismo daqueles sem bruxismo.[36,39,40]

O bruxismo parece também ser **modulado por vários neurotransmissores no sistema nervoso central**. A suposta influência de neurotransmissores, principalmente a dopamina, na gênese do bruxismo noturno foi primeiramente sugerida em um relato de caso de mal de Parkinson. O paciente utilizou a L-dopa por longo período e relatou ranger os dentes.[41]

Em um ensaio clínico controlado, a L-dopa foi usada por curto período em pacientes jovens saudáveis e com bruxismo noturno. Nesses casos, o medicamento produziu uma redução na atividade de bruxismo, a qual foi monitorada por polissonografia.[42] Durante a vigília, a dopamina tem um papel na execução de movimento e na manutenção da vigilância; durante o sono, o sistema dopaminérgico é provavelmente minimamente ativo, com exceção de um breve período de movimentos relacionados ao nível de estímulos cerebrais de alerta do sono, como os movimentos periódicos dos membros.[43]

A nicotina estimula as atividades dopaminérgicas centrais, o que explica os achados de **fumantes de cigarros** que relataram quase duas vezes mais bruxismo do que os não fumantes. Os fumantes mostraram quase 5 vezes mais episódios de bruxismo por noite do que não fumantes.[35] Outra substância que pode induzir ao bruxismo é o **álcool**.[43]

Quanto à influência genética no bruxismo, até o momento nenhum marcador genético tem sido encontrado para explicar o modo de transmissão do bruxismo noturno, embora crianças de pais com bruxismo sejam mais prováveis de serem afetadas do que aquelas de pais que não apresentam bruxismo.[44,45]

## ASSOCIAÇÃO COM OUTRAS PARAFUNÇÕES

O bruxismo noturno pode estar associado a outras parafunções, como roer as unhas, morder objetos (lápis e/ou caneta) ou morder os lábios, além de alterações no padrão respiratório.[46,47] Os hábitos que envolvem o ato de morder podem estar relacionados a uma expressão do indivíduo de liberar tensões em estado de vigília.[12]

Além disso, o bruxismo do sono tem sido associado com desordens respiratórias relacionadas ao sono, em especial com ronco e apneia obstrutiva do sono.[48,49]

**LEMBRETE**

Um costume que acomete o indivíduo enquanto ele dorme é de difícil controle e intervenção dele próprio e das pessoas de sua convivência. Entretanto, hábitos que ocorrem em vigília podem ser detectados pelos familiares, na escola e por profissionais de saúde; dessa forma, podem-se desenvolver trabalhos preventivos.

## CURSO DO BRUXISMO

O bruxismo pode ser uma **desordem crônico persistente**. De acordo com estudo realizado por Abe e Shimakawa,[50] o bruxismo diagnosticado na infância persistiu em 35% da amostra na fase adulta. Revisando os dados de uma coorte de gêmeos e coletando novos dados após 15 anos, Hublin e colaboradores[51] constataram que os relatos de ranger dos dentes persistiram na fase adulta em 86% da amostra. Um estudo longitudinal cujas reavaliações para bruxismo ocorreram 1, 4 e 9 anos após a avaliação inicial constatou o aumento do bruxismo ao longo do período de avaliação.[52]

Outros estudos, no entanto, têm mostrado um declínio do bruxismo noturno, ao longo do tempo, de 14% em crianças para 8% em adultos e para 3% em pacientes acima de 60 anos.[53] Um estudo longitudinal realizado no Canadá constatou que o bruxismo noturno decresceu significativamente da infância para a adolescência.[54] Cinco anos após a avaliação inicial para bruxismo juvenil em crianças de 6 a 9 anos, Kieser e Groeneveld[55] reavaliaram 126 crianças e verificaram que somente 17 delas continuavam com bruxismo.

Durante um determinado período, o bruxismo pode ser altamente variável, com os indivíduos não mostrando atividade em algumas noites e atividade intensa em outras.[39] Rugh e Solberg[56] mostraram que o comportamento bruxista não é sempre similar entre os indivíduos, e também mostra variações de noite para noite em um mesmo indivíduo.

## CONSEQUÊNCIAS DO BRUXISMO

Entre as consequências do bruxismo do sono, observam-se:[2,57-62]
- desgastes oclusais e/ou incisais;
- fratura de cúspides e restaurações;
- destruição de estruturas de suporte (recessão e inflamação gengival e reabsorção do osso alveolar);
- mobilidade dentária;
- disfunção da ATM (dor e/ou limitação dos movimentos mandibulares);
- hipertrofia do masseter;
- hipertonicidade e sensibilidade dos músculos mastigatórios;
- cefaleia ao acordar.

Com base em um questionário preenchido por 33 pacientes portadores de bruxismo, 80% relataram que frequentemente apresentavam muita sonolência durante o dia; 68% deles faziam esforço, às vezes, para permanecer acordados. A maioria dos pacientes (66%) experimentou sonolência diurna durante a infância.[58]

# DIAGNÓSTICO

Basicamente, o diagnóstico do bruxismo em crianças e adolescentes se dá mediante o relato dos cuidadores sobre ruídos emitidos pela criança durante o sono, os quais sejam característicos da atividade de ranger de dentes, e por meio de avaliação clínica ou de modelos de estudo do desgaste dental. Entretanto, o relato para bruxismo pode ser positivo sem que o desgaste dental seja um sinal clínico da desordem, ou o indivíduo pode apresentar facetas de desgaste e não realizar mais a parafunção.[63,64] Portanto, o relato de quem convive com o bruxômano é muito importante em uma anamnese detalhada.[3]

Outros sinais e sintomas clínicos podem estar presentes, como hipertrofia do músculo masseter, dor nos músculos mastigatórios e na ATM, cefaleias diurnas e indentações na língua e bochechas.[2,60-62]

Para definir o diagnóstico de bruxismo, **a emissão dos ruídos característicos deve ser recente e frequente**.[7,65] A hipertrofia do masseter e a dor nos músculos mastigatórios são consideradas implicações indiretas do bruxismo. As indentações na língua e bochechas, por si só, não comprovam a presença da parafunção.[65]

**DIAGNÓSTICO DIFERENCIAL:** Quanto ao desgaste dental da superfície oclusal e/ou incisal, o **diagnóstico diferencial** deve ser realizado em relação aos desgastes fisiológicos e à erosão/abrasão dental.[66] Na dentição decídua, para diferenciar desgaste fisiológico de desgaste patológico, deve ser levada em consideração a idade dentária da criança.

O desgaste dentário pode, também, ser decorrente de bruxismo vivenciado em um período anterior. Assim, com fins de diagnóstico da ocorrência de atividade de bruxismo atual, é necessário que o relato dos pais seja confirmado por meio de registro eletromiográfico ou por polissonografia.[65]

O sistema de registro eletromiográfico é considerado inferior ao exame polissonográfico, uma vez que não diferencia entre atividades orofaciais de confundimento.[6,67-70] Além disso, outras desordens do sono não podem ser descartadas, e outras mudanças fisiológicas relacionadas ao bruxismo noturno (isto é, microestímulos cerebrais de alerta, taquicardia e mudança no estágio do sono) não podem ser monitoradas.[6,70]

A **polissonografia**, teste utilizado no estudo do sono, é o **teste padrão-ouro** para o diagnóstico do bruxismo. É realizada geralmente à noite e registra os múltiplos parâmetros eletrofisiológicos que ocorrem durante o sono. O registro polissonográfico para bruxismo geralmente inclui eletroencefalograma, eletrocardiograma, eletromiograma e sinais do resistor termicamente sensível (monitoramento de fluxo aéreo oral e nasal), juntamente com registro audiovisual. A atividade de bruxismo noturno é avaliada com base na atividade eletromiográfica nos músculos mastigatórios (masseter e/ou temporal).

Como o ambiente de registro do sono é altamente controlado na polissonografia, outras desordens do sono podem ser descartadas. O bruxismo noturno pode, ainda, ser diferenciado de outras atividades orofaciais, como mioclonos, deglutição ou tosse.[10,69,70] Mudanças fisiológicas relacionadas ao bruxismo noturno (isto é, microestímulos de alerta cerebral, taquicardia e mudança no estágio do sono) podem também ser monitoradas.[68,73] Outros parâmetros, como oximetria, movimentos respiratórios, capnografia e sensores de movimento nos membros inferiores, contribuem para o diagnóstico de outras desordens relacionadas ao sono. A natureza dos sons (isto é, rangido, ronco, suspiro) e o tipo de movimento (deglutição, tosse, contrações breves dos músculos faciais) são verificados mediante o registro audiovisual.[2,59,71,72]

Algumas **limitações** devem ser consideradas em relação à polissonografia. Uma delas é a mudança no ambiente do sono, que pode influenciar o comportamento atual de bruxismo. Outra limitação é que seriam necessários registros polissonográficos múltiplos, uma vez que o bruxismo noturno varia de uma noite para outra. Como o exame é muito dispendioso, registros múltiplos são, na maioria das vezes, impossíveis.[65]

## ASPECTOS PSICOLÓGICOS

Fatores emocionais podem influenciar no desencadeamento do bruxismo noturno.[26] A capacidade de lidar com acúmulo de tarefas, perdas, cobranças, conflitos, autoexigência, autoimagem, autoestima, raiva e ansiedade é elaborada internamente pelas pessoas de forma individual.[74-76]

Traços de personalidade são relacionados com a forma distinta como cada indivíduo lida com diferentes situações.[77-80] Estudos das diferenças individuais têm colaborado para o entendimento de comportamentos, sentimentos e pensamentos das pessoas diante dos conflitos do dia a dia, e a personalidade é um dos temas de estudo desta área.[75]

Existem cinco traços de personalidade: neuroticismo, abertura, extroversão, responsabilidade e afabilidade. O neuroticismo relaciona-se, entre outras coisas, à reatividade emocional do indivíduo, às tendências para preocupação, à suscetibilidade ao humor negativo e à propensão à psicopatologia. É descrito como o traço que se relaciona a emoções fortes. A responsabilidade está relacionada ao senso de dever, à autodisciplina e ao perfeccionismo.[74,77,79,80]

Níveis altos de neuroticismo e responsabilidade estão associados à presença de bruxismo noturno.[81] Alterações nos níveis dos traços de personalidade podem desencadear o estresse, sendo fatores de risco para o desencadeamento de bruxismo noturno.[26] Indivíduos com níveis altos de estresse tendem a acumular tensões durante o dia, e o bruxismo noturno pode funcionar como um mecanismo para extravasar o estresse durante o sono.[26,79,81]

Uma pesquisa realizada por Pierce e colaboradores,[82] com o objetivo de investigar a associação entre **estresse** e o bruxismo registrado eletromiograficamente, falhou em mostrar a relação entre essas variáveis. O bruxismo registrado durante o sono por 15 dias somente foi correlacionado positivamente com estresse autorrelatado em 8 dos 100 pacientes avaliados. Em outro estudo, o estresse mensurado por catecolaminas urinárias foi considerado um fator notável no desenvolvimento de bruxismo.[63]

Testes psicológicos avaliados por uma equipe qualificada de profissionais da psicologia foram instrumentos para mensurar níveis de estresse e traços de personalidade em um estudo caso-controle que avaliou 120 crianças com bruxismo noturno e 240 sem bruxismo noturno. Os resultados demonstraram que altos níveis de estresse e alta responsabilidade são fatores de risco para desencadear o bruxismo noturno entre escolares de 7 a 11 anos.[26]

Quanto à **ansiedade** na etiopatogenia do bruxismo, estudos têm mostrado a presença de um nível mais alto de ansiedade em indivíduos com bruxismo.[83,84] Monaco e colaboradores[84] realizaram um estudo de caso-controle com crianças entre 1 e 7 anos. Os autores constataram que 72% das crianças com bruxismo mostraram escores significativos de ansiedade, enquanto apenas 12% das crianças sem bruxismo apresentavam tais escores. Ainda, as crianças com bruxismo apresentaram 16 vezes maior probabilidade de serem ansiosas do que aquelas sem bruxismo.[84]

Especialmente em crianças, o bruxismo noturno tem sido relacionado também a quadros de hiperatividade, déficit de atenção, sonolência e pobre desempenho escolar, com uma frequente comorbidade com a desordem de hiperatividade e déficit de atenção.[85-88] Portanto, o bruxismo não pode ser considerado apenas uma alteração odontológica. Por ser multifatorial, essa parafunção recebe influências de fatores psicossociais.

## BRUXISMO COMO DESORDEM DO SONO

A CIDS, publicada em 2005, incorporou o bruxismo noturno às desordens do movimento relacionado ao sono,[3] que são caracterizadas por ações motoras rítmicas, estereotipadas e repetitivas.[16] O bruxismo ocorre em períodos de instabilidade do sono, quando o ritmo cardíaco e a pressão sanguínea aumentam, e a atividade cerebral altera para um estágio de vigília por uns poucos segundos.[89]

Alguns estudos têm verificado a ocorrência do bruxismo em todos os estágios do sono; entretanto, de 60 a 85% dos episódios ocorrem durante os estágios I e II (sono superficial) do sono NON-REM (do inglês, *non-rapid eye movement*).[40,59,90,91] Uma sequência de eventos fisiológicos como reativações cerebrais e cardíacas, denominadas microestímulos de alerta (*micro-arousals*), precedem (entre 4 e 8 minutos) a atividade muscular mastigatória rítmica associada ao ato de ranger os dentes em indivíduos durante o sono.[8,38,92]

O bruxismo noturno tem sido associado com outras manifestações ocorrendo durante o sono, como movimentos de corpo inteiro, movimentos periódicos dos membros e movimentos relacionados às desordens respiratórias do sono.[7,9,71,93-96] Aproximadamente metade das crianças com apneia obstrutiva do sono desenvolvem bruxismo. Um estudo encontrou que a atividade de ranger os dentes decresceu ou cessou em três quartos dos jovens após a adenotonsilectomia.[97] O bruxismo noturno tem sido associado com ronco habitual, que é a manifestação mais comum da síndrome da apneia obstrutiva do sono.[95,98]

As desordens do sono, inclusive o bruxismo, têm sido associadas com a desordem de hiperatividade e déficit de atenção.[87,88,99] O mecanismo patogênico, provavelmente o dopaminérgico, é compartilhado entre as desordens, o que explica a associação entre elas.[87]

## TRATAMENTO

Em função da etiologia multifatorial, o tratamento para bruxismo envolve diferentes áreas da saúde, como **odontologia, medicina e psicologia**. Não existe um tratamento específico para o bruxismo. Cada paciente deve ser avaliado individualmente, e o tratamento deve ser direcionado para os fatores óbvios associados com o bruxismo noturno.

As abordagens terapêuticas incluem:[6,62,97,100-102]

- ajuste oclusal;
- uso de placa oclusal miorrelaxante (rígida e siliconada);
- psicoterapia com o intuito de reduzir o estresse e a ansiedade e promover mudanças comportamentais;
- técnicas de relaxamento;
- medicação para alívio da ansiedade;
- higiene do sono padrão;
- adenotonsilectomia.

A placa oclusal miorrelaxante noturna, embora previna o desgaste dental e proteja as estruturas periodontais, não atua na erradicação do bruxismo.[6,87,103] No tratamento de crianças e adolescentes, essa terapêutica é controversa entre os clínicos. É inconclusivo o único ensaio clínico controlado, indexado na base de dados Pubmed, que avaliou a eficácia de placas oclusais na dentição decídua, uma vez que o tempo de tratamento foi somente de 2 meses,[100] insuficiente para promover mudanças musculares.[104]

A placa oclusal rígida não tem sido experimentada na dentição decídua em função do paradigma quanto à sua restrição durante o crescimento do processo alveolar maxilar. Entretanto, ao levar em consideração os estudos sobre o crescimento e o desenvolvimento dos maxilares, observou-se que mudanças transversas e sagitais não aparecem até o começo da dentição mista.[105-107] Nessa dentição, a colocação de uma placa oclusal altera o padrão de irrupção dental, o que poderia modificar a direção do crescimento e, assim, alterar as relações esqueletais.

O uso de **fármacos** pode, de fato, influenciar o sistema oromotor central e/ou o processo do sono. Esse recurso está indicado para os casos agudos e graves de bruxismo, e seu uso deve se estender por um curto período.[6]

O **aconselhamento** à criança, ao adolescente e a seus pais/cuidadores envolve a informação sobre o bruxismo e sobre a qualidade do sono padrão (reduzir as atividades noturnas; evitar o uso de alimentos e bebidas que promovem excitação cerebral; dormir pelo menos 8 horas por noite).[2,89]

> **ATENÇÃO**
>
> O uso de placas miorelaxantes em crianças devem ser avaliadas com muito critério para que não sejam iatrogênicas, atrapalhando o crescimento das arcadas dentárias, bem como em razão da dificuldade de adaptação devido à substituição dos dentes decíduos por permanentes.[108]

## CONSIDERAÇÕES FINAIS

As questões inerentes à sociedade moderna – pressões do dia a dia, acúmulo de tarefas e características próprias de cada família se relacionar – tornam o bruxismo uma condição comum entre crianças e adolescentes. Embora não seja uma desordem que ameace a vida, essa condição pode influenciar negativamente na saúde. Como o bruxismo pode estar associado a outras desordens, o diagnóstico realizado pelo odontólogo não deve ser isolado, devendo ser acompanhado pela avaliação multidisciplinar.

O estudo do bruxismo é complexo e envolve muitos fatores. Os profissionais que lidam com crianças devem ser estimulados a uma visão integral da criança e do adolescente. Uma anamnese bem detalhada, o trabalho de conscientização da família, a conscientização no ambiente escolar e uma equipe transdiciplinar são importantes estratégias para a promoção da saúde do paciente bruxômano.

# 10

# Ortodontia e odontopediatria: conceitos atuais para uma correta intervenção

ELIZABETH MARIA BASTOS LAGES
DAVIDSON FRÓIS MADUREIRA
GISELLE CABRAL DA COSTA
LUCAS GUIMARÃES ABREU
JOSÉ FERREIRA ROCHA JR.
LEONARDO FORESTI SOARES DE MENEZES
ALEXANDRE DRUMMOND
CAMILO AQUINO MELGAÇO
HENRIQUE PRETTI

**OBJETIVOS DE APRENDIZAGEM:**

- Atualizar os conhecimentos a respeito do uso de aparelhos ortodônticos para a correção de problemas oclusais
- Conhecer os conceitos básicos e atuais a respeito das causas dos problemas oclusais
- Identificar as opções de tratamento para tais problemas

A ortodontia é uma especialidade complexa, que apresenta inúmeras opções na forma de tratamento com o uso de uma gama infinita de aparelhos. Isso se deve a uma busca incansável por maneiras mais rápidas, simples e eficientes para correção da maloclusão. Essa evolução acompanha o desenvolvimento de novas tecnologias, novos materiais e novos conhecimentos biomecânicos, gerando novas perspectivas de solução.

Assim, o ortodontista deve atualizar-se com certa periodicidade para que, em tempo hábil, possa assimilar essas mudanças, oferecendo o que há de melhor para o paciente. Da mesma forma, o clínico geral e o odontopediatra devem estar atentos às mudanças que estão ocorrendo, pois, na maioria das vezes, são os primeiros a detectar os problemas de maloclusão. Com esse objetivo, este capítulo apresenta alguns conceitos básicos e atuais das causas dos problemas oclusais e uma abordagem sobre alguns tratamentos ao alcance do cirurgião-dentista.

## MORDIDA ABERTA ANTERIOR

A mordida aberta anterior (MAA) é caracterizada pela ausência localizada de contato oclusal na região anterior, enquanto os dentes restantes estão em oclusão. A MAA é mais comum na dentadura decídua, e acomete cerca de 35% das crianças e 3,5% dos indivíduos entre 8 e 17 anos.

A etiologia da MAA é **complexa e multifatorial**. Essa maloclusão se desenvolve devido à interação entre diversos fatores etiológicos, tanto genéticos quanto de natureza ambiental. As causas ambientais incluem interferências mecânicas na irrupção dos dentes e crescimento alveolar (hábitos de sucção não nutritiva e postura da língua). O aspecto circular e a restrição na região dos incisivos evocam a sucção como etiologia e conferem à mordida aberta a conotação de dentoalveolar.

Em contrapartida, a displasia esquelética vertical é uma característica comum entre os indivíduos que apresentam mordida aberta esquelética e está relacionada às causas genéticas. O aspecto mais difuso e retangular da MAA apresenta uma etiologia relacionada com o crescimento facial. A característica da face longa na determinação da mordida aberta anterior confere a conotação de esquelética.

## HÁBITOS DE SUCÇÃO NÃO NUTRITIVA

A sucção é uma forma de interação entre a criança e o meio exterior. É um reflexo que ocorre desde a vida intrauterina e é primordidal para o bebê, ajudando-o a satisfazer suas necessidades nutricionais e psicológicas. A percepção bucal bem desenvolvida nos primeiros anos de vida proporciona um sentimento de conforto, segurança e satisfação emocional.

Durante os intervalos entre a amamentação, mesmo diante da saciedade nutricional, o bebê apresenta a necessidade de sucção para satisfação emocional. Assim, o hábito de sucção de dedo ou chupeta no início do desenvolvimento infantil é considerado normal, não sendo necessária a oposição dos pais a esse hábito, sob a possibilidade de impacto psicológico negativo.

Uma recomendação referente ao hábito de sucção é que os pais devem dar preferência à chupeta ortodôntica em vez de permitir a sucção digital, pois a chupeta é mais facilmente retirada. À medida que a criança se desenvolve, normalmente ela abandona espontaneamente o hábito de sucção. Ao nascimento, 80,9% das crianças apresentam o hábito de sucção não nutritiva, valor que se reduz para 65,8% com 1 ano, 40% aos 2 anos, 28% aos 4 anos, 11% aos 5 e 6 anos e 1% aos 8 anos.

Recomenda-se associar o uso da chupeta ao berço, fazendo com que, toda vez que a criança sinta necessidade de usá-la, faça-o neste local. Criando esse vínculo, quanto mais tempo a criança ficar fora do berço, menos tempo ela usará a chupeta. Isso facilita o abandono do hábito sem maiores dificuldades.

A instalação de alterações morfológicas depende da suscetibilidade individual, que é determinada pelo padrão de crescimento facial, e também da intensidade, da duração e da frequência do hábito (tríade de Graber). As alterações transversais (mordida cruzada posterior) e sagitais (vestibularização de incisivos superiores e lingualização dos incisivos inferiores) podem também estar associadas à MAA, pois compartilham os mesmos fatores etiológicos.

A prevalência de hábito de sucção não nutritiva é maior em crianças alimentadas artificialmente, ou seja, existe uma associação entre menor duração de aleitamento materno e maior prevalência de aquisição de hábitos de sucção.

A interrupção do hábito de sucção durante a dentadura decídua favorece a autocorreção dos desvios morfológicos que se desenvolvem precocemente. A persistência do hábito, a partir do início da dentadura mista, caracteriza-se como anormalidade, pois constitui um potente fator etiológico para a maloclusão. Em uma avaliação de crianças de 5 a 6 anos com histórico de hábito de sucção por um período maior que

**LEMBRETE**

O fator genético predisponente, como o padrão de crescimento vertical, aumenta as chances de desenvolvimento da MAA.

24 meses foi observado que 40,4% das crianças com o hábito de sucção prolongado de chupeta apresentam MAA; 50%, mordida cruzada posterior e 39,4%, trespasse horizontal aumentado, enquanto 40,4% das crianças com hábito de sucção digital apresentavam MAA; 29,2%, mordida cruzada posterior e 42,4%, trespasse horizontal aumentado.

O dedo e a chupeta se interpõem entre os incisivos superiores e inferiores durante a sucção. Os incisivos têm seu processo de irrupção restringido, ao passo que os dentes posteriores se desenvolvem no sentido vertical. Como consequência, determina-se a MAA, quase sempre restrita à região anterior dos arcos dentários, de formato circular e circunscrito no caso do uso da chupeta. As MAAs associadas ao hábito de sucção de dedos apresentam-se, no arco superior, com vestibularização dos incisivos e presença de diastemas; no arco inferior, os incisivos encontram-se lingualizados.

As alterações causadas pelo hábito de sucção que estão concentradas na região dentoalveolar, modelável por influências ambientais, possuem prognóstico de tratamento favorável, principalmente durante a dentadura decídua ou mista. Além disso, o hábito de sucção mantém a língua em posição mais inferior, afastando-a do contato com os dentes posterossuperiores. Essa alteração, associada à força de sucção do músculo bucinador, ocasiona atresia do arco dentário superior e, como consequência, a alteração transversal que caracteriza a mordida cruzada posterior uni ou bilateral.

## POSICIONAMENTO LINGUAL ATÍPICO

A interposição lingual entre os arcos dentários durante a fonação, a deglutição ou o repouso é considerada uma anormalidade.

O posicionamento lingual pode constituir causa ou consequência da MAA.

No posicionamento lingual atípico primário (fator etiológico determinante da maloclusão), a MAA tem um formato mais retangular ou difuso. Pode acometer os dentes anteriores e posteriores, apresenta prognóstico desfavorável e exige exercícios fonoarticulatórios para reeducação lingual. Os incisivos superiores e inferiores podem apresentar-se vestibularizados e com diastemas generalizados. Essa postura anteriorizada da língua pode advir de uma hipotonia generalizada desse músculo, da presença de amídalas palatinas hipertrofiadas, de distúrbios neuromusculares associados a algumas síndromes e da macroglossia.

O posicionamento lingual atípico secundário, ou deglutição adaptada, caracteriza-se pelo movimento da língua no espaço aberto entre os dentes superiores e inferiores com o intuito de vedamento durante a deglutição. Nesses casos, a língua não está em repouso entre os dentes.

A deglutição adaptada é, então, na maioria dos casos, uma forma de **adaptação ao problema existente** (sucção de chupeta, de lábios, etc.). Assim, pode contribuir para manter ou agravar a alteração morfológica preexistente. A falta de adaptação da postura lingual, após a correção da maloclusão, pode estar associada à tendência de recidiva, embora pressões dos lábios e da língua durante a função (deglutição, fala, mastigação, etc.) sejam, relativamente, fatores não determinantes na maloclusão.

## RESPIRAÇÃO BUCAL

A respiração fisiológica ocorre predominantemente por via nasal. A respiração mista – nasal e bucal – ocorre em momentos de maior demanda de oxigênio, como durante as atividades físicas. Por outro lado, as obstruções presentes ao longo das vias aéreas bloqueiam total ou parcialmente a respiração nasal. Nesse caso, o indivíduo cria uma via de respiração alternativa: a respiração bucal.

**ETIOLOGIA:** Os fatores etiológicos da respiração bucal localizados na própria cavidade nasal são hipertrofia de cornetos, desvio de septo nasal e rinite alérgica. Na nasofaringe e na bucofaringe, os fatores etiológicos são hipertrofia de adenoide e tonsilas palatinas aumentadas.

A respiração bucal está associada à mudança postural de lábios, que ficam entreabertos, ao deslocamento da mandíbula para baixo e para trás, além da postura de repouso anteroinferior da língua sem contato com a abóbada palatina. Esses são importantes fatores etiológicos para alterações morfológicas, dentofaciais, posturais e miofuncionais. Há o favorecimento de um maior desenvolvimento anteroinferior da face, atresia maxilar, MAA, predomínio da relação molar em degrau distal, alterações na musculatura facial (hipotonia e ausência de selamento labial) e postura alterada da cabeça e coluna cervical.

A face longa representa uma característica morfológica genética na qual as dimensões verticais da face predominam e excedem o equilíbrio normal. Esse excesso vertical, principalmente localizado no terço inferior da face, dificulta o selamento labial passivo e expõe os incisivos superiores em repouso e a gengiva no sorriso, caracterizando o sorriso gengival. Na face longa, a largura e a profundidade da face estão reduzidas em relação ao normal, favorecendo a obstrução do trato respiratório superior. Os pacientes com padrão de crescimento vertical podem apresentar a permeabilidade do trato respiratório reduzida, predispondo à respiração bucal.

## DIAGNÓSTICO

As MAAs podem ser classificadas em simples (dentoalveolares) ou complexas (esqueléticas). Apesar da influência multifatorial entre fatores genéticos e ambientais, na MAA dentoalveolar predomina a influência ambiental (p. ex., hábitos bucais deletérios), e na MAA esquelética predomina a influência genética (p. ex., padrão de crescimento facial predominantemente vertical).

A **MAA simples** está restrita aos dentes e ao processo alveolar. A análise cefalométrica vertical não revela medidas anormais. Assim, apresenta maior possibilidade de prevenção, melhor prognóstico de tratamento e maior estabilidade pós-tratamento, desde que o fator etiológico seja removido.

A **MAA complexa** baseia-se principalmente na displasia esquelética vertical. O desenvolvimento vertical dentoalveolar algumas vezes não está suficientemente à altura da morfologia esquelética para garantir a função oclusal anterior. O aspecto mais difuso e retangular da MAA confere a conotação esquelética. A análise cefalométrica, nesse caso, revela os seguintes aspectos:

- altura dentoalveolar aumentada em ambos os maxilares;
- aumento da altura facial total e inferior;
- desproporção entre a altura facial superior e inferior;
- ângulo goníaco aumentado;
- ângulo do plano mandibular alto;
- baixa proporção da altura facial posteroanterior;
- ramo curto da mandíbula.

## TRATAMENTO

Em geral, o tratamento ortodôntico das maloclusões associadas aos hábitos bucais deletérios requer uma **ação multidisciplinar**, com participação de ortodontista, otorrinolaringologista ou alergista, fonoaudiólogo e psicólogo. Quando o tratamento é realizado precocemente, durante a dentadura decídua tardia ou mista, normalmente alcança melhores resultados com menor recidiva do que o tratamento tardio, pois a correção espontânea da mordida aberta nos estágios iniciais deve ser, em parte, resultado do processo de desenvolvimento. Entretanto, não existe um consenso para definir o melhor tipo de terapia para MAA.

Dentre as modalidades de tratamento possíveis, destacam-se:

- aparelhos reeducadores de hábitos ou função;
- movimentação dentária dentro do osso alveolar;
- cirurgia ortognática.

A cirurgia ortognática, em geral, está indicada para pacientes que já finalizaram o crescimento ativo, particularmente por razões estéticas, mordida aberta considerável ou problemas esqueléticos.

### Mordida aberta anterior simples

Ao planejar o tratamento da MAA simples, deve-se suspeitar da presença de hábito de sucção não nutritiva ou postura anormal da língua. Nesses casos, primeiramente deve-se controlar o hábito, o que pode ser suficiente para a autocorreção da MAA. A MAA simples normalmente responde rapidamente ao tratamento miofuncional e à mecanoterapia.

A interposição lingual presente nos casos de MAA é suficiente para manter a maloclusão. Em muitos casos, a própria correção da MAA é suficiente para que as funções normais dos lábios e da língua sejam reestabelecidas. A grade palatina e aparelhos funcionais (Bionator, Frankel, etc.) são os mais indicados na dentadura decídua e mista.

### Mordida aberta anterior esquelética

O tratamento da MAA esquelética pode ser difícil e desafiador, pois requer aparelhos variados e tempo prolongado, desafiando

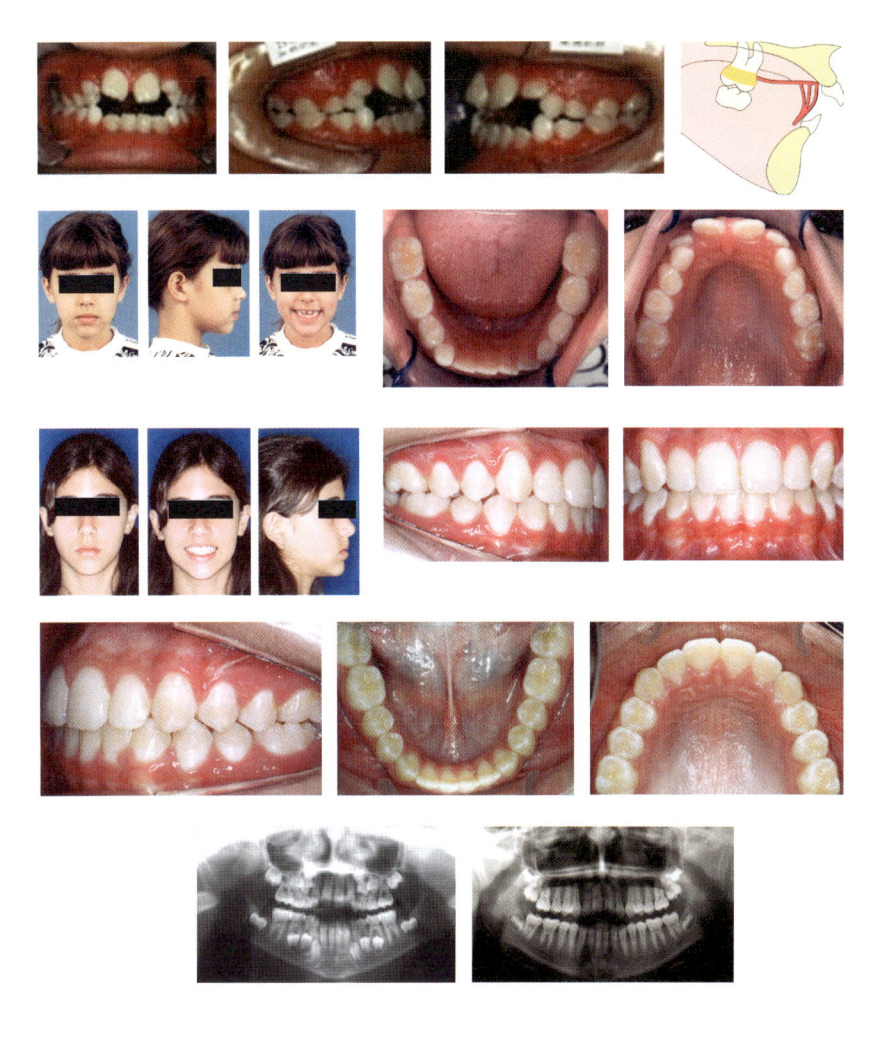

*Figura 10.1 – Pacientes com mordida aberta anterior e o resultado ao final do tratamento ortodôntico.*

a experiência e a habilidade do profissional. Erros no início do tratamento podem agravar o problema.

O tratamento precoce da displasia vertical durante a dentadura decídua ou mista reduz a necessidade de tratamento na dentição permanente, quando o tratamento cirúrgico dessa maloclusão torna-se também uma opção. Dentre as modalidades de tratamento, podem-se citar os aparelhos funcionais, os aparelhos fixos, os aparelhos extraorais e as placas de mordida.

## EXTRAÇÃO SERIADA

O Programa de Extração Seriada, mencionado desde o século XVIII, ainda é uma importante ferramenta terapêutica para a ortodontia e para a odontopediatria. Os passos clínicos para tratamento ainda são os mesmos. No entanto, um olhar contemporâneo, com parâmetros diagnósticos e critérios morfológicos mais consistentes, leva-nos a uma conduta terapêutica mais madura e coerente com o século XXI.

## DEFINIÇÃO

Entendem-se como "extração seriada" as extrações programadas e sucessivas de dentes decíduos e permanentes (redução eletiva de massa dentária) com a intenção de favorecer a irrupção dos dentes sucessores e adjacentes na linha do rebordo alveolar.[1,2] Assim, a irrupção e o alinhamento dos dentes permanentes no espaço da extração e no arco dentário se fazem de forma espontânea e compatibilizam a discrepância dentoesquelética existente.

A extração seriada está indicada em maloclusões com discrepância dente-osso negativa quando a expansão dos arcos dentários não é suficiente para criar perímetro de arco compatível com a massa dentária existente, ou quando a expansão e a correção morfológica do arco dentário não são necessárias.

A indicação precisa do programa de extração seriada e o momento oportuno para a intervenção dependem diretamente de um correto diagnóstico, suportado em critérios morfológicos oclusais e faciais, que serão descritos a seguir.

## CRITÉRIOS MORFOLÓGICOS DE DIAGNÓSTICO

### Apinhamento

O apinhamento representa uma irregularidade na posição dos dentes por falta de espaço, ou seja, é a manifestação clínica de uma discrepância dente-osso negativa. Em uma análise de desenvolvimento, o apinhamento dos incisivos decíduos e permanentes já existe de forma intraóssea durante o desenvolvimento da oclusão das dentaduras decídua e mista. No momento da irrupção dos incisivos centrais, ainda existe uma assincronicidade entre o tamanho mesiodistal definitivo das coroas em formação e o crescimento ainda por vir dos maxilares.[3]

Nas dentaduras decíduas, os apinhamentos não são tão frequentes – acometem cerca de 10% das crianças em desenvolvimento. Nessa época ainda não há indicação para tratamento do apinhamento. O apinhamento na dentadura mista, contudo, é mais frequente.

Segundo Silva Filho e colaboradores,[4] 52% das crianças em estágio inicial de dentadura mista – primeiro período transitório – apresentam apinhamento na região de incisivos. A decisão quanto à necessidade terapêutica se faz nesse momento, quando os incisivos centrais e laterais permanentes encontram-se apinhados ou mesmo impactados por falta de espaço.

O apinhamento nesta fase do desenvolvimento da oclusão (primeiro período transitório) revela-se uma entidade de diagnóstico bastante importante, que denota aspectos morfológicos imprescindíveis para decisão terapêutica e define o momento oportuno para intervenção.[5]

## Apinhamento primário

Na dentadura mista, o primeiro período transitório[3] inicia quando o primeiro incisivo central permanente irrompe na cavidade bucal. O apinhamento anterior que acontece nesse estágio de desenvolvimento da oclusão recebe o nome de apinhamento primário.[5]

O apinhamento que acontece no segmento posterior dos arcos dentários, no segundo período transitório da dentadura mista, recebe o nome de apinhamento secundário. Para Silva Filho e colaboradores,[5] o apinhamento primário antevê o apinhamento secundário. Portanto, se não ocorreu o apinhamento primário, não acontecerá o secundário.

## Apinhamento primário temporário e definitivo

Segundo Silva Filho e colaboradores,[5] o apinhamento primário pode ser classificado em temporário ou definitivo. O **apinhamento primário temporário** se fundamenta no princípio da irregularidade na região de incisivos que pode se autocorrigir com o tempo. Três fatores são fundamentais para o entendimento do caráter temporário do apinhamento primário:

- possibilidade do crescimento das bases ósseas;[6]
- crescimento transversal dos arcos dentários com aumento da distância intercaninos no momento da irrupção dos incisivos laterais;[7]
- possibilidade de reorganização dos incisivos no segundo período transitório, quando há sobra de espaço para a irrupção dos pré-molares (ocupação do Leeway Space).[8]

Morfologicamente, o apinhamento primário temporário caracteriza-se pela leve irregularidade dos incisivos permanentes posicionados na linha do rebordo alveolar. Assim, a irrupção de todos os incisivos permanentes se fez presente, sem nenhuma impacção ou mesmo esfoliação precoce de caninos decíduos.[5]

O **apinhamento primário definitivo** pode caracterizar-se clinicamente pela irregularidade na posição dos incisivos permanentes em três situações distintas:

- os incisivos permanentes irrompem fora da linha do rebordo alveolar;
- os incisivos não irrompem e ficam impactados;
- os incisivos irrompem e esfoliam o decíduo adjacente à área de sua ocupação.

Segundo Silva Filho e colaboradores,[5] o apinhamento primário definitivo pode ser classificado como genético ou ambiental, como descrito a seguir.

## Apinhamento primário definitivo ambiental

O apinhamento dentário de origem ambiental traz consigo a presença da irregularidade dos incisivos, com giroversões, falta de espaço no segmento alveolar e, morfologicamente, um arco dentário atrésico no sentido transversal. Os arcos atrésicos apresentam uma diminuição de seu perímetro, criando uma situação de discrepância dente-osso negativa.

A atresia maxilar frequentemente se manifesta com a mordida cruzada posterior unilateral ou bilateral. A atresia no arco dentário inferior apresenta-se com inclinações linguais dos dentes decíduos inferiores posteriores, seguidas dos molares permanentes. Entende-se que a falta de espaço tende a ser corrigida com uma mecânica transversal de expansão, compatibilizando a morfologia dos arcos alveolares ao volume dentário.[5]

## Apinhamento primário definitivo genético

O apinhamento primário definitivo genético se expressa como uma discrepância dente-osso negativa em bases ósseas morfologicamente satisfatórias, ou seja, a falta de espaço deve-se ao excesso de massa dentária para uma base óssea não atrésica. Dessa forma, a abordagem terapêutica exige maior critério por parte do ortodontista, pois a redução de massa dentária se faz imperiosa.[9]

Um indicativo de grande discrepância é a situação em que os incisivos superiores e inferiores permanentes necessitam fisiologicamente do espaço dos incisivos e caninos decíduos para alinhamento. Quando essa situação se dá em pacientes equilibrados facialmente e com arcos dentoalveolares morfologicamente satisfatórios, torna-se inquestionável outra forma de terapia que não seja a redução do número de dentes.[10]

## Relações dentárias sagitais

As maloclusões foram classificadas por E.H. Angle, em 1899. Desde então, as relações sagitais dentárias de molares foram sistematicamente utilizadas como critério diagnóstico. A **relação molar de classe I** proposta por Angle constrói um parâmetro oclusal de normalidade anteroposterior. Essa relação pressupõe, inicialmente, relações esqueléticas sagitais também de classe I.

INDICAÇÕES: Indica-se o Programa de Extração Seriada para pacientes que apresentam relações dentárias sagitais de classe I com apinhamento anterior, pois esse protocolo não suscita nenhuma abordagem ortopédica ou mecânica ortodôntica durante as etapas terapêuticas.

Caso algum paciente com relação molar diferente da relação de classe I inicie o Programa de Extração Seriada, devem ser tomados cuidados mecânicos de ancoragem ou recuperação de espaços. Nos pacientes equilibrados facialmente e portando discrepâncias dentárias isoladas, o Programa de Extrações Seriadas pode ser executado desde que seja criteriosamente bem planejado, concomitantemente, pelo odontopediatra e pelo ortodontista.

## Padrão facial

O conceito de padrão facial proposto por Capelozza Filho[11] toma como critério morfológico diagnóstico a relação sagital entre as bases ósseas apicais a partir da análise facial em norma lateral. O diagnóstico diferencial entre os perfis faciais torna-se uma ferramenta importante de decisão terapêutica quando o paciente apresenta uma deficiência de espaço limítrofe e uma relação sagital facial favorável ou não às extrações dentárias.[12]

Os pacientes com um padrão facial equilibrado padrão I, que apresentam uma boa relação anteroposterior entre as bases ósseas (maxila e mandíbula bem relacionadas no sentido sagital), são aqueles que podem ser beneficiados com o Programa de Extrações Seriadas convencional. Dessa forma, a extração bilateral, simétrica e em ambos os arcos dentários de pré-molares não traz nenhuma repercussão facial negativa.

## ETAPAS TERAPÊUTICAS

O Programa de Extração Seriada pode ser dividido em duas etapas distintas: a fase de extração de dentes decíduos no primeiro período transitório da dentadura mista e o momento da extração de dentes permanentes no segundo período transitório da dentadura mista.

### Primeira etapa terapêutica

O Programa de Extração Seriada convencional inicia-se com a extração dos incisivos laterais decíduos, propiciando o alinhamento dos incisivos centrais permanentes na linha do rebordo alveolar. Em seguida, a extração dos caninos decíduos permite a acomodação dos incisivos laterais permanentes. O deslocamento dos incisivos permanentes em direção ao espaço acontece de forma espontânea e eficiente caso a exodontia dos decíduos aconteça ainda no momento de irrupção ativa dos incisivos permanentes.[13]

É importante ressaltar que o equilíbrio entre as musculaturas dos lábios e da língua é fundamental para que o correto posicionamento dos incisivos permanentes ocorra no arco alveolar. Esta primeira etapa de extração de dentes decíduos apenas permite que o ortodontista acompanhe o desenvolvimento da oclusão do próprio paciente e reavalie a necessidade das extrações definitivas posteriormente, guardando a vantagem de tornar o programa reversível neste momento.

### Segunda etapa terapêutica

Após a esfoliação dos primeiros molares decíduos, os primeiros pré-molares irrompem na cavidade bucal e possibilitam uma reavaliação do plano de tratamento. Os critérios morfológicos e funcionais são reconsiderados, e os espaços disponíveis e requeridos podem ser estudados.[12] Se o paciente apresentar deficiência real de espaço, o objetivo desta etapa é permitir que os caninos irrompam na linha do rebordo alveolar no lugar dos primeiros pré-molares extraídos (ver o caso clínico 1, a seguir).

Para que esta etapa seja bem-sucedida, é fundamental que os primeiros pré-molares irrompam antes dos caninos permanentes. Assim, os estágios de formação radicular dos caninos e pré-molares devem ser acompanhados. Caso os primeiros pré-molares apresentem-se em

**LEMBRETE**

A primeira etapa terapêutica guarda a possibilidade intrínseca de ser reversível, uma vez que são extraídos apenas dentes decíduos. A segunda etapa terapêutica exige perspicácia clínica para continuidade, exigindo a extração de pré-molares em momento oportuno, se for necessário.[10]

atraso de irrupção em relação aos caninos, a exodontia dos primeiros molares decíduos torna-se uma estratégia interessante. No entanto, o adiantamento da irrupção dos pré-molares só acontece se a sua rizogênese estiver com no mínimo dois terços de raiz formada.

## CASO CLÍNICO 10.1

O Programa de Extrações Seriadas inicia-se com a eliminação de dentes decíduos no primeiro período transitório da dentadura mista, favorecendo a irrupção e o alinhamento espontâneo dos incisivos permanentes na linha do rebordo alveolar.

Neste paciente, podemos observar:

- boa relação sagital entre as bases ósseas apicais, seguida de uma relação dentária sagital de classe I;
- arcos dentários morfologicamente não atrésicos;
- discrepância dente-osso negativa significativa com impacção do elemento 32;
- esfoliação precoce do dente 83;
- presença de trespasse vertical aumentado.

Trata-se de apinhamento primário definitivo genético, com indicação do Programa de Extração Seriada clássico (Fig. 10.2).

Após a extração dos incisivos e dos caninos decíduos bilaterais (evitando desvios de linha média), os incisivos permanentes podem irromper na linha do rebordo alveolar, alcançando um alinhamento bastante satisfatório.

Para controle do efeito colateral de aumento do trespasse vertical, foi utilizada uma placa de levantamento de mordida anterior, ou batente anterior, associado a um arco vestibular para alinhar os incisivos centrais superiores, além de ajudar a melhorar o problema vertical agravado pelo Programa de Extração Seriada. Observe a proximidade entre os incisivos permanentes e os molares decíduos, denotando uma discrepância dente-osso negativa acentuada (Fig. 10.3).

Com o alinhamento dos incisivos permanentes e a esfoliação dos primeiros molares decíduos, começa a **segunda etapa** do Programa de Extração Seriada, momento em que há uma decisão importante a ser tomada quanto à extração de pré-molares, constituindo a fase irreversível do programa. A extração dos primeiros pré-molares, com os caninos em posição intraóssea, induz os caninos a ocuparem o lugar dos pré-molares no rebordo alveolar (Fig. 10.4)

Após 5 anos de acompanhamento, a condição oclusal retrata o que se propôs a partir da adoção de um Programa de Extrações Seriadas: o alinhamento espontâneo dos dentes permanentes restantes. A extração de quatro primeiros pré-molares propiciou condições absolutamente favoráveis a uma oclusão normal.

A presença de um diastema entre os caninos e segundos pré-molares ilustra outro efeito colateral do Programa, o qual pode ser solucionado com aparatologia fixa. Nota-se, no raio X panorâmico, a presença de dentes extranumerários na região dos primeiros pré-molares inferiores, os quais deverão ser acompanhados radiograficamente (Fig. 10.5).

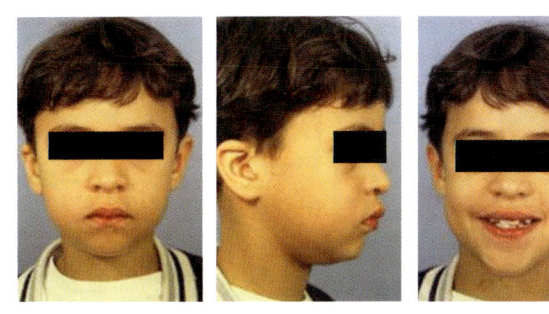

*Figuras 10.2 – Pelas imagens é possível observar apinhamento primário definitivo genético.*

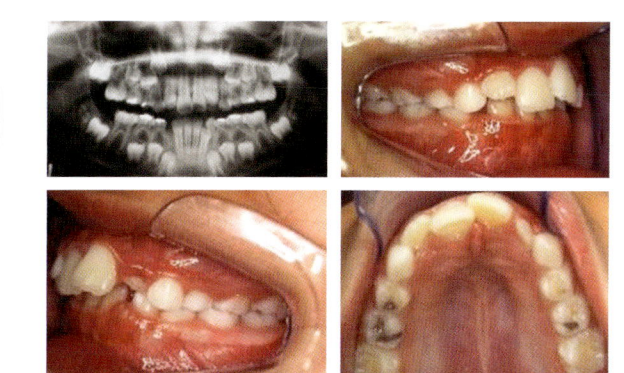

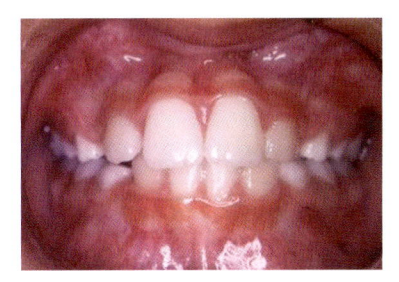

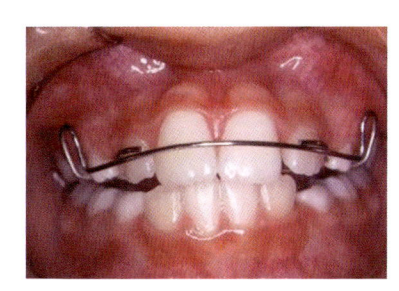

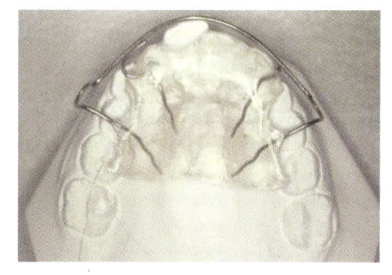

*Figuras 10.3 – Observe a proximidade entre os incisivos permanentes e os molares decíduos, denotando uma discrepância dente-osso negativa acentuada.*

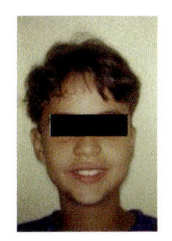

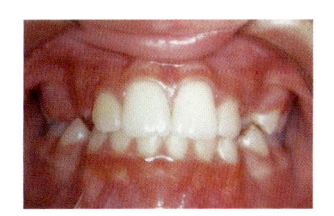

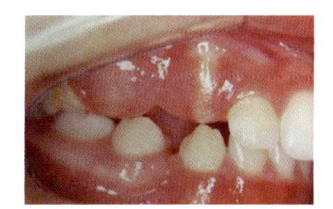

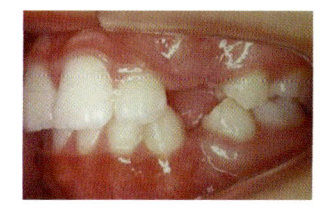

*Figuras 10.4 – Segunda etapa do Programa de Extração Seriada. A extração dos primeiros pré-molares, com os caninos em posição intraóssea, induz os caninos a ocuparem o lugar dos pré-molares no rebordo alveolar.*

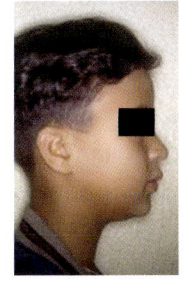

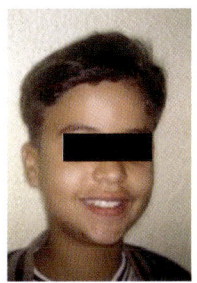

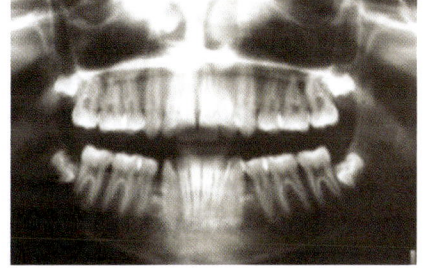

*Figuras 10.5 – Nota-se, no raio X panorâmico, a presença de dentes extranumerários na região dos primeiros pré-molares inferiores, os quais deverão ser acompanhados radiograficamente.*

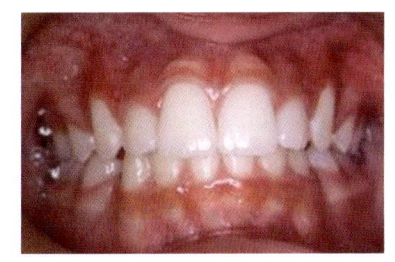

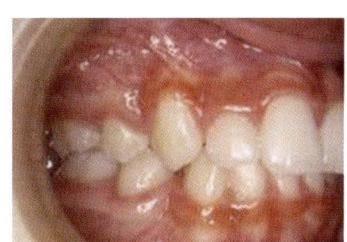

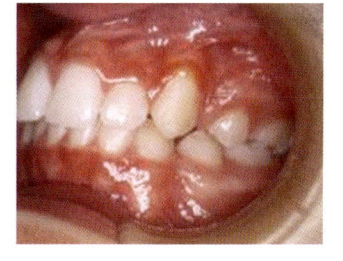

*Figuras 10.6 – Após o tratamento com aparelho fixo, nota-se que a ortodontia corretiva foi capaz de melhorar ainda mais os contatos oclusais intra e interarcos. No controle radiográfico, observa-se o controle do desenvolvimento dos dentes extranumerários.*

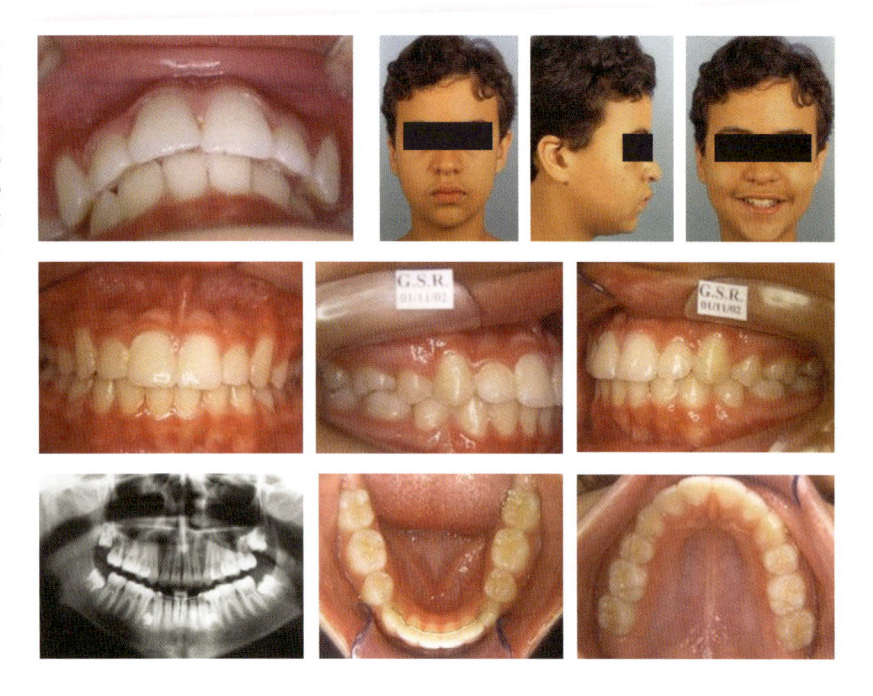

Após o tratamento com aparelho fixo, nota-se que a ortodontia corretiva foi capaz de melhorar ainda mais os contatos oclusais intra e interarcos. As guias de desoclusão foram alcançadas com maior refinamento. Mediante controle radiográfico, foi possível diagnosticar o desenvolvimento tardio de dois primeiros pré-molares inferiores, os quais foram submetidos à exodontia por via não alveolar. Observa-se o controle radiográfico do desenvolvimento dos dentes extranumerários (Fig. 10.6).

## CASO CLÍNICO 10.2

Este caso clínico trata de um paciente no período intertransitório da dentadura mista, em que os incisivos permanentes esfoliaram os caninos decíduos para a própria irrupção. Observam-se os seguintes aspectos:

- arcos morfologicamente satisfatórios, não exigindo expansão dentoalveolar;
- apinhamento primário definitivo genético;
- relações dentárias de classe II;
- classificar o padrão facial.

Neste paciente, tem-se uma indicação atípica do Programa de Extração Seriada devido à relação dentária sagital de classe II.

As etapas terapêuticas são as mesmas do programa clássico, mas o ortodontista terá de lançar mão da ortodontia fixa corretiva para estabelecer uma relação molar de classe I, ou ainda estabelecer a extração de pré-molares apenas no arco dentário superior. Dessa forma será garantida uma relação molar de classe II, mas uma relação de pré-molares e caninos em classe I. Como o Programa de Extração Seriada clássico não exige mecanoterapia, este caso pode ser conduzido de forma atípica: Programa de Extração Seriada mais ortodontia corretiva (Fig. 10.7).

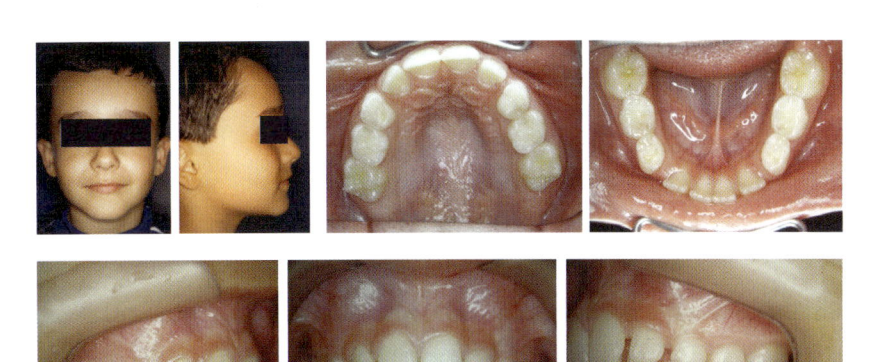

*Figuras 10.7 – Neste paciente, tem-se uma indicação atípica do Programa de Extração Seriada devido à relação dentária sagital de classe II.*

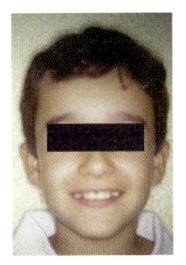

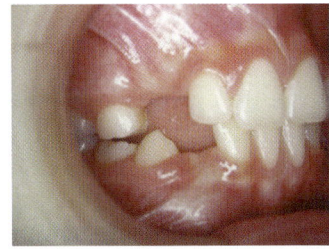

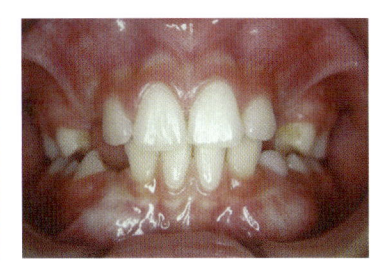

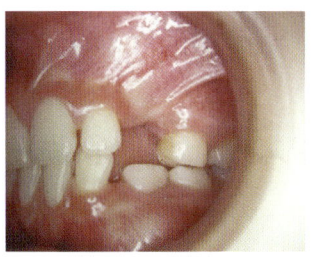

*Figuras 10.8 – Paciente no segundo período transitório da dentadura mista, após esfoliação de caninos decíduos e do primeiro molar decíduo inferior direito.*

*Figuras 10.9 – Paciente no final do segundo período transitório da dentadura mista, após a extração dos primeiros prémolares superiores para favorecer a irrupção dos caninos permanentes em classe I.*

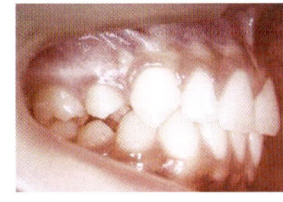

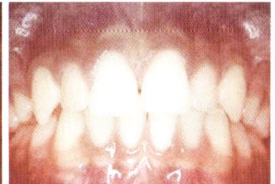

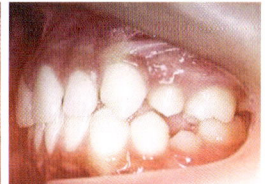

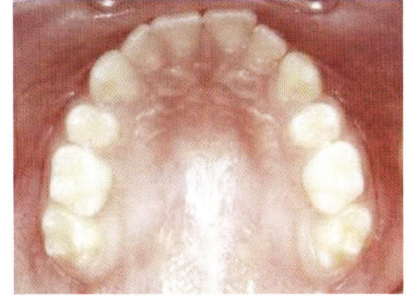

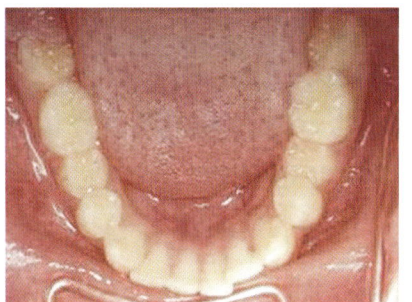

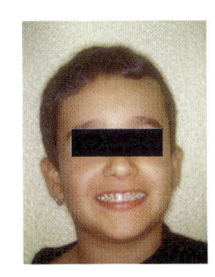

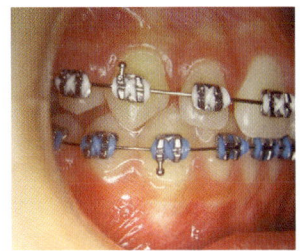

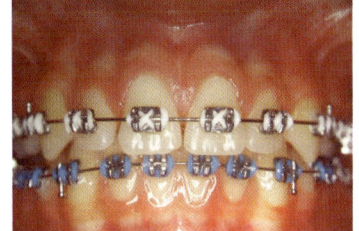

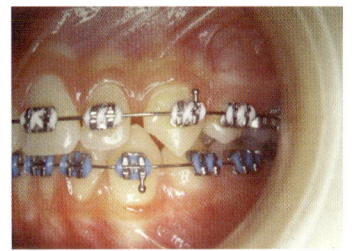

*Figuras 10.10 – Paciente em estágio de dentadura permanente com aparatologia fixa para obtenção de guias de desoclusão, trespasses corretos e pontos de contato satisfatórios.*

*Figuras 10.11 – Paciente após o tratamento corretivo.*

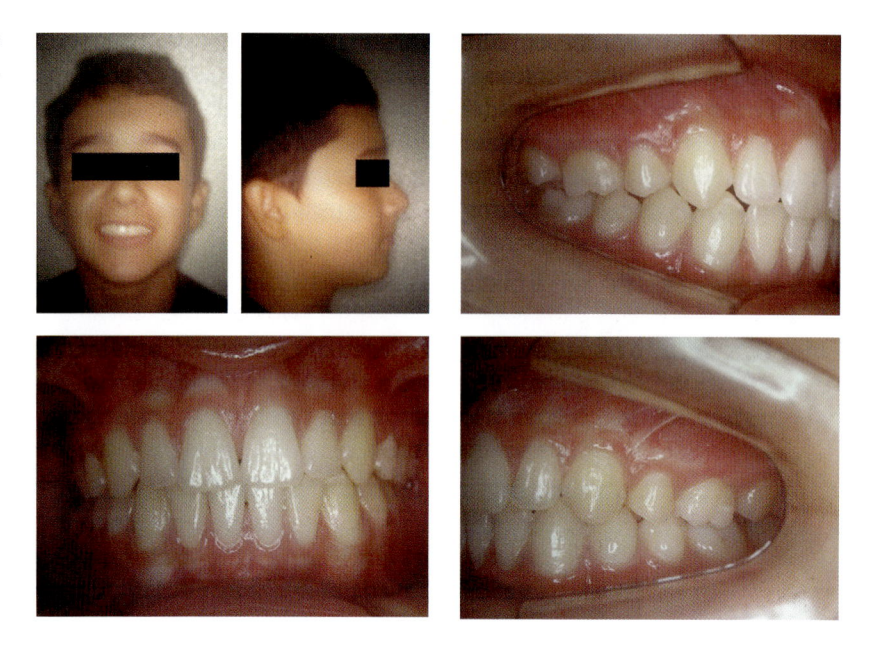

Neste momento, o paciente encontra-se no **segundo período transitório** da dentadura mista, após esfoliação de caninos decíduos e do primeiro molar decíduo inferior direito. Encontra-se relação molar de classe II (Fig. 10.8).

A Figura 10.9 apresenta o paciente no final do segundo período transitório da dentadura mista, após a extração dos primeiros pré-molares superiores para favorecer a irrupção dos caninos permanentes em classe I.

A Figura 10.10 apresenta o paciente em estágio de dentadura permanente com aparatologia fixa para obtenção de guias de desoclusão, trespasses corretos e pontos de contato satisfatórios.

Após o tratamento corretivo, o paciente apresenta relação de caninos e pré-molares em classe I e de molares em classe II. Trespasses, guias de desoclusão e contatos intra e interarcos são satisfatórios (Fig. 10.11).

## VANTAGENS E DESVANTAGENS DO PROGRAMA DE EXTRAÇÃO SERIADA

Muitas **vantagens** do Programa de Extração Seriada são relatadas na literatura:
- diminuição do tempo de tratamento ortodôntico corretivo;[1]
- simplificação da mecânica ortodôntica;[14]
- menor necessidade de aparelhos de ancoragem;[15]
- favorecimento da irrupção fisiológica de dentes permanentes;
- melhor qualidade periodontal dos dentes no arco alveolar;
- estética dentária favorecida evitando fase de apinhamento anterior.[16]

Como **desvantagens** do Programa, destacam-se:

- retroinclinação de incisivos inferiores;
- aumento do trespasse vertical anterior (mordida profunda);
- permanência de diastema entre caninos permanentes e segundos pré-molares;
- achatamento do perfil, relatado por alguns autores.[10,17]

Alguns recursos ortodônticos são utilizados para **controle dos efeitos colaterais indesejáveis**. Para controle da retroinclinação dos incisivos inferiores após esfoliação dos caninos decíduos, utiliza-se o arco lingual de Nance. Logo após a irrupção dos incisivos centrais, um arco de Nance pode ser instalado tocando seu cíngulo.

Para controle da sobremordida que tende a agravar-se com o Programa de Extrações Seriadas, indica-se uma placa de levantamento de mordida anterior, desocluindo os dentes posteriores e permitindo extrusão de molares permanentes naqueles pacientes que apresentam padrão de crescimento facial favorável, ou seja, meso e braquifaciais.

Para as discrepâncias dente-osso negativas extremas e em pacientes biprotrusos, é possível ainda lançar mão de ancoragens posteriores, como barra transpalatina e arco lingual de Nance, otimizando os espaços da extração para retroinclinação desejável dos incisivos permanentes.

## CONSIDERAÇÕES FINAIS

Na grande maioria das vezes, os pacientes submetidos ao Programa de Extração Seriada finalizam a estratégia terapêutica com ortodontia corretiva. Isso ocorre com mais frequência atualmente, depois que as metas terapêuticas foram sistematizadas por L.F. Andrews, em 1972.[18] Esse autor, a partir de seu valioso estudo das seis chaves da oclusão normal, forneceu parâmetros oclusais de finalização com o objetivo de estabelecer oclusões mutuamente protegidas, funcionalmente satisfatórias e com maior chance de estabilidade pós-tratamento.

Outro aspecto de grande relevância deve ser aventado. O Processo de Extrações Seriadas em épocas precoces favorece o aspecto estético dentário do paciente durante o longo período do desenvolvimento da oclusão. Esse ganho inquestionável melhora a autoestima e consequentemente **impacta positivamente a sua qualidade de vida**. Os ganhos biológicos funcionais também favorecem o estabelecimento de uma oclusão bastante satisfatória. Na Figura 10.12, podemos observar o aspecto oclusal frontal de uma paciente que não foi submetida ao Programa de Extração Seriada em momento oportuno.

Tais aspectos somados justificam o conhecimento da técnica de extrações em série e sua ampla utilização em serviços públicos, onde a saúde coletiva pode oferecer ganhos odontológicos reais com procedimentos relativamente simples a custo operacional baixo, desde que executados com cautela e responsabilidade. Em um momento de grande crescimento tecnológico na esfera da saúde, o Programa de Extração Seriada se consagra como uma estratégia altamente benéfica, dependente apenas de qualificação profissional para correto diagnóstico, indicação e condução clínica.

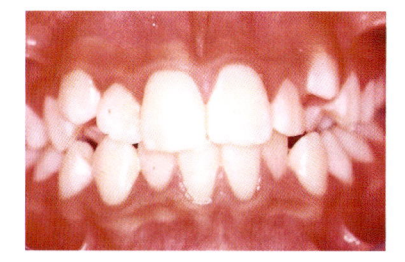

Figura 10.12 – Paciente no fim do segundo período transitório da dentadura mista que não foi submetida ao Programa de Extração Seriada em momento oportuno. Aspecto oclusal frontal.

# Referências

**Capítulo 1 – Odontopediatria: enfoque histórico e relevância no contexto da promoção de saúde**

1. Gondra JG. A sementeira do porvir: higiene e infância no século XIX. Educ Pesqui. 2000;26(1):99-117.
2. Gondra JG. Artes de civilizar: medicina, higiene e educação escolar na Corte Imperial. Rio de Janeiro: EDUERJ; 2004.
3. Patto MHS. Teoremas e cataplasmas no Brasil monárquico: o caso da medicina social. Novos Estudos. 1996;44:180-99.
4. Figueiredo BG. A arte de curar: cirurgiões, médicos, boticários e curandeiros no século XIX em Minas Gerais. Belo Horizonte: Fino Traço; 2002.
5. Marques MB. Discursos médicos sobre seres frágeis. Rio de Janeiro: Fiocruz; 2000.
6. Martins LHPM. Discurso oitocentista dos médicos da província de Minas Gerais: um olhar sobre a amamentação [Tese]. Belo Horizonte: UFMG; 2007.
7. Duque FB. Hygiene da criança, do nascimento á queda do cordão umbilical [Tese]. Rio de Janeiro: Faculdade de Medicina do Rio de Janeiro; 1864.
8. Freyre G. Casa grande e senzala. 20. ed. Rio de Janeiro: José Olympio; 1980.
9. Saint-Hilaire A, Lessa CR. Viagem às nascentes do rio São Francisco e pela província de Goyaz. São Paulo: Nacional; 1937.
10. Marques RC. A imagem social do médico de senhoras no século XX. Belo Horizonte: Coopmed; 2005.
11. Costa JF. Ordem médica e norma familiar. 3. ed. Rio de Janeiro: Graal; 1989.
12. Silva TOC. Da alimentação nas primeiras idades: estudo critico sobre differentes methodos [Tese]. Rio de Janeiro: Faculdade de Medicina do Rio de Janeiro; 1884.
13. Neves JM. Do aleitamento natural, artificial e mixto em geral e particularmente do mercenário em relação ás condições em que elle se acha no Rio de Janeiro [Tese]. Rio de Janeiro: Faculdade de Medicina do Rio de Janeiro; 1873.
14. Urculu SMO. Hygiene da primeira infância [Tese]. Rio de Janeiro: Faculdade de Medicina do Rio de Janeiro; 1882.
15. Chernoviz PLN. Diccionario de medicina popular: III. 2. ed. Rio de Janeiro: Eduardo & Henrique Laemert; 1851.
16. Chernoviz PLN. Formulário ou guia medico. 8. ed. Paris: Casa do Autor; 1868.
17. Chernoviz PLN. Diccionario de medicina popular: III. 5. ed. Rio de Janeiro: Eduardo & Henrique Laemert; 1878.

**Capítulo 2 – Qualidade de vida e saúde bucal: uma relação indissociável**

1. Brasil. Ministério da Saúde. Secretaria de Políticas de Saúde. Projeto de Promoção de Saúde. As cartas de Promoção de Saúde. Brasília: MS; 2002. Série B. Textos Básicos em Saúde.
2. Organização Mundial de Saúde. Levantamentos básicos em saúde bucal. 4. ed. São Paulo: Santos; 1999.
3. Seidl EMF, Zannon CMLC. Qualidade de vida e saúde: aspectos conceituais e metodológicos. Cad Saude Publ. 2004;20(2):580-8.
4. Thylstrup A, Fejerskov O. Cariologia clínica. 2. ed. São Paulo: Santos; 2001.
5. Slade GD. Assessing change in quality of life using the Oral Health Impact Profile. Community Dent Oral Epidemiol. 1998;26(1):52-61.
6. Tamanini JT, Dambros M, D'ancona CA, Palma PC, Rodrigues Netto Jr N. Validation of the "International Consultation on Incontinence Questionnaire – Short Form" (ICIQ-SF) for Portuguese. Rev Saude Publ. 2004;38(3):438-44.
7. Jokovic A, Locker D, Stephens M, Kenny D, Tompson B, Guyatt G. Validity and reliability of a questionnaire for measuring child oral-health-related quality of life. J Dent Res. 2002;81(7):459-63.
8. Jokovic A, Locker D, Tompson B, Guyatt G. Questionnaire for measuring oral health-related quality of Life in eight- to ten-year-old children. Pediatr Dent. 2004;26(6):512-8.
9. Jokovic A, Locker D, Guyatt,G. Short forms of the child perceptions questionnaire for 11-14-year-old children ($CPQ_{11-14}$): development and initial evaluation. Health Qual Life Outcomes. 2006;4:4.
10. Varni JW, Limbers CA, Burwinkle TM. How young can children reliably and validly self-report their health-related quality of life? An analysis of 8,591 children across age subgroups with the PedsQL 4.0 Generic Core Scales. Health Qual Life Outcomes. 2007;5:1.
11. Varni JW, Limbers CA, Burwinkle TM. Parent proxy-report of their children's health-related quality of life: an analysis of 13878 parents' reliability and validity across age subgroups using the PedsQL 4.0 Generic Core Scales. Health Qual Life Outcomes. 2007;5:2.
12. Bendo CB, Paiva SM, Viegas CM, Vale MP, Varni JW. The Peds QL™ Oral Health Scale: feasibility, reliability and validity of the Brazilian Portuguese version. Health and Qual Life Outcomes. 2012;10:42.
13. Martins MT, Ferreira FM, Oliveira AC, Paiva SM, Vale MP, Allison PJ, et al. Preliminary validation of the Brazilian version of the Child Perceptions Questionnaire 8-10. Eur J Paediatric Dent. 2009;10(3):1-6.
14. Barbosa TS, Tureli MC, Gavião MBD. Validity and reliability of the child perceptions questionnaires applied in Brazilian children. BMC Oral Health. 2009;9:13.
15. Barbosa TS, Vicentin MDS, Gavião MBD. Qualidade de vida e saúde bucal em crianças – parte I: versão brasileira do Child Perceptions Questionnaire 8-10. Ciênc Saúde Coletiva. 2011;16(10):4077-85.
16. Goursand D, Paiva SM, Zarzar PM, Pordeus IA, Grochowski R, Allison PJ. Measuring parental-caregiver perceptions of child oral health-related quality of life: psychometric properties of the Brazilian version of the P-CPQ. Braz Dent J. 2009;20(2):169-74.
17. Barbosa TS, Gavião MBD. Qualidade de vida e saúde bucal em crianças – parte II: versão brasileira do Child Perceptions Questionnaire 11-14. Ciênc Saúde Coletiva. 2011;16(7):3267-36.
18. Torres CS, Paiva SM, Vale MP, Pordeus IA, Ramos-Jorge ML, Oliveira AC, et al. Psychometric properties of the Brazilian version of the Child Perceptions Questionnaire ($CPQ_{11-14}$) - short forms. Health Qual Life Outcomes. 2009;7:43.
19. Goursand D, Paiva SM, Zarzar PM, Ramos-Jorge ML, Cornacchia GM, Pordeus IA, et

al. Cross-cultural adaptation of the Child Perceptions Questionnaire 11-14 (CPQ11-14) for the Brazilian Portuguese language. Health Qual Life Outcomes. 2008;6:2.
20. Goursand D, Ferreira MC, Pordeus IA, Mingoti SA, Veiga RT, Paiva SM. Development of a short form of the Brazilian Parental-Caregiver Perceptions Questionnaire using exploratory and confirmatory factor analysis. Qual Life Res. 2013;22(2):393-402.
21. Goursand D, Paiva SM, Zarzar PM, Pordeus IA, Allison PJ. Family Impact Scale (FIS): psychometric properties of the Brazilian Portuguese language version. Eur J Paediatric Dent. 2009;10(3):141-6.
22. Castro RA, Cortes MI, Leão AT, Portela MC, Souza IP, Tsakos G, et al. Child-OIDP index in Brazil: cross-cultural adaptation and validation. Health Qual Life Outcomes. 2008;6:68.
23. Cohen-Carneiro F, Rebelo MAB, Souza-Santos R, Ambrosano GMB, Salino AV, Pontes DG. Psychometric properties of the OHIP-14 and prevalence and severity of oral health impacts in a rural riverine population in Amazonas State, Brazil. Cad Saúde Públ. 2010;26(6):1122-30.
24. Tesch FC, Oliveira BH, Leão A. Equivalência semântica da versão em português do instrumento Early Childhood Oral Health Impact Scale. Cad Saude Publ. 2008;24(8):1897-909.
25. Scarpelli AC, Oliveira BH, Tesch FC, Leão AT, Pordeus IA, Paiva SM. Psychometric properties of the Brazilian version of the Early Childhood Oral Health Impact Scale (B-ECOHIS). BMC Oral Health. 2011;11:19.
26. Martins-Júnior PA, Ramos-Jorge J, Paiva SM, Marques LS, Ramos-Jorge ML. Validations of the Brazilian version of the Early Childhood Oral Health Impact Scale (ECOHIS). Cad Saude Publ. 2012;28(2):367-74.
27. Sardenberg F, Martins MT, Bendo CB, Pordeus IA, Paiva SM, Auad SM, et al. Malocclusion and oral health-related quality of life in Brazilian school children. Angle Orthod. 2013;83(1):83-9.
28. Pahel BT, Rozier RG, Slade GD. Parental perceptions of children's oral health: the Early Childhood Oral Health Impact Scale (ECOHIS). Health Qual Life Outcomes. 2007;5:6.
29. Brasil. Ministério da Saúde. Política Nacional de Atenção Básica. Brasília; 2006.
30. Patel RR, Tootla R, Inglehart MR. Does oral health affect self perceptions, parental ratings and video-based assessments of children's smiles? Community Dent Oral Epidemiol. 2007;35(1):44-52.
31. Barrêtto EP, Ferreira EF, Pordeus IA. Evaluation of toothache severity in children using a visual analogue scale of faces. Pediatr Dent. 2004;26(6):485-91.
32. Moura-Leite FR, Ramos-Jorge ML, Bonanato K, Paiva SM, Vale MP, Pordeus IA. Prevalence, intensity and impact of dental pain in 5-year-old preschool children. Oral Health Prev Dent. 2008;6(4):295-301.
33. Bendo CB, Paiva SM, Torres CS, Oliveira AC, Goursand D, Pordeus IA, et al. Association between treated/untreated traumatic dental injuries and impact on quality of life of Brazilian schoolchildren. Health Qual Life Outcomes. 2010;8:114.
34. Marques LS, Ramos-Jorge ML, Ramos-Jorge J, Pereira LJ, Paiva SM, Pordeus LA. Self-perception regarding the need for orthodontic treatment among impoverished schoolchildren in Brasil. Eur J Paediatric Dent. 2009;10(3):125-30.
35. Cortes MI, Marcenes W, Sheiham A. Impact of traumatic injuries to the permanent teeth on the oral health-related quality of life in 12-14-year-old children. Community Dent Oral Epidemiol. 2002;30(3):193-8.
36. Ramos-Jorge ML, Bosco VL, Peres MA, Nunes AC. The impact of treatment of dental trauma on the quality of life of adolescents: a case-control study in southern Brazil. Dent Traumatol. 2007;23(2):114-9.
37. Abanto J, Paiva SM, Raggio DP, Celiberti P, Aldrigui JM, Bönecker M. The impact of dental caries and trauma in children on family quality of life. Community Dent Oral Epidemiol. 2012;40(4):323-31.
38. Cardoso M, de Carvalho Rocha MJ. Traumatized primary teeth in children assisted at the Federal University of Santa Catarina, Brazil. Dent Traumatol. 2002;18(3):129-33.
39. Marques LS, Filogônio CA, Filogônio CB, Pereira LJ, Pordeus IA, Paiva SM, et al. Aesthetic impact of malocclusions in the daily living of Brazilian adolescents. J Orthod. 2009;36(3):152-9.
40. Costa AA, Ferreira MC, Serra-Negra JM, Pordeus IA, Paiva SM. Impact of wearing fixed orthodontic appliances on oral health-related quality of life among Brazilian children. J Orthod. 2011;38(4):275-81.
41. Martins CC, Feitosa NB, Vale MP, Paiva SM. Parents' perceptions of oral health conditions depicted in photographs of anterior permanent teeth. Eur J Paediatric Dent. 2010;11(4):203-9.
42. Proffit WR, Fields Jr HW, Sarver DM. Ortodontia contemporânea. 4. ed. Rio de Janeiro: Elsevier; 2008.
43. Michel-Crosato E, Biazevic MG, Crosato E. Relationship between dental fluorosis and quality of life: a population based study. Braz Oral Res. 2005;19(2):150-5.
44. Chankanka O, Levy SM, Warren JJ, Chalmers JM. A literature review of aesthetic perceptions of dental fluorosis and relationships with psychosocial aspects/oral health-related quality of life. Communit Dent Oral Epidemiol. 2010;38(2):97-109.
45. Chalub LLF, Martins CC, Paiva SM. Percepção estética das manchas de fluorose dentária: relato de caso de gêmeas dizigóticas. Rev Odonto Ciênc. 2008;23(3):302-6.

### Capítulo 3 – Dieta e flúor: da estratégia populacional à abordagem individual

1. Watt RG. Strategies and approaches in oral disease prevention and health promotion. Bull World Health Organ. 2005;83(9):711-8.
2. Brasil. Ministério da Saúde. Guia alimentar para a população brasileira: promovendo a alimentação saudável. Brasília; 2005. Série A. Normas e Manuais Técnicos.
3. Welsh S, Davis C, Shaw A. Development of the food guide pyramid. Nutrition Today. 1992;27(1):12-23.
4. Schneeman BO, Mendelson R. Dietary guidelines: Past experience and new approaches. J Am Diet Assoc. 2002;102(10):1498-500.
5. United States Department of Health and Human Services. The food guide pyramid. Washington; 1992.
6. Achterberg C, McDonnell E, Bagby R. How to put the Food Guide Pyramid into practice. J Am Diet Assoc. 1994;94(9):1030-5.
7. Costa MLG, Oliveira PAD, Auad SM. Publicidade de alimentos para o público infantil na televisão e diretrizes alimentares brasileiras: sintonia ou confronto? Arq Odontol. 2011;47:181-7.
8. Lima JEO. Cárie dentária: um novo conceito. R Dental Press Ortodon Ortop Facial. 2007;12(6):119-30.
9. Moynihan PJ. Dietary advice in dental practice. Br Dent J. 2002;193(10):563-8.
10. Levy RB, Claro RM, Bandoni, DH, Mondini L, Monteiro CA. Disponibilidade de "açúcares de adição" no Brasil: distribuição, fontes alimentares e tendência temporal. Rev Bras Epidemiol. 2012;15:3-12.
11. Imfeld T. Dental erosion. Definition, classification and links. Eur J Oral Sci. 1996;104(2 Pt 2):151-5.
12. Auad S, Moynihan P. Diet and dental erosion. Quintessence Int. 2007;38(2):130-3.
13. Featherstone JD, Lussi A. Understanding the chemistry of dental erosion. Monogr Oral Sci. 2006;20:66-76.
14. Huysmans MC, Chew HP, Ellwood RP. Clinical studies of dental erosion and erosive wear. Caries Res. 2011;45 Suppl 1:60-8.
15. Lussi A, Schlueter N, Rakhmatullina E, Ganss C. Dental erosion--an overview with emphasis on chemical and histopathological aspects. Caries Res. 2011;45 Suppl 1:2-12.
16. Auad SM, Waterhouse PJ, Nunn JH, Moynihan PJ. Dental caries and its association with sociodemographics, erosion, and diet in schoolchildren from southeast Brazil. Pediatr Dent. 2009;31(3):229-35.
17. Pordeus IA. Intra-family patterns of dental health status and behaviours: a study of Brazilian families [tese]. London: Faculty of Medicine of the University of London; 1991.
18. Auad SM, Pordeus IA. Uma proposta para avaliação e aconselhamento dietéticos. Revista CROMG. 2000;6(3):132-8.
19. Rölla G, Hollund U, Koch G. Cáries dentárias: prevenção. In: Koch G, Modéer T, Pousen S, Rasmussen P. Odontopediatria: uma abordagem clínica. São Paulo: Santos; 1992.
20. Lussi A, Hellwig E. Risk assessment and preventive measures. Monogr Oral Sci. 2006; 20:190-9.
21. Brasil. Ministério da Saúde. Projeto SB Brasil 2003: condições de saúde bucal da população brasileira: 2002-2003. Brasília: MS; 2004.
22. Brasil. Ministério da Saúde. SB Brasil 2010: pesquisa nacional de saúde bucal: resultados principais. Brasília: MS; 2011.
23. Brasil. Ministério da Saúde. Guia de recomendação para uso de fluoretos no Brasil. Brasília: MS; 2009. Série A. Normas e Manuais Técnicos.
24. Casarin RC, Fernandes DR, Lima-Arsati YB, Cury JA. Fluoride concentrations in typical Brazilian foods and in infant foods. Rev Saude Publica. 2007;41(4):549-56.
25. Cury JA, Tenuta LM, Ribeiro CC, Paes Leme AF. The importance of fluoride dentifrices to the current dental caries prevalence in Brazil. Braz Dent J. 2004;15(3):167-74.
26. Brasil. Ministério da Saúde. A Política Nacional de Saúde Bucal do Brasil: registro de uma conquista histórica. Brasília: MS; 2006.
27. Cury JA, Oliveira MJ, Martins CC, Tenuta LM, Paiva SM. Available fluoride in toothpastes used by Brazilian children. Braz Dent J. 2010;21(5):396-400.
28. Hong L, Levy SM, Broffitt B, Warren JJ, Kanellis MJ, Wefel JS, et al. Timing of fluoride intake in relation to development of fluorosis on maxillary central incisors. Community Dent Oral Epidemiol. 2006;34(4):299-309.
29. Hong L, Levy SM, Warren JJ, Broffitt B, Cavanaugh J. Fluoride intake levels in relation to fluorosis development in permanent maxillary central incisors and first molars. Caries Res. 2006;40(6):494-500.
30. Evans RW, Darvell BW. Refining the estimate of the critical period for susceptibility to enamel

fluorosis in human maxillary central incisors. J Public Health Dent. 1995;55(4):238-49.
31. Walsh T, Worthington HV, Glenny AM, Appelbe P, Marinho VC, Shi X. Fluoride toothpastes of different concentrations for preventing dental caries in children and adolescents. Cochrane Database Syst Rev 2010;(1):CD007868.
32. Martins CC, Paiva SM, Lima-Arsati YB, Ramos-Jorge ML, Cury JA. Prospective study of the association between fluoride intake and dental fluorosis in permanent teeth. Caries Res. 2008;42(2):125-33.
33. Wong MC, Glenny AM, Tsang BW, Lo EC, Worthington HV, Marinho VC. Topical fluoride as a cause of dental fluorosis in children. Cochrane Database Syst Rev. 2010;(1):CD007693.
34. Martins CC, Oliveira MJ, Pordeus IA, Cury JA, Paiva SM. Association between socioeconomic factors and the choice of dentifrice and fluoride intake by children. Int J Environ Res Public Health. 2011;8(11):4284-99.
35. Tenuta LM, Cury JA. Fluoride: its role in dentistry. Braz Oral Res. 2010;24 Suppl 1:9-17.
36. Cury JA, Del Fiol FS, Tenuta LM, Rosalen PL. Low-fluoride dentifrice and gastrointestinal fluoride absorption after meals. J Dent Res. 2005;84(12):1133-7.

## Capítulo 4 – Estomatologia aplicada à odontopediatria

1. Guedes-Pinto AC. Odontopediatria. 8. ed. São Paulo: Santos; 2010.
2. Massoni ACLT, Oliveira AFB, Chaves AMB, Sampaio FC, Rosenblatt A. Fatores sócio-econômicos relacionados ao risco nutricional e sua associação com a freqüência de defeitos do esmalte em crianças da cidade de João Pessoa, Paraíba, Brasil. Cad Saúde Pública. 2007;23(12):2928-37.
3. Oliveira AF, Chaves AM, Rosenblatt A. The influence of enamel defects on the development of early childhood caries in a population with low socioeconomic status: a longitudinal study. Caries Res. 2006;40(4):296-302.

## Capítulo 6 – Terapia pulpar em dentes decíduos

1. Rodd HD, Boissonade FM. Immunocytochemical investigation of immune cells within human primary and permanent tooth pulp. Int J Paediatr Dent. 2006;16(1):2-9.
2. Monteiro J, Day P, Duggal M, Morgan C, Rodd H. Pulpal status of human primary teeth with physiological root resorption. Int J Paediatr Dent. 2009;19(1):16-25.
3. Karayilmaz H, Kirzio lu Z. Evaluation of pulpal blood flow changes in primary molars with physiological root resorption by laser Doppler flowmetry and pulse oximetry. J Clin Pediatr Dent. 2011;36(2):139-44.
4. Dard M, Kerebel LM, Kerebel B. A transmission electron microscope study of fibroblast changes in human deciduous tooth pulp. Arch Oral Biol. 1989;34(4):223-8.
5. Waterhouse PJ. "New age" pulp therapy: personal thoughts on a hot debate. J Endod. 2008;34(7 Suppl):S47-50.
6. Massara ML, Alves JB, Brandão PR. Atraumatic restorative treatment: clinical, ultrastructural and chemical analysis. Caries Res. 2002;36(6):430-6.
7. Franzon R, Gomes M, Pitoni CM, Bergmann CP, Araujo FB. Dentin rehardening after indirect pulp treatment in primary teeth. J Dent Child (Chic). 2009;76(3):223-8.
8. Marchi JJ, Froner AM, Alves HL, Bergmann CP, Araújo FB. Analysis of primary tooth dentin after indirect pulp capping. J Dent Child (Chic). 2008;75(3):295-300.
9. Bjørndal L, Larsen T, Thylstrup A. A clinical and microbiological study of deep carious lesions during stepwise excavation using long treatment intervals. Caries Res. 1997;31(6):411-7.
10. Lula EC, Almeida LJ Jr, Alves CM, Monteiro-Neto V, Ribeiro CC. Partial caries removal in primary teeth: association of clinical parameters with microbiological status. Caries Res. 2011;45(3):275-80.
11. Ricketts DN, Kidd EA, Innes N, Clarkson J. Complete or ultraconservative removal of decayed tissue in unfilled teeth. Cochrane Database Syst Rev. 2006;(3):CD003808. Review. Update in: Cochrane Database Syst Rev. 2013;3:CD003808.
12. Thompson V, Craig RG, Curro FA, Green WS, Ship JA. Treatment of deep carious lesions by complete excavation or partial removal: a critical review. J Am Dent Assoc. 2008;139(6):705-12.
13. Markowitz K, Moynihan M, Liu M, Kim S. Biologic properties of eugenol and zinc oxide-eugenol. A clinically oriented review. Oral Surg Oral Med Oral Pathol. 1992;73(6):729-37.
14. Benelli EM, Serra MC, Rodrigues AL Jr, Cury JA. In situ anticariogenic potential of glass ionomer cement. Caries Res. 1993;27(4):280-4.
15. Weerheijm KL, de Soet JJ, van Amerongen WE, de Graaff J. The effect of glass-ionomer cement on carious dentine: an in vivo study. Caries Res. 1993;27(5):417-23.
16. ten Cate JM, van Duinen RN. Hypermineralization of dentinal lesions adjacent to glass-ionomer cement restorations. J Dent Res. 1995;74(6):1266-71.
17. Skartveit L, Tveit AB, Tøtdal B, Ovrebø R, Raadal M. In vivo fluoride uptake in enamel and dentin from fluoride-containing materials. ASDC J Dent Child. 1990;57(2):97-100.
18. Dionysopoulos P, Kotsanos N, Koliniotou-Koubia, Papagodiannis Y. Secondary caries formation in vitro around fluoride-releasing restorations. Oper Dent. 1994;19(5):183-8.
19. Frencken JE, Makoni F, Sithole WD. Atraumatic restorative treatment and glass-ionomer sealants in a school oral health programme in Zimbabwe: evaluation after 1 year. Caries Res. 1996;30(6):428-33.
20. Sari S, Aras S, Gunhan O. The effect of physiological root resorption on repair potential of primary tooth pulp. J Clin Pediatr Dent. 1999;23(3):227-33.
21. Ranly DM. Pulpotomy therapy in primary teeth: new modalities for old rationales. Pediatr Dent. 1994;16(6):403-9.
22. Kurji ZA, Sigal MJ, Andrews P, Titley K. A retrospective study of a modified 1-minute formocresol pulpotomy technique part 2: effect on exfoliation times and successors. Pediatr Dent. 2011;33(2):139-43.
23. Lewis B. Formaldehyde in dentistry: a review for the millennium. J Clin Pediatr Dent. 1998;22(2):167-77.
24. Cogliano VJ, Grosse Y, Baan RA, Straif K, Secretan MB, El Ghissassi F, et al. Meeting report: summary of IARC monographs on formaldehyde, 2-butoxyethanol, and 1-tert-butoxy-2-propanol. Environ Health Perspect. 2005;113(9):1205-8.
25. Odaba ME, Bodur H, Bari E, Demir C. Clinical, radiographic, and histopathologic evaluation of Nd:YAG laser pulpotomy on human primary teeth. J Endod. 2007;33(4):415-21.
26. Toomarian L, Fekrazad R, Sharifi D, Baghaei M, Rahimi H, Eslami B. Histopathological evaluation of pulpotomy with Er,Cr:YSGG laser vs formocresol. Lasers Med Sci. 2008;23(4):443-50.
27. Zarzar PA, Rosenblatt A, Takahashi CS, Takeuchi PL, Costa Júnior LA. Formocresol mutagenicity following primary tooth pulp therapy: an in vivo study. J Dent. 2003;31(7):479-85.
28. Lucas Leite AC, Rosenblatt A, da Silva Calixto M, da Silva CM, Santos N. Genotoxic effect of formocresol pulp therapy of deciduous teeth. Mutat Res. 2012;747(1):93-7.
29. Gruythuysen RJ, Weerheijm KL. Calcium hydroxide pulpotomy with a light-cured cavity-sealing material after two years. ASDC J Dent Child. 1997;64(4):251-3.
30. Liu H, Zhou Q, Qin M. Mineral trioxide aggregate versus calcium hydroxide for pulpotomy in primary molars. Chin J Dent Res. 2011;14(2):121-5.
31. Malekafzali B, Shekarchi F, Asgary S. Treatment outcomes of pulpotomy in primary molars using two endodontic biomaterials. A 2-year randomised clinical trial. Eur J Paediatr Dent. 2011;12(3):189-93.
32. Torabinejad M, Parirokh M. Mineral trioxide aggregate: a comprehensive literature review--part II: leakage and biocompatibility investigations. J Endod. 2010;36(2):190-202.
33. Ansari G, Ranjpour M. Mineral trioxide aggregate and formocresol pulpotomy of primary teeth: a 2-year follow-up. Int Endod J. 2010;43(5):413-8.
34. Simancas-Pallares MA, Díaz-Caballero AJ, Luna-Ricardo LM. Mineral trioxide aggregate in primary teeth pulpotomy. A systematic literature review. Med Oral Patol Oral Cir Bucal. 2010;15(6):e942-6.
35. Zealand CM, Briskie DM, Botero TM, Boynton JR, Hu JC. Comparing gray mineral trioxide aggregate and diluted formocresol in pulpotomized human primary molars. Pediatr Dent. 2010;32(5):393-9.
36. Srinivasan D, Jayanthi M. Comparative evaluation of formocresol and mineral trioxide aggregate as pulpotomy agents in deciduous teeth. Indian J Dent Res. 2011;22(3):385-90.
37. Bagherian A, Kalhori KA, Sadeghi M, Mirhosseini F, Parisay I. An in vitro study of root and canal morphology of human deciduous molars in an Iranian population. J Oral Sci. 2010;52(3):397-403.
38. Kumar VD. A scanning electron microscope study of prevalence of accessory canals on the pulpal floor of deciduous molars. J Indian Soc Pedod Prev Dent. 2009;27(2):85-9.
39. Tavares WL, Neves de Brito LC, Teles RP, Massara ML, Ribeiro Sobrinho AP, Haffajee AD, et al. Microbiota of deciduous endodontic infections analysed by MDA and Checkerboard DNA-DNA hybridization. Int Endod J. 2011;44(3):225-35.
40. Ledezma-Rasillo G, Flores-Reyes H, Gonzalez-Amaro AM, Garrocho-Rangel A, Ruiz-Rodriguez Mdel S, Pozos-Guillen AJ. Identification of cultivable microorganisms from primary teeth with necrotic pulps. J Clin Pediatr Dent. 2010;34(4):329-33.
41. Leonardo MR, Silveira FF, Silva LA, Tanomaru Filho M, Utrilla LS. Calcium hydroxide root canal dressing. Histopathological evaluation of periapical repair at different time periods. Braz Dent J. 2002;13(1):17-22.
42. Leonardo MR, Silva RA, Assed S, Nelson-Filho P. Importance of bacterial endotoxin (LPS) in endodontics. J Appl Oral Sci. 2004;12(2):93-8.
43. Nelson-Filho P, Leonardo MR, Silva LA, Assed S. Radiographic evaluation of the effect of endotoxin (LPS) plus calcium hydroxide on

apical and periapical tissues of dogs. J Endod. 2002;28(10):694-6.
44. Silva LA, Leonardo MR, Oliveira DS, Silva RA, Queiroz AM, Hernández PG, et al. Histopathological evaluation of root canal filling materials for primary teeth. Brazilian Dent J. 2010;21(1):38-45.
45. Cerqueira DF, Mello-Moura AC, Santos EM, Guedes-Pinto AC. Cytotoxicity, histopathological, microbiological and clinical aspects of an endodontic iodoform-based paste used in pediatric dentistry: a review. J Clin Pediatr Dent. 2008;32(2):105-10.
46. Pinto DN, de Sousa DL, Araújo RB, Moreira-Neto JJ. Eighteen-month clinical and radiographic evaluation of two root canal-filling materials in primary teeth with pulp necrosis secondary to trauma. Dent Traumatol. 2011;27(3):221-4.

### Capítulo 7 – Traumatismos em dentes decíduos

1. Kramer PF, Zembruski C, Ferreira SH, Feldens CA. Traumatic dental injuries in Brazilian preschool children. Dent Traumatol. 2003;19(6):299-303.
2. Robson F, Ramos-Jorge ML, Bendo CB, Vale MP, Paiva SM, Pordeus IA. Prevalence and determining factors of traumatic injuries to primary teeth in preschool children. Dent Traumatol. 2009;25(1):118-22.
3. Jorge KO, Moysés SJ, Ferreira e Ferreira E, Ramos-Jorge ML, de Araújo Zarzar PM. Prevalence and factors associated to dental trauma in infants 1-3 years of age. Dent Traumatol. 2009;25(2):185-9.
4. Wendt FP, Torriani DD, Assunção MC, Romano AR, Bonow ML, da Costa CT, et al. Traumatic dental injuries in primary dentition: epidemiological study among preschool children in South Brazil. Dent Traumatol. 2010;26(2):168-73.
5. Dutra FT, Marinho AM, Godoi PF, Borges CM, Ferreira EF, Zarzar PM. Prevalence of dental trauma and associated factors among 1- to 4-year-old children. J Dent Child (Chic). 2010;77(3):146-51.
6. Viegas CM, Scarpelli AC, Carvalho AC, Ferreira FM, Pordeus IA, Paiva SM. Predisposing factors for traumatic dental injuries in Brazilian preschool children. Eur J Paediatr Dent. 2010;11(2):59-65.
7. Kramer PF, Feldens CA. Traumatismos na dentição decídua: prevenção, diagnóstico e tratamento. São Paulo: Santos; 2005.
8. Malmgren B, Andreasen JO, Flores MT, Robertson A, DiAngelis AJ, Andersson L, et al. Injuries in the primary dentition. Dent Traumatol. 2012;28(3):174-82.
9. Andreasen JO, Andreasen FM. Texto e atlas colorido de traumatismo dental. 3. ed. Porto Alegre: Artmed; 2001.
10. Feliciano KM, de França Caldas A Jr. A systematic review of the diagnostic classifications of traumatic dental injuries. Dent Traumatol. 2006;22(2):71-6.
11. Holan G, Ram D. Sequelae and prognosis of intruded primary incisors: a retrospective study. Pediatr Dent. 1999;21(4):242-7.

### Capítulo 8 – Atenção à saúde bucal de bebês

1. Baptista PO. Educação dentária da creança. Rio de Janeiro; 1929.
2. Associação Brasileira de Odontopediatria. Guia de orientação para saúde bucal nos primeiros anos de vida. Londrina: UEL; 2008.
3. American Academy Pediatric Dentistry. Policies and guidelines. Chicago; 2006.
4. Nakama L. Educar prevenindo e prevenir educando: odontologia no primeiro ano de vida [dissertação]. Londrina: UEL; 1994.
5. Shein B, Tsamtsouris A, Rovero J. Self reported compliance and the efectiveness of prenatal education J Clin Ped Dent. 1991;15(2):102-8.
6. Walter LRF, Nakama L. Prevenção da cárie dentária através da identificação, determinação e controle dos fatores de risco em bebês – Parte I. J Bras Odontopediatr Odontol Bebê. 1998;1(3):91-100.
7. Krasse BO. Risco de cárie. Guia prático para controle e assessoramento. 2. ed. São Paulo: Quintessence; 1988.
8. Newbrun E. Cariology. Baltimore: Williams and Wilkins; 1983.
9. Walter LRF, Ferelle A, Issao M. Odontologia para o bebê. São Paulo: Artes Médicas; 1996.
10. Bratthall D. Introducing the Significant Caries Index together with a proposal for a new global oral health goal for 12-year-olds. Int Dent J. 2000;50(6):378-84.
11. Berkowitz RJ, Turner J, Green P. Primary oral infaction of infants with Streptococcus mutans. Arch Oral Biol. 1980;25(4):221-4.
12. Caufield PW, Cutter GR, Dasanayake AP. Initial acquisition of mutans streptococci by infants: evidence for a discrete window of infectivity. J Dent Res. 1993;72(1):37-45.
13. Karn TA, O'Sullivan DM, Tinanoff N. Colonization of mutans streptococci in 8- to 15-month-old children. J Public Health Dent. 1998;58(3):248-9.
14. Alaluusua S, Nyström M, Grönroos L, Peck L. Caries-related microbiological findings in a group of teenagers and their parents. Caries Res. 1989;23(1):49-54.
15. Robinson HG, Naylor SR. The effect of late weaning on the deciduous incisors teeth: a pilot survey. Brit Dent J. 1963;115(6):250-2.
16. Walter LRF. Cárie em crianças de 0 a 30 meses de idade e sua relação com hábitos alimentares. Encicl Bras Odont. 1987;5(1):129-36.
17. Fabian CF. Estudo dos fatores associados à cárie dentária em crianças que recebem atenção precoce [tese]. São Paulo: Universidade de São Paulo; 1998.
18. Pinkhann JR. Pediatric dentistry: infancy through adolescence. Philadelphia: WB Saunders; 1994.
19. Modesto A. Conceito de risco. J Bras Odontopediatr Odontol Bebê. 1998;2(9):350-6.
20. Thylstrup A, Fejerskov O. Tratado de cariologia. Rio de Janeiro: Cultura Médica; 1988.
21. Mathewson RJ, Primosch RE, Robertson D. Fundamentals of dentistry for children. Chicago: Quintessence; 1982.
22. Nowak AJ, Casamassimo PS. Using anticipatory guidance to provide early dental intervention. J Am Dent Assoc. 1995;126(8):1156-63.
23. Garcia MB, Nör JE, Schneider LG, Bretz WA. A model for clinical evaluation of the effect of antimicrobial agents on carious dentin. Am J Dent. 2001;14(3):119-22.
24. Rosenblatt A, Stamford TC, Niederman R. Silver diamine fluoride: a caries "silver-fluoride bullet". J Dent Res. 2009;88(2):116-25.
25. Yee R, Holmgren C, Mulder J, Lama D, Walker D, van Palenstein Helderman W. Efficacy of silver diamine fluoride for Arresting Caries Treatment. J Dent Res. 2009;88(7):644-7.

### Capítulo 9 – Bruxismo noturno na infância e adolescência

1. Mahendran R, Subramaniam M, Cai Y, Chan YH. Survey of sleep problems amongst Singapore children in a psychiatric setting. Soc Psychiatry Psychiatr Epidemiol. 2006;41(8):669-73.
2. Bader G, Lavigne G. Sleep bruxism; an overview of an oromandibular sleep movement disorder. Sleep Med Rev. 2000;4(1):27-43.
3. American Academy of Sleep Medicine. The International Classification of Sleep Disorders, revised: diagnostic and coding manual. 2nd ed. Chicago; 2005.
4. Micheli F, Fernandez Pardal M, Gatto M, Asconapé J, Giannaula R, Parera IC. Bruxism secondary to chronic antidopaminergic drug exposure. Clin Neuropharmacol. 1993;16(4):315-23.
5. Vollenweider FX, Gamma A, Liechti M, Huber T. Psychological and cardiovascular effects and short-term sequelae of MDMA ("ecstasy") in MDMA-naïve healthy volunteers. Neuropsychopharmacology. 1998;19(4):241-51.
6. Kato T, Thie NM, Huynh N, Miyawaki S, Lavigne GJ. Topical review: sleep bruxism and the role of peripheral sensory influences. J Orofac Pain. 2003;17(3):191-213.
7. Lavigne GJ, Manzini C, Kato T. Sleep bruxism. In: Kryger MH, Roth T, Dement WC, editors. Principles and practice of sleep medicine. 2nd ed. Philadelphia: Elsevier Saunders; 2005.
8. Lavigne GJ, Huynh N, Kato T, Okura K, Adachi K, Yao D, et al. Genesis of sleep bruxism: motor and autonomic-cardiac interactions. Arch Oral Biol. 2007;52(4):381-4.
9. Lam MH, Zhang J, Li AM, Wing YK. A community study of sleep bruxism in Hong Kong children: association with comorbid sleep disorders and neurobehavioral consequences. Sleep Med. 2011;12(7):641-5.
10. Lavigne GJ, Khoury S, Abe S, Yamaguchi T, Raphael K. Bruxism physiology and pathology: an overview for clinicians. J Oral Rehabil. 2008;35(7):476-94.
11. Pergamalian A, Rudy TE, Zaki HS, Greco CM. The association between wear facets, bruxism, and severity of facial pain in patients with temporomandibular disorders. J Prosthet Dent. 2003;90(2):194-200.
12. Serra-Negra JMC. Bruxismo em crianças: reações interna e externa dos sujeitos [tese]. Belo Horizonte: Universidade Federal de Minas Gerais; 2006.
13. Cheifetz AT, Osganian SK, Allred EN, Needleman HL. Prevalence of bruxism and associate correlates in children asreported by parents. J Dent Child. 2005;772(2):67-73.
14. Serra-Negra JM, Ramos-Jorge ML, Flores-Mendoza CE, Paiva SM, Pordeus IA. Influence of psychosocial factors on the development of sleep bruxism among children. Int J Paediatr Dent. 2009;19(5):309-17.
15. Serra-Negra JM, Paiva SM, Seabra AP, Dorella C, Lemos BF, Pordeus IA. Prevalence of sleep bruxism in a group of Brazilian schoolchildren. Eur Arch Paediatr Dent. 2010;11(4):192-5.
16. Petit D, Touchette E, Tremblay RE, Boivin M, Montplaisir J. Dyssomnias and parasomnias in early childhood. Pediatrics. 2007;119(5):e1016-25.
17. Miamoto CB, Pereira LJ, Ramos-Jorge ML, Marques LS. Prevalence and predictive factors of sleep bruxism in children with and without cognitive impairment. Braz Oral Res. 2011;25(5):439-45.

18. Lobbezoo F, Naeije M. Bruxism is mainly regulated centrally, not peripherally. J Oral Rehabil. 2001;28(12):1085-91.
19. Antonio AG, Pierro VS, Maia LC. Bruxism in children: a warning sign for psychological problems. J Can Dent Assoc. 2006;72(2): 155-60.
20. Clark GT, Adler RC. A critical evaluation of occlusal therapy: occlusal adjustment procedures. J Am Dent Assoc. 1985;110(5): 743-50.
21. Vanderas AP, Manetas KJ. Relationship between malocclusion and bruxism in children and adolescents: a review. Pediatr Dent. 1995;17(1):7-12.
22. Clark GT, Tsukiyama Y, Baba K, Watanabe T. Sixty-eight years of experimental occlusal interference studies: what have we learned? J Prosthet Dent. 1999;82(6):704-13.
23. De Boever JA, Carlsson GE, Klineberg IJ. Need for occlusal therapy and prosthodontic treatment in the management of temporomandibular disorders. Part I. Occlusal interferences and occlusal adjustment. J Oral Rehabil. 2000;27(5):367-79.
24. Ash MM. Paradigmatic shifts in occlusion and temporomandibular disorders. J Oral Rehabil. 2001;28(1):1-13.
25. Demir A, Uysal T, Guray E, Basciftci FA. The relationship between bruxism and occlusal factors among seven- to 19-year-old Turkish children. Angle Orthod. 2004;74(5):672-6.
26. Serra-Negra JM, Paiva SM, Flores-Mendoza CE, Ramos-Jorge ML, Pordeus IA. Association among stress, personality traits, and sleep bruxism in children. Pediatr Dent. 2012;34(2):e30-4.
27. Ramfjord SP. Bruxism, a clinical and electromyographic study. J Am Dent Assoc. 1961;62:21-44.
28. Rugh JD, Barghi N, Drago CJ. Experimental occlusal discrepancies and nocturnal bruxism. J Prosthet Dent. 1984;51(4):548-53.
29. Nilner M. Relationships between oral parafunctions and functional disturbances in the stomatognathic system among 15- to 18-year-olds. Acta Odontol Scand. 1983;41(4):197-201.
30. Henrikson T, Ekberg EC, Nilner M. Symptoms and signs of temporomandibular disorders in girls with normal occlusion and Class II malocclusion. Acta Odontol Scand. 1997;55(4):229-35.
31. Kardachi BJ, Bailey JO, Ash MM. A comparison of biofeedback and occlusal adjustment on bruxism. J Periodontol. 1978;49(7):367-72.
32. Bailey JO, Rugh JD. Effect of occlusal adjustment on bruxism as monitored by nocturnal EMG recordings. J Dent Res. 1980;59:317.
33. Lobbezoo F, Rompré PH, Soucy JP, Iafrancesco C, Turkewicz J, Montplaisir JY, et al. Lack of associations between occlusal and cephalometric measures, side imbalance in striatal D2 receptor binding, and sleep-related oromotor activities. J Orofac Pain. 2001;15(1): 64-71.
34. Cheng HJ, Chen YQ, Yu CH, Shen YQ. The influence of occlusion on the incidence of bruxism in 779 children in Shanghai. Shanghai Kou Qiang Yi Xue. 2004;13(2):98-9.
35. Lavigne GL, Lobbezoo F, Rompré PH, Nielsen TA, Montplaisir J. Cigarette smoking as a risk factor or an exacerbating factor for restless legs syndrome and sleep bruxism. Sleep. 1997;20(4):290-3.
36. Macaluso GM, Guerra P, Di Giovanni G, Boselli M, Parrino L, Terzano MG. Sleep bruxism is a disorder related to periodic arousals during sleep. J Dent Res. 1998;77(4):565-73.
37. Lobbezoo F, Van Der Zaag J, Naeije M. Bruxism: its multiple causes and its effects on dental implants - an updated review. J Oral Rehabil. 2006;33(4):293-300.
38. Kato T, Rompré P, Montplaisir JY, Sessle BJ, Lavigne GJ. Sleep bruxism: an oromotor activity secondary to micro-arousal. J Dent Res. 2001;80(10):1940-4.
39. Kato T, Thie NM, Montplaisir JY, Lavigne GJ. Bruxism and orofacial movements during sleep. Dent Clin North Am. 2001;45(4):657-84.
40. Satoh T, Harada Y. Electrophysiological study on tooth-grinding during sleep. Electroencephalogr Clin Neurophysiol. 1973;35(3):267-75.
41. Magee KR. Bruxisma related to levodopa therapy. JAMA. 1970;214(1):147.
42. Lobbezoo F, Lavigne GJ, Tanguay R, Montplaisir JY. The effect of catecholamine precursor L-dopa on sleep bruxism: a controlled clinical trial. Mov Disord. 1997;12(1):73-8.
43. Mignot E, Taheri S, Nishino S. Sleeping with the hypothalamus: emerging therapeutic targets for sleep disorders. Nat Neurosci. 2002;5 Suppl:1071-5.
44. Reding GR, Rubright WC, Zimmerman SO. Incidence of bruxism. J Dent Res. 1966;45(4):1198-204.
45. Glaros AG. Incidence of diurnal and nocturnal bruxism. J Prosthet Dent. 1981;45(5):545-9.
46. Egermark I, Carlsson GE, Magnusson T. A 20-year longitudinal study of subjective symptoms of temporomandibular disorders from childhood to adulthood. Acta Odontol Scand. 2001;59(1):40-8.
47. Carlsson GE, Egermark I, Magnusson T. Predictors of bruxism, other oral parafunctions, and tooth wear over a 20-year follow-up period. J Orofac Pain. 2003;17(1):50-7.
48. Sjoholm TT, Lowe AA, Miyamoto K, Fleetham JA, Ryan CF. Sleep bruxism in patients with sleep-disordered breathing. Arch Oral Biol. 2000;45(10):889-96.
49. Ohayon MM, Li KK, Guilleminault C. Risk factors for Sleep Bruxism in the General Population. Chest. 2001;119(1):53-61.
50. Abe K, Shimakawa M. Genetic and developmental aspects of sleeptalking and teeth-grinding. Acta Paedopsychiatr. 1966;33(11):339-44.
51. Hublin C, Kaprio J, Partinen M, Koskenvuo M. Sleep bruxism based on self-report in a nationwide twin cohort. J Sleep Res. 1998;7(1):61-7.
52. Strausz T, Ahlberg J, Lobbezoo F, Restrepo CC, Hublin C, Ahlberg K, et al. Awareness of tooth grinding and clenching from adolescence to young adulthood: a nine-year follow-up. J Oral Rehabil. 2010;37(7):497-500.
53. Lavigne GJ, Montplaisir JY. Restless legs syndrome and sleep bruxism: prevalence and association among Canadians. Sleep. 1994;17(8):739-43.
54. Laberge L, Tremblay RE, Vitaro F, Montplaisir J. Development of parasomnias from childhood to early adolescence. Pediatrics. 2000;106(1 Pt 1):67-74.
55. Kieser JA, Groeneveld HT. Relationship between juvenile bruxing and craniomandibular dysfunction. J Oral Rehabil. 1998;25(9):662-5.
56. Rugh JD, Solberg WK. Electromyographic studies of bruxist behavior before and during treatment. J Calif Dent Assoc. 1975;3(9):56-9.
57. Bailey DR. Tension headache and bruxism in the sleep disordered patient. Cranio. 1990;8(2):174-82.
58. Bader GG, Kampe T, Tagdae T, Karlsson S, Blomqvist M. Descriptive physiological data on a sleep bruxism population. Sleep. 1997;20(11): 982-90.
59. Lavigne GJ, Rompré PH, Montplaisir JY. Sleep bruxism: validity of clinical research diagnostic criteria in a controlled polysomnographic study. J Dent Res. 1996;75(1):546-52.
60. Lavigne GJ, Rompré PH, Montplaisir JY, Lobbezoo F. Motor activity in sleep bruxism with concomitant jaw muscle pain. A retrospective pilot study. Eur J Oral Sci. 1997;105(1):92-5.
61. Camparis CM, Siqueira JT. Sleep bruxism: clinical aspects and characteristics in patients with and without chronic orofacial pain. Oral Surg Oral Med Oral Pathol Oral Radiol Endod. 2006;101(2):188-93.
62. Barbosa Tde S, Miyakoda LS, Pocztaruk Rde L, Rocha CP, Gavião MB. Temporomandibular disorders and bruxism in childhood and adolescence: review of the literature. Int J Pediatr Otorhinolaryngol. 2008;72(3):299-314.
63. Vanderas AP, Menenakou M, Kouimtzis T, Papagiannoulis L. Urinary catecholamine levels and bruxism in children. J Oral Rehabil. 1999;26(2):103-10.
64. Castelo PM, Gavião MB, Pereira LJ, Bonjardim LR. Relationship between oral parafunctional/nutritive sucking habits and temporomandibular joint dysfunction in primary dentition. Int J Paediatr Dent. 2005;15(1):29-36.
65. Koyano K, Tsukiyama Y, Ichiki R, Kuwata T. Assessment of bruxism in the clinic. J Oral Rehabil. 2008;35(7):495-508.
66. Smith BGN. Toothwear: aetiology and diagnosis. Dent Update. 1989;16:204-12.
67. Ikeda T, Nishigawa K, Kondo K, Takeuchi H, Clark GT. Criteria for the detection of sleep-associated bruxism in humans. J Orofac Pain. 1996;10(3):270-82.
68. Gallo LM, Lavigne G, Rompré P, Palla S. Reliability of scoring EMG orofacial events: polysomnography compared with ambulatory recordings. J Sleep Res. 1997;6(4):259-63.
69. Harada T, Ichiki R, Tsukiyama Y, Koyano K. The effect of oral splint devices on sleep bruxism: a 6-week observation with an ambulatory electromyographic recording device. J Oral Rehabil. 2006;33(7):482-8.
70. Lavigne GJ, Khoury S, Abe S, Yamaguchi T, Raphael K. Bruxism physiology and pathology: an overview for clinicians. J Oral Rehabil. 2008;35(7):476-94.
71. Velly-Miguel AM, Montplaisir J, Rompré PH, Lund JP, Lavigne GJ. Bruxism and other orofacial movements during sleep. J Craniomandib Disord Fac Oral Pain. 1992;6:71–81.
72. Kato T, Montplaisir JY, Blanchet PJ, Lund JP, Lavigne GJ. Idiopathic myoclonus in the oromandibular region during sleep: a possible source of confusion in sleep bruxism diagnosis. Mov Disord. 1999;14(5):865-71.
73. Bowley JF, Stockstill JW, Pierce CJ. Reliability and validity of instrumentation used to record nocturnal clenching and/or grinding. J Orofac Pain. 1993;7(4):378-85.
74. Barbaranelli C, Caprara GV, Rabasca A, Pastorelli C. A questionnaire for measuring the Big Five in late Childhood. Pers Individ Dif. 2003;34:645-64.
75. Mansur-Alves M, Flores-Mendoza C. Stability and developmental correlates of neuroticism trait in school children. Psicol Estud. 2009;14(4):807-15.
76. Mansur-Alves M, Flores-Mendoza C, Abad FJ. Multi-source assessment of neuroticism trait in school children. Estud Psicol. 2010;27(3): 315-27.

77. Shiner R, Caspi A. Personality differences in childhood and adolescence: measurement, development, and consequences. J Child Psychol Psychiatry. 2003;44(1):2-32.
78. Vollrath M, Landolt MA. Personality predicts quality of life in pediatric patients with unintentional injuries: a 1-year follow-up study. J Pediatr Psychol. 2005;30(6):481-91.
79. Restrepo CC, Vásquez LM, Alvarez M, Valencia I. Personality traits and temporomandibular disorders in a group of children with bruxing behaviour. J Oral Rehabil. 2008;35(8):585-93.
80. Sharpe JP, Martin NR, Roth KA. Optimism and the big five factors of personality: beyond neuroticism and ex-traversion. Pers Individ Dif. 2011;51:946-51.
81. Serra-Negra JM, Ramos-Jorge ML, Flores-Mendoza CE, Paiva SM, Pordeus IA. Influence of psychosocial factors on the development of sleep bruxism among children. Int J Paediatr Dent. 2009;19(5):309-17.
82. Pierce CJ, Chrisman K, Bennett ME, Close JM. Stress, anticipatory stress, and psychologic measures related to sleep bruxism. J Orofac Pain. 1995;9(1):51-6.
83. Kampe T, Edman G, Bader G, Tagdae T, Karlsson S. Personality traits in a group of subjects with long-standing bruxing behaviour. J Oral Rehabil. 1997;24(8):588-93.
84. Monaco A, Ciammella NM, Marci MC, Pirro R, Giannoni M. The anxiety in bruxer child. A case-control study. Minerva Stomatol. 2002;51(6):247-50.
85. Herrera M, Valencia I, Grant M, Metroka D, Chialastri A, Kothare SV. Bruxism in children: effect on sleep architecture and daytime cognitive performance and behavior. Sleep. 2006;29(9):1143-8. Erratum in: Sleep. 2006;29(11):1380.
86. Bimstein E, Wilson J, Guelmann M, Primosch R. Oral characteristics of children with attention-deficit hyperactivity disorder. Spec Care Dentist. 2008;28(3):107-10.
87. Gau SS, Chiang HL. Sleep problems and disorders among adolescents with persistent and subthreshold attention-deficit/hyperactivity disorders. Sleep. 2009;32(5):671-9.
88. Chiang HL, Gau SS, Ni HC, Chiu YN, Shang CY, Wu YY, et al. Association between symptoms and subtypes of attention-deficit hyperactivity disorder and sleep problems/disorders. J Sleep Res. 2010;19(4):535-45.
89. Lamberg L. Dealing with pediatric sleep disorders can call for a wide range of expertise. JAMA. 2008;299(21):2497-8.
90. Reding GR, Zepelin H, Robinson JE Jr, Zimmerman SO, Smith VH. Nocturnal teeth-grinding: all-night psychophysiologic studies. J Dent Res. 1968;47(5):786-97.
91. Sjöholm T, Lehtinen I I, Helenius H. Masseter muscle activity in diagnosed sleep bruxists compared with non-symptomatic controls. J Sleep Res. 1995;4(1):48-55.
92. Huynh N, Kato T, Rompré PH, Okura K, Saber M, Lanfranchi PA, et al. Sleep bruxism is associated to micro-arousals and an increase in cardiac sympathetic activity. J Sleep Res. 2006;15(3):339-46.
93. Faulkner KD. Bruxism: a review of the literature. Part I. Aust Dent J. 1990;35(3):266-76.
94. Okeson JP, Phillips BA, Berry DT, Cook YR, Cabelka JF. Nocturnal bruxing events in subjects with sleep-disordered breathing and control subjects. J Craniomandib Disord. 1991;5(4):258-64.
95. Ng DK, Kwok KL, Cheung JM, Leung SY, Chow PY, Wong WH, et al. Prevalence of sleep problems in Hong Kong primary school children: a community-based telephone survey. Chest. 2005;128(3):1315-23.
96. Gregório PB, Athanazio RA, Bitencourt AGV, Neves FBCS, Terse R, Hora F. Sintomas da síndrome de apnéia-hipopnéia obstrutiva do sono em crianças. J Bras Pneumol. 2008;34(6):356-61.
97. DiFrancesco RC, Junqueira PA, Trezza PM, de Faria ME, Frizzarini R, Zerati FE. Improvement of bruxism after T & A surgery. Int J Pediatr Otorhinolaryngol. 2004;68(4):441-5.
98. Ng DK, Kwok KL, Poon G, Chau KW. Habitual snoring and sleep bruxism in a paediatric outpatient population in Hong Kong. Singapore Med J. 2002;43(11):554-6.
99. Silvestri R, Gagliano A, Aricò I, Calarese T, Cedro C, Bruni O, et al. Sleep disorders in children with Attention-Deficit/Hyperactivity Disorder (ADHD) recorded overnight by video-polysomnography. Sleep Med. 2009;10(10):1132-8.
100. Hachmann A, Martins EA, Araujo FB, Nunes R. Efficacy of the nocturnal bite plate in the control of bruxism for 3 to 5 year old children. J Clin Pediatr Dent. 1999;24(1):9-15.
101. Restrepo CC, Alvarez E, Jaramillo C, Vélez C, Valencia I. Effects of psychological techniques on bruxism in children with primary teeth. J Oral Rehabil. 2001;28(4):354-60.
102. Eftekharian A, Raad N, Gholami-Ghasri N. Bruxism and adenotonsillectomy. Int J Pediatr Otorhinolaryngol. 2008;72(4):509-11.
103. Dao TT, Lavigne GJ. Oral splints: the crutches for temporomandibular disorders and bruxism? Crit Rev Oral Biol Med. 1998;9(3):345-61.
104. Restrepo C, Gómez S, Manrique R. Treatment of bruxism in children: a systematic review. Quintessence Int. 2009;40(10):849-55.
105. Moorrees C. Growth changes of dental arches. A longitudinal study. J Can Dent Assoc. 1958;24:449-57.
106. Knott VB. Longitudinal study of dental arch widths at four stages of dentition. Angle Orthod. 1972;42(4):387-94.
107. Van der Linden FP, McNamara JA Jr, Burdi AR. Tooth size and position before birth. J Dent Res. 1972;51(1):71-4.
108. Harnick DJ. Treating bruxism and clenching. J Am Dent Assoc. 2000;131(4):436.

### Capítulo 10 – Ortodontia e odontopediatria: conceitos atuais para uma correta intervenção

1. Dale JG. Serial extraction ... nobody does that anymore! Am J Orthod Dentofacial Orthop. 2000;117(5):564-6.
2. Boley JC. Serial extraction revisited: 30 years in retrospect. Am J Orthod Dentofacial Orthop. 2002;121(5):575-7.
3. Van Der Linden FPG. As consequências das perdas prematuras dos dentes decíduos. In: Ortodontia: desenvolvimento da dentição. São Paulo: Quintessence; 1986.
4. Silva Filho OG, Freitas SF, Cavassan AO. Prevalência de oclusão normal e má-oclusão em escolares da cidade de Bauru (São Paulo): Parte I: relação sagital. Rev Odontol USP. 1990;4(2):130-7.
5. Silva Filho OG, Garib DG, Freire Maia BAV, Ozawa TO. Apinhamento primário temporário e definitivo: diagnóstico diferencial. Rev Assoc Paul Cir Dent. 1998;52(1):75-81.
6. Cohen JT. Growth and development of the dental arches in children. J Am Dent Ass. 1940;27(8):1250-60.
7. Moorrees CF, Chadha JM. Available space for the incisors during dental Development--a growth study based on physiologic age. Angle Orthod. 1965;35:12-22.
8. Gianelly A.Treatment of crowding in the mixed dentition. Am J Orthod. 2002;121(6):569-71.
9. Silva filho OG, Garib DG. Apinhamento: diagnóstico e tratamento na dentadura mista. Pro-Odonto Ortodontia. 2008;1:9-56.
10. Dewel BF. The case-dewey-cryer extraction debate: a commentary. Am J Orthod. 1964;50(11):862-5.
11. Capelozza Filho L. Diagnóstico em ortodontia. Maringá: Dental Press; 2004.
12. Lara TS, Santos CCO, Silva Filho OG, Garib DG, Bertoz FA. Serial extraction: variables associated to the extraction of premolars. Dental Press J Orthod. 2011;16(5):15-145.
13. Yoshihara T, Matsumoto Y, Suzuki J, Sato N, Oguchi H. Effect of serial extraction alone on crowding: spontaneous changes in dentition after serial extraction. Am J Orthod Dentofacial Orthop. 2000;118(6):611-6.
14. Silva Filho OG. Programa de extrações seriadas: uma visão ortodôntica contemporânea. R Dental Press Ortodon Ortop Facial. 2001;6(2):91-108.
15. Wagner M, Berg R. Serial extraction or premolar extraction in the permanent dentition? Comparison of duration and outcome of orthodontic treatment. J Orofac Orthop. 2000;61(3):207-16.
16. Salzmann JA. Practice of orthodontics lippincott company. Philadelphia: JB Lippincott; 1966.
17. Ringenberg BS, Quentin M. Serial extractions: stop, look and be certain. Amer J Orthod. 1964;50:327-36.
18. Andrews LF. The six keys to normal occlusion. Am J Orthod. 1972;62(3):296-309.

### Leituras Recomendadas

A review of the developmental defects of enamel index (DDE Index). Commission on Oral Health, Research & Epidemiology. Report of an FDI Working Group. Int Dent J. 1992;42(6):411-26.
Abanto J, Raggio DP, Alves FBT, Correa FNP, Bonecker M, Correa MSNP. Oral characteristics of newborns: report of some oral anomalies and their treatment. Int J Dent. 2009;8(3):140-5.
Aldrigui JM, Abanto J, Carvalho TS, Mendes FM, Wanderley MT, Bönecker M, et al. Impact of traumatic dental injuries and malocclusions on quality of life of young children. Health Qual Life Outcomes. 2011;9:78.
Amorim RG, Leal SC, Frencken JE. Survival of atraumatic restorative treatment (ART) sealants and restorations: a meta-analysis. Clin Oral Investig. 2012;16(2):429-41.
Assunção LR, Ferelle A, Iwakura ML, Nascimento LS, Cunha RF. Luxation injuries in primary teeth: a retrospective study in children assisted at an emergency service. Braz Oral Res. 2011;25(2):150-6.
Baelum V, Hintze H, Wenzel A, Danielsen B, Nyvad B. Implications of caries diagnostic strategies for clinical management decisions. Community Dent Oral Epidemiol. 2012;40(3):257-66.
Bendo CB, Scarpelli AC, Vale MP, Araújo Zarzar PM. Correlation between socioeconomic indicators and traumatic dental injuries: a qualitative critical literature review. Dent Traumatol. 2009;25(4):420-5.
Bengtson NG, Bengtson AL, Piccinini DP. Eruption of deciduous teeth. General symptoms. RGO. 1988;36(6):401-5.
Bessa CF, Santos PJ, Aguiar MC, do Carmo MA.

Prevalence of oral mucosal alterations in children from 0 to 12 years old. J Oral Pathol Med. 2004;33(1):17-22.

Bonanato K, Sardenberg F, Santos ER, Ramos-Jorge ML, Zarzar PM. Horizontal root fracture with displacement in the primary dentition. Gen Dent. 2009;57(4):e31-4.

Bondemark L, Holm AK, Hansen K, Axelsson S, Mohlin B, Brattstrom V, et al. Long-term stability of orthodontic treatment and patient satisfaction. A systematic review. Angle Orthod. 2007;77(1):181-91.

Bonet-Coloma C, Minguez-Martinez I, Aloy-Prósper A, Galán-Gil S, Peñarrocha-Diago M, Mínguez-Sanz JM. Pediatric oral ranula: clinical follow-up study of 57 cases. Med Oral Patol Oral Cir Bucal. 2011;16(2):e158-62.

Chaves AM, Rosenblatt A, Oliveira OF. Enamel defects and its relation to life course events in primary dentition of Brazilian children: a longitudinal study. Community Dent Health. 2007;24(1):31-6.

Chipashvili N, Vadachkoria D, Beshkenadze E. Gemination or fusion? – challenge for dental practitioners (case study). Georgian Med News. 2011;(194):28-33.

Fairhurst CW. Clinical progress of sealed and unsealed caries. Part II: Standardized radiographs and clinical observations. J Prosthet Dent. 1979;42(6):633-7.

Feldens CA, Kramer PF, Vidal SG, Faraco Junior IM, Vítolo MR. Traumatic dental injuries in the first year of life and associated factors in Brazilian infants. J Dent Child (Chic). 2008;75(1):7-13.

Fölster-Holst R, Kreth HW. Viral exanthems in childhood--infectious (direct) exanthems. Part 1: Classic exanthems. J Dtsch Dermatol Ges. 2009;7(4):309-16.

Franco Varas V, Gorritxo Gil B. Pacifier sucking habit and associated dental changes. Importance of early diagnosis. An Pediatr (Barc). 2012;77(6):374-80.

Fränkel R, Fränkel C. A functional approach to treatment of skeletal open bite. Am J Orthod. 1983;84(1):54-68.

Garib DG, Silva-Filho OG, Janson G. Etiologia das más oclusões: perspectiva clínica (Parte I) – fatores genéticos. Rev Clin Orthod Dental Press. 2010;9(2):77-97.

Garib DG, Silva-Filho OG, Janson G. Etiologia das más oclusões: perspectiva clínica (Parte II) – fatores ambientais. Rev Clin Orthod Dental Press. 2010;9(3):61-73.

Glendor U. Aetiology and risk factors related to traumatic dental injuries--a review of the literature. Dent Traumatol. 2009;25(1):19-31.

Jälevik B, Klingberg GA. Dental treatment, dental fear and behavior management problems in children with severe enamel hypomineralization of their permanent first molars. Int J Paediatr Dent. 2002;12(1):24-32.

Janson G, Valarelli FP, Henriques JF, de Freitas MR, Cançado RH. Stability of anterior open bite nonextraction treatment in the permanent dentition. Am J Orthod Dentofacial Orthop. 2003;124(3):265-76; quiz 340.

Lara TS, Silva Filho OG, Yatabe MS. Mordida aberta anterior dentoalveolar: diagnóstico morfológico e abordagens terapêuticas. Ortodontia SPO. 2009;42(2):123-32.

Lewis DM. Bohn's nodules, Epstein's pearls, and gingival cysts of the newborn: a new etiology and classification. J Okla Dent Assoc. 2010;101(3):32-3.

Luz CL, Garib DG, Arouca R. Association between breastfeeding duration and mandibular retrusion: a cross sectional study of children in the mixed dentition. Am J Orthod Dentofacial Orthop. 2006;130(4):273-84.

Lygidakis NA, Wong F, Jälevik B, Vierrou AM, Alaluusua S, Espelid I. Best Clinical Practice Guidance for clinicians dealing with children presenting with Molar-Incisor-Hypomineralisation (MIH): An EAPD Policy Document. Eur Arch Paediatr Dent. 2010;11(2):75-81.

Malikaew P, Watt RG, Sheiham A. Prevalence and factors associated with traumatic dental injuries (TDI) to anterior teeth of 11-13 year old Thai children. Community Dent Health. 2006;23(4):222-7.

Massara ML, Alves JB, Brandão PR. Atraumatic restorative treatment: clinical, ultrastructural and chemical analysis. Caries Res. 2002;36(6):430-6.

Matthews DC, Sutherland S, Basrani B. Emergency management of acute apical abscesses in the permanent dentition: a systematic review of the literature. J Can Dent Assoc. 2003;69(10):660.

Mejäre I, Bergman E, Grindefjord M. Hypomineralized molars and incisors of unknown origin: treatment outcome at age 18 years. Int J Paediatr Dent. 2005;15(1):20-8.

Mendes FM, Novaes TF, Matos R, Bittar DG, Piovesan C, Gimenez T, et al. Radiographic and laser fluorescence methods have no benefits for detecting caries in primary teeth. Caries Res. 2012;46(6):536-43.

Mickenautsch S, Yengopal J, Bönecker M, Leal SC, Bezerra ACB, Oliveira LB. Minimum intervention dentistry (MI): a new approach in dentistry. Johannesburg: Midentistry; 2006.

Mickenautsch S, Yengopal V, Banerjee A. Atraumatic restorative treatment versus amalgam restoration longevity: a systematic review. Clin Oral Investig. 2010;14(3):233-40.

Milgrom P, Riedy CA, Weinstein P, Tanner AC, Manibusan L, Bruss J. Dental caries and its relationship to bacterial infection, hypoplasia, diet, and oral hygiene in 6- to 36-month-old children. Community Dent Oral Epidemiol. 2000;28(4):295-306.

Moyers RE. Ortodontia. 4. ed. Rio de Janeiro: Guanabara Koogan; 1991.

Nanda SK. Growth patterns in subjects with long and short faces. Am J Orthod Dentofacial Orthop. 1990;98(3):247-58.

Ngan P, Fields HW. Open bite: a review of etiology and management. Pediatr Dent. 1997;19(2):91-8.

Nyvad B, Machiulskiene V, Baelum V. Reliability of a new caries diagnostic system differentiating between active and inactive caries lesions. Caries Res. 1999;33(4):252-60.

Oliveira LB, Marcenes W, Ardenghi TM, Sheiham A, Bönecker M. Traumatic dental injuries and associated factors among Brazilian preschool children. Dent Traumatol. 2007;23(2):76-81.

Opdam NJ, Bronkhorst EM, Loomans BA, Huysmans MC. Longevity of repaired restorations: a practice based study. J Dent. 2012;40(10):829-35.

Opstelten W, Eekhof JA, Knuistingh Neven A. Childhood diseases with exanthema. Ned Tijdschr Geneeskd. 2011;155(41):A3671.

Padmanabhan MY, Pandey RK, Aparna R, Radhakrishnan V. Neonatal sublingual traumatic ulceration - case report & review of the literature. Dent Traumatol. 2010;26(6):490-5.

Pascoe L, Seow WK. Enamel hypoplasia and dental caries in Australian aboriginal children: prevalence and correlation between the two diseases. Pediatr Dent. 1994;16(3):193-9.

Pindborg JJ. Aetiology of developmental enamel defects not related to fluorosis. Int Dent J. 1982;32(2):123-34.

Pitts N. "ICDAS"--an international system for caries detection and assessment being developed to facilitate caries epidemiology, research and appropriate clinical management. Community Dent Health. 2004;21(3):193-8.

Polder BJ, Van't Hof MA, Van der Linden FP, Kuijpers-Jagtman AM. A meta-analysis of the prevalence of dental agenesis of permanent teeth. Community Dent Oral Epidemiol. 2004;32(3):217-26.

Rodd HD, Abdul-Karim A, Yesudian G, O'Mahony J, Marshman Z. Seeking children's perspectives in the management of visible enamel defects. Int J Paediatr Dent.2011;21(2):89-95.

Rugg-Gunn AJ. Nutrition, diet and dental public health. Community Dent Health. 1993;10 Suppl 2:47-56.

Sardenberg F, Martins MT, Bendo CB, Pordeus IA, Paiva SM, Auad SM, et al. Malocclusion and oral-health related quality of life in Brazilian school children. Angle Orthod. 2013;83(1):83-9.

Sardenberg F, Oliveira AC, Paiva SM, Auad SM, Vale MP. Validity and reliability of the Brazilian version of the psychosocial impact of dental aesthetics questionnaire. Eur J Orthod. 2011;33(3):270-5.

Seabra M, Macho V, Pinto A, Soares D, Andrade C. A importância das anomalias dentárias de desenvolvimento. Act Pediatr Port. 2008;39(5):195-200.

Serra-Negra JM, Paiva SM, Seabra AP, Dorella C, Lemos BF, Pordeus IA. Prevalence of sleep bruxism in a group of Brazilian schoolchildren. Eur Arch Paediatr Dent. 2010;11(4):192-5.

Servato JP, de Souza PE, Horta MC, Ribeiro DC, de Aguiar MC, de Faria PR, et al. Odontogenic tumours in children and adolescents: a collaborative study of 431 cases. Int J Oral Maxillofac Surg. 2012;41(6):768-73.

Silva Filho OG, Gomes Gloncalves RJ, Maia FA. Sucking habits: clinical management in dentistry. J Clin Pediatr Dent. 1991;15(3):137-56.

Targino AG, Rosenblatt A, Oliveira AF, Chaves AM, Santos VE. The relationship of enamel defects and caries: a cohort study. Oral Dis. 2011;17(4):420-6.

Traebert J, Almeida IC, Garghetti C, Marcenes W. Prevalence, treatment needs, and predisposing factors for traumatic injuries to permanent dentition in 11-13-year-old schoolchildren. Cad Saude Publica. 2004;20(2):403-10.

Vargas-Ferreira F, Piovesan C, Praetzel JR, Mendes FM, Allison PJ, Ardenghi TM. Tooth erosion with low severity does not impact child oral health-related quality of life. Caries Res. 2010;44(6):531-9.

Varni JW, Limbers CA, Burwinkle TM. How young can children reliably and validly self-report their health-related quality of life? An analysis of 8,591 children across age subgroups with the PedsQL 4.0 Generic Core Scales. Health Qual Life Outcomes. 2007;5:1.

Varni JW, Limbers CA, Burwinkle TM. Parent proxy-report of their children's health-related quality of life: an analysis of 13878 parents' reliability and validity across age subgroups using the PedsQL 4.0 Generic Core Scales. Health Qual Life Outcomes. 2007;5:2.